全国高等职业院校护理类专业第二轮教材

儿科护理学

第2版

（供护理类专业用）

主　审　夏立平

主　编　王苏平　周良燕

副主编　崔　静　关艳华

编　者　（以姓氏笔画为序）

U0232483

丁　赣（益阳医学高等专科学校）

王苏平（江苏医药职业学院）

方淑蓉（重庆三峡医药高等专科学校）

朱　娟（江苏医药职业学院）

伍海云（云南工商学院）

刘　莉（曲靖医学高等专科学校）

刘　莹（重庆医药高等专科学校）

刘文君（山东药品食品职业学院）

关艳华（漯河医学高等专科学校）

李佳楠（辽宁医药职业学院）

张　菡（长沙卫生职业学院）

罗开中（雅安职业技术学院）

周良燕（雅安职业技术学院）

线舒文（长春医学高等专科学校）

崔　静（广东江门中医药职业学院）

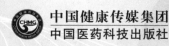

中国健康传媒集团

中国医药科技出版社

内 容 提 要

本教材是"全国高等职业院校护理类专业第二轮教材"之一。全书共 16 章，内容主要包括绪论、生长发育、儿童保健、住院儿童的护理、小儿各系统常见疾病护理和小儿常用护理技术操作等。各章开头明确学习目标，教材主体内容与护士执业资格考试考点相一致，并设有"情境导入""素质提升"等模块，章节后设有目标检测题。每章小结和目标检测题参考答案以二维码的形式呈现。常用儿科护理技术操作项目集中编写，附于正文后的实训中。本教材为书网融合教材，即纸质教材有机融合电子教材、教学配套资源（PPT、微课、视频、图片等）、题库系统、数字化教学资源（在线教学、在线作业、在线考试）。本教材适用于全国高等职业院校护理类专业教学使用，也可作为从事护理和儿童保健在职人员自主学习的配套教材。

图书在版编目（CIP）数据

儿科护理学/王苏平，周良燕主编．— 2 版．—北京：中国医药科技出版社，2023.1

全国高等职业院校护理类专业第二轮教材

ISBN 978－7－5214－3567－2

Ⅰ. ①儿⋯　Ⅱ. ①王⋯ ②周⋯　Ⅲ. ①儿科学－护理学－高等职业教育－教材　Ⅳ. ①R473. 72

中国版本图书馆 CIP 数据核字（2022）第 240016 号

美术编辑　陈君杞

版式设计　友全图文

出版　**中国健康传媒集团** | 中国医药科技出版社

地址　北京市海淀区文慧园北路甲 22 号

邮编　100082

电话　发行：010－62227427　邮购：010－62236938

网址　www. cmstp. com

规格　889×1194mm $^1/_{16}$

印张　12 $^3/_4$

字数　360 千字

初版　2018 年 8 月第 1 版

版次　2023 年 1 月第 2 版

印次　2023 年 1 月第 1 次印刷

印刷　北京市密东印刷有限公司

经销　全国各地新华书店

书号　ISBN 978－7－5214－3567－2

定价　39.00 元

获取新书信息、投稿、为图书纠错，请扫码联系我们。

为贯彻落实《国家职业教育改革实施方案》《职业教育提质培优行动计划（2020—2023年）》《关于推动现代职业教育高质量发展的意见》等有关文件精神，不断推动职业教育教学改革，对标国家健康战略、对接医药市场需求、服务健康产业转型升级，支撑高质量现代职业教育体系发展的需要，中国医药科技出版社在教育部、国家药品监督管理局的领导下，在本套教材建设指导委员会主任委员西安交通大学医学部李小妹教授，以及长春医学高等专科学校、江苏医药职业学院、江苏护理职业学院、益阳医学高等专科学校、山东医学高等专科学校、遵义医学高等专科学校、长沙卫生职业学院、重庆医药高等专科学校、重庆三峡医药高等专科学校、漯河医学高等专科学校、皖西卫生职业学院、辽宁医药职业学院、天津生物工程职业技术学院、承德护理职业学院、楚雄医药高等专科学校等副主任委员单位的指导和顶层设计下，通过走访主要院校对2018年出版的"全国高职高专院校护理类专业'十三五'规划教材"进行了广泛征求意见，有针对性地制定了第二版教材的出版方案，旨在赋予再版教材以下特点。

1. 强化课程思政，体现立德树人

坚决把立德树人贯穿、落实到教材建设全过程的各方面、各环节。教材编写应将价值塑造、知识传授和能力培养三者融为一体，在教材专业内容中渗透我国医疗卫生事业人才培养需要的有温度、有情怀的职业素养要求，着重体现加强救死扶伤的道术、心中有爱的仁术、知识扎实的学术、本领过硬的技术、方法科学的艺术的教育，为人民培养医德高尚、医术精湛的健康守护者。

2. 体现职教精神，突出必需够用

教材编写坚持现代职教改革方向，体现高职教育特点，根据《高等职业学校专业教学标准》《职业教育专业目录（2021）》要求，以人才培养目标为依据，以岗位需求为导向，进一步优化精简内容，落实必需够用原则，以培养满足岗位需求、教学需求和社会需求的高素质技能型人才准确定位教材。

3. 坚持工学结合，注重德技并修

本套教材融入行业人员参与编写，强化以岗位需求为导向的理实教学，注重理论知识与岗位需求相结合，对接职业标准和岗位要求。在教材正文适当插入临床案例，起到边读边想、边读边悟、边读边练，做到理论与临床相关岗位相结合，强化培养学生临床思维能力和操作能力。

4. 体现行业发展，更新教材内容

教材建设要根据行业发展要求调整结构、更新内容。构建教材内容应紧密结合当前临床实际要求，注重吸收临床新技术、新方法、新材料，体现教材的先进性。体现临床程序贯穿于教学的全过程，培养学生的整体临床意识；体现国家相关执业资格考试的有关新精神、新动向和新要求；满足以学生为中心而开展的各种教学方法的需要，充分发挥学生的主观能动性。

5. 建设立体教材，丰富教学资源

依托"医药大学堂"在线学习平台搭建与教材配套的数字化资源（数字教材、教学课件、图片、视频、动画及练习题等），丰富多样化、立体化教学资源，并提升教学手段，促进师生互动，满足教学管理需要，为提高教育教学水平和质量提供支撑。

本套教材凝聚了全国高等职业院校教育工作者的集体智慧，体现了凝心聚力、精益求精的工作作风，谨此向有关单位和个人致以衷心的感谢！

尽管所有参与者尽心竭力、字斟句酌，教材仍然有进一步提升的空间，敬请广大师生提出宝贵意见，以便不断修订完善！

数字化教材编委会

主　编　周良燕　王苏平
副主编　崔　静　关艳华
编　者　（以姓氏笔画为序）
　　　　丁　赣（益阳医学高等专科学校）
　　　　王苏平（江苏医药职业学院）
　　　　方淑蓉（重庆三峡医药高等专科学校）
　　　　朱　娟（江苏医药职业学院）
　　　　伍海云（云南工商学院）
　　　　刘　莉（曲靖医学高等专科学校）
　　　　刘　莹（重庆医药高等专科学校）
　　　　刘文君（山东药品食品职业学院）
　　　　关艳华（漯河医学高等专科学校）
　　　　李佳楠（辽宁医药职业学院）
　　　　张　菡（长沙卫生职业学院）
　　　　罗开中（雅安职业技术学院）
　　　　周良燕（雅安职业技术学院）
　　　　线舒文（长春医学高等专科学校）
　　　　崔　静（广东江门中医药职业学院）
　　　　赵　跃（江苏医药职业学院）

前言 PREFACE

《儿科护理学》（第 2 版）按照本套教材编写指导思想、编写原则和整体规划要求编写，以高等职业教育人才培养目标为依据，以培养职业能力为根本，体现当前高等职业教育和健康医药卫生事业最新精神，力求与护士执业资格考试紧密接轨，与工作岗位紧密衔接。

本教材遵循"三基、五性"的原则，强化以软硬技能为抓手的能力教育，优化、更新教材内容，以反映学科最新进展，增加教材的时效性、系统性和适用性；力求凸显护理专业特色，紧跟临床护理发展的需要，贴近岗位变化，强调整体护理理念，运用护理程序组织教材内容，注重理论和实践相结合，并与护士执业资格考试紧密接轨。将儿科护理学的内涵从疾病的防治延伸到对儿童及其家庭的整体护理，强调护理人文与专业知识、生理与心理、个体与群体、局部与整体的渗透相长。

本教材在编写体例上延用上一版的特色，即"以案例任务为引导，以护理程序为框架"。每章以具有代表性的疾病采用经典案例导入，提出工作任务的方式，吸引学生的兴趣，引发学生思考，进而按照护理程序解决问题、完成工作任务。这种方法将护理程序贯穿于其中，引导学生建立临床思维，提高临床观察、分析及解决问题的能力，适应儿科护理的临床特点。因教材篇幅限制，每章选取代表性的一种疾病按护理程序的步骤进行编写，其余疾病则只有护理诊断与护理措施。

本教材通过正文设立"素质提升"模块将思政元素融入具体内容中，满足全面深入实施健康中国战略对现代护理职业人才的培养需求，培养德智体美劳全面发展的社会主义建设者和接班人，彰显"敬佑生命、救死扶伤、甘于奉献、大爱无疆"的崇高精神。

本教材注重运用现代信息技术，改进教材呈现形式。增加了微课、PPT、题库等网络增值服务资源，使教材内容更加情景化、动态化、形象化，进而激发学生的学习热情，同时便于老师的教学。

本教材在编写过程中得到了各参编院校领导和同道的大力帮助，在此致以最真诚的感谢！特别感谢江苏护理职业学院的夏立平教授对本教材提出了宝贵的修改建议和意见。本教材虽经多次修改和审校，限于编者水平，书中难免存在缺点和不当之处，恳请同行专家提出宝贵意见。

编　者
2022 年 9 月

CONTENTS **目录**

第一章　绪　论

PPT

◎ 学习目标

1. 通过本章学习，重点把握儿童年龄分期及各期特点。
2. 学会运用所学知识，分析不同年龄期儿童的特点，具有尊重和保护患儿权益的素质以及爱心与同理心。

>> 情境导入

　　情景描述　患者，女，初产妇。足月顺产，产后 4 天出院。目前孩子出生刚满 28 天，因近期孩子哭闹、喂养问题来到医院儿保科做咨询，护士耐心地接待了这位患者。

　　讨论　1. 根据年龄分期，该小儿属于哪一期？
　　　　　2. 该期有什么样的特点？应该如何护理？

　　儿科护理学是研究小儿生长发育规律及儿童保健、疾病防治和护理，以促进儿童身心健康的一门专科护理学。

第一节　儿科护理学的任务和范围

一、儿科护理学的任务

　　儿科护理学的任务是从体格、智能、行为和社会等各方面为儿童提供综合性的优质服务，以提高儿童保健和疾病防治的质量，增强儿童体质，最大限度降低儿童的发病率和死亡率，提高疾病的治愈率，保障和促进儿童身心健康。

二、儿科护理学的范围

　　凡涉及小儿时期的健康和卫生保健的一切问题都属于儿科护理学的范围，包括儿童生长发育、儿童保健、营养与喂养、疾病预防及临床护理，其服务对象是家庭、社区、托幼机构和学校的儿童。同时，儿科护理学与产科学、儿童心理学、社会学、教育学等多门学科有着广泛的联系。

　　随着医学模式和护理模式的转变，儿科护理已由单纯的疾病护理发展为以儿童及其家庭为中心的身心整体护理；由单纯的对患儿护理扩展为包括所有儿童的生长发育、疾病防治与护理；由单纯的医疗保健机构承担其任务逐渐发展为全社会都来承担儿童的预防、保健和护理工作。因此，儿科护理要达到保障和促进儿童健康的目的，必须将科学育儿知识普及到每个家庭，并取得社会各方面的支持。

第二节　儿科学特点和儿科护理的一般原则

　　儿科护理学研究和服务对象是不断处于生长发育过程中的小儿，其在解剖、生理、心理和临床等各方面都与成人有很多不同，且不同年龄的小儿之间也存在差异。

一、儿科学特点

（一）儿童生理机能特点

1. 解剖特点 小儿从出生到长大成人均处在不断变化的过程中，且具有一定的规律。如身长（高）、体重、头围、胸围、臂围等的增长，牙齿的萌出，骨骼的发育及身体各部分比例的改变等。只有掌握小儿的正常发育规律，才能做好保健和护理工作。

2. 生理特点 小儿的生长发育快，代谢旺盛，对营养物质及能量的需要量相对成人多，但其消化能力弱，易发生消化功能紊乱及营养缺乏等疾病。此外，不同年龄的小儿有不同的生理、生化正常值，如心率、血压、呼吸、周围血象、体液成分等。

3. 免疫特点 小儿的非特异性免疫、体液免疫和细胞免疫功能均不成熟，免疫防御能力差。新生儿虽可从母体获得 IgG，但自 3~5 个月后其浓度逐渐下降，而自行合成 IgG 的能力一般要到 6~7 岁时才达到成人水平，而母体 IgM 不能通过胎盘，故易患革兰阴性细菌感染性疾病。

（二）儿童心理社会特点

不同年龄阶段儿童的心理特征不相同。儿童身心发育未成熟，缺乏适应及满足需求的能力，依赖性较强，合作性差，需给予特殊的照顾和保护。儿童的成长、发育过程从不成熟到成熟，从不定型到定型，是可塑性最大的时期；儿童好奇、好动、缺乏经验，容易发生各种意外，同时儿童心理发育过程也受家庭、环境和教养的影响。因此，在护理工作中应以儿童及其家庭为中心，与小儿父母、幼教工作者、学校教师等共同配合，根据不同年龄阶段小儿的心理特征和心理需求，采取相应的护理措施，促进其心理健康发展。

（三）儿科临床特点

1. 病理特点 由于小儿机体对疾病的反应性与成人不同，对同一致病因素，儿童与成人的病理反应和疾病过程会有相当大的差异，如维生素 D 缺乏时婴儿患佝偻病，而成人则表现为骨软化症。

2. 疾病特点 小儿疾病的种类及临床表现与成人有很大差异，如心血管疾病，在儿童中主要以先天性心脏病为主，而成人则以冠状动脉粥样硬化性心脏病为多；儿童白血病中以急性淋巴细胞白血病占多数，而成人则以粒细胞白血病居多。儿童病情发展过程易反复、波动，且无明显定位症状和体征。婴幼儿易患急性感染性疾病，由于免疫功能不完善，感染容易扩散甚至发展成败血症，病情进展快，来势凶险，并常伴有呼吸、循环衰竭和水、电解质紊乱。

3. 诊治特点 不同年龄阶段小儿患病有其独特的临床表现，且年幼儿在病情诉说上不够准确，故在诊断时应重视年龄因素。以惊厥为例，发生在新生儿首先考虑产伤、缺氧缺血性脑病等；发生在婴幼儿首先考虑维生素 D 缺乏性手足搐搦症或热性惊厥；发生在年长儿则要考虑癫痫和其他神经系统疾病。小儿患病时虽起病急、病情重、变化多，但如诊治及时、有效，护理恰当，则好转恢复也快。

4. 预防特点 通过开展计划免疫和加强传染病管理，已使麻疹、脊髓灰质炎、白喉、破伤风等许多严重威胁小儿健康的急性传染病的发病率和病死率明显下降。同时，儿童保健工作的开展，也使营养不良、肺炎、腹泻等常见病、多发病的发病率和病死率明显降低。通过早期筛查和发现先天性、遗传性疾病，并加以干预和矫治，可防止发展为严重伤残。此外，在儿童时期注意饮食营养供给均衡，积极参加体格锻炼，可防止小儿肥胖症，同时对进入成年后的高血压、动脉粥样硬化引起的冠心病也可起到预防作用。

二、儿科护理的一般原则

（一）以儿童及其家庭为中心

家庭是儿童生活的中心，重视不同年龄阶段儿童的特点，关注儿童家庭成员的心理感受和服务需求，为儿童及其家庭提供预防保健、健康教育、疾病护理和家庭支持等服务。

（二）实施身心整体护理

儿科护理工作既要满足小儿的生理需要或维持已有的发育状况，还要维护和促进儿童心理行为的发展和精神心理的健康。此外，应重视不同年龄阶段儿童的生理、心理特征和个体差异，运用游戏、讲故事、角色扮演等手段，降低疾病给儿童身心发展带来的负面影响。

（三）预防和减少儿童身心伤害

儿科护理人员应根据患儿年龄、疾病等特点进行预测，采取一些必要的预防措施，保证患儿的安全。如：设床栏，防止坠床；用热水袋时避免烫伤；注意药物的管理，防止误饮、误食。对于小儿来说，有些治疗手段是有创的、致痛的，护理工作者应充分认识疾病本身及其治疗和护理过程对小儿及其家庭带来的影响，安全执行各项护理操作，防止或减少小儿的创伤和疼痛，并应采取有效措施防止或减少患病带来的身心压力造成的损害。

（四）遵守法规和伦理道德规范

儿科护理工作者应自觉遵守法律和伦理道德规范，尊重人格，保障儿童的权利，促进儿童在生理、心理及道德精神等各方面的健康成长。

第三节 儿童年龄分期及各期特点 微课

儿童处于不断生长发育的过程中，不同年龄的小儿各系统组织、器官及功能逐渐成熟，在解剖、生理、病理等各方面都有其特点。为便于更好地开展儿童保健、疾病防治和临床护理，将小儿年龄划分为以下七个时期。

1. 胎儿期 从受精卵形成到小儿出生统称为胎儿期，约 40 周，其周龄即为胎龄或妊娠龄。其中，从受精卵形成到满 12 周为妊娠早期；从第 13 周至 28 周为妊娠中期；从第 29 周至 40 周（共 12 周）为妊娠晚期。胎儿完全依靠母体生存，孕母的健康、营养、情绪状况等对胎儿的生长发育影响极大。如孕期母亲感染、服药或营养缺乏等均可导致胎儿发育障碍（尤其是妊娠早期）。此期护理重点是做好孕母保健和胎儿保健工作。

2. 新生儿期 从胎儿娩出脐带结扎至生后足 28 天称新生儿期（胎龄满 28 周至出生后 7 天又称围生期）。此期小儿刚脱离母体，开始独立生活，由于所处的内、外环境发生根本变化，而机体各系统生理调节和适应能力差，易发生窒息、出血、感染等疾病。所以新生儿发病率高，死亡率也高（占婴儿死亡率的 1/2 ~ 2/3），尤其以生后第 1 周死亡率最高。此期护理重点是注意保暖、合理喂养、清洁卫生及消毒隔离等。

💡 素质提升

投身儿童护理，降低婴儿死亡率

婴儿死亡率是指每 1000 名活产婴儿中在 1 岁以内的死亡人数。国际上通常以其作为衡量一个国家卫生水平的指标。1949 年以前婴儿死亡率在 200‰以上，农村更高。1949 年后 5 年（1954 年），我国婴儿死亡率降至 138.5‰，1973—1975 年间我国婴儿死亡率为 47.0‰，至 1981 年为 34.7‰，至 2000 年为 15.3‰，至 2016 年降至 7.5‰，2020 年底婴儿死亡率降至 5.4‰，实现了与国际儿童健康同步发展。中国儿童发展纲要（2021—2030 年）中要求婴儿死亡率为 5.0‰以下。让我们为这一目标的早日达成共同努力。

3. 婴儿期 从出生到1周岁之前为婴儿期。此期为小儿出生后生长发育最迅速的阶段，因此对营养的需求量相对较高。此时，各系统器官的生长发育虽然也在持续进行，但是不够成熟完善，尤其是消化吸收功能不够完善，容易发生消化功能紊乱。此外，婴儿体内来自母体的免疫抗体逐渐减少，而自身免疫功能尚未成熟，抗感染能力较弱，易发生各种感染和传染性疾病。此期护理重点是进行科学的喂养指导，提倡母乳喂养，按时添加辅食；有计划地接受预防接种，完成基础免疫程序。

4. 幼儿期 从1周岁至满3周岁之前为幼儿期。此期体格生长发育速度较之前稍减缓，由于活动范围加大、接触社会事物增多，语言、思维和社会适应能力逐渐增强，故智能发育较快。此期小儿对危险的识别和自我保护能力不足，易发生意外伤害。此期乳牙出齐，饮食已从乳类转换到谷类为主，并逐渐过渡到成人饮食，需注意防止营养缺乏和消化功能紊乱。幼儿期接触外界较广，但机体免疫功能仍低，故传染性疾病的发病率仍较高。此期护理的重点是注意断乳后的营养，防止创伤和中毒，加强体质锻炼，预防各种疾病的发生。

5. 学龄前期 自3周岁至6～7岁入小学前为学龄前期。此时体格生长发育速度已经减慢，处于稳步增长状态，而智能发育更加迅速，好奇、多问，求知欲强，知识面不断扩大。由于活动范围进一步扩大，喜模仿而又无经验，各种意外的发生仍较多。此期小儿防病能力有所增强，但因接触面广，仍可发生传染性疾病，且免疫性疾病如急性肾炎、风湿热等亦增多。此期护理的重点是培养良好的生活习惯和道德品质，加强安全管理，防止意外事故的发生，做好学前期教育。

6. 学龄期 自入小学（6～7岁）起至青春期前为学龄期。此期小儿体重、身高每年稳定增加，乳牙逐渐脱落换上恒牙。除生殖系统外，其他各系统的发育均将接近成人。智能发育较前更成熟，分析、理解、综合等能力增强，是接受科学文化教育的重要时期。感染性疾病的发病率较前降低，但由于不良的习惯会使近视和龋齿的发病率增高。此期护理重点是合理安排生活、学习，进行适当的锻炼，养成良好的学习习惯，保证充足的营养和休息，防治精神、情绪和行为等方面的问题。

7. 青春期 青春期年龄范围一般为10～20岁，女孩的青春期开始和结束年龄都比男孩早2年左右。青春期进入和结束年龄存在较大的个体差异，可相差2～4岁。此期儿童体格发育再次加速，呈现第二次高峰，同时生殖系统的发育也加速并渐趋成熟，第二性征逐渐明显。此期女孩出现月经、骨盆变宽等，男孩发生遗精、肌肉发达、声音变粗等。此阶段由于神经内分泌的调节功能不够稳定，且与社会接触增多，易受外界环境的影响，常引起心理、行为、精神方面的问题。此期常见健康问题有痤疮、贫血等。女孩还可出现月经不规则、痛经等。此期的护理重点是关注青春期卫生，及时注意生理、心理卫生和性知识等方面的教育，供给充足的营养，加强体格锻炼，培养良好的思想道德品质。

第四节　儿科护士的角色及素质要求

一、儿科护士的角色

随着医学模式的改变以及护理学科的发展，儿科护士的角色向着多元化方向发展。

（一）直接护理者

儿科护士的主要角色是为儿童提供直接的护理。儿童由于身心各方面尚未发育成熟，生活暂时不能或不能完全自理。儿科护士的角色在于促进、保持或恢复儿童的健康，并为儿童及其家庭提供专业的护理，如营养的摄取、感染的预防、药物的给予以及心理的支持等，以满足儿童及其家属生理、心理及社会需要。

（二）护理计划制定者

儿科临床护理实践中的理论框架为护理程序，所以儿科护士可以运用护理程序，通过收集儿童各方面的资料，评估其健康状况及家庭对疾病的反应作出护理诊断，制定护理计划并实施护理措施，最后进行护理评价，帮助儿童及其家庭减轻痛苦、恢复健康，重新回归正常生活。

（三）健康教育者

在照护儿童的过程中，护士应根据不同年龄阶段儿童发展特点，采取儿童易于接受的方式向他们及其家属解释疾病护理的过程，帮助他们形成良好的行为和生活习惯，建立自我保健意识。同时对儿童家属进行健康教育，宣传科学育儿知识，以达到预防疾病、促进健康的目的。

（四）合作与协调者

儿科护士个人照护儿童的能力有限，需要与其他专业人员进行合作与协调，树立整体照护的观念。如护士与医生联络，讨论有关治疗和护理方案；与营养师联系，讨论有关膳食的安排；与儿童及其家长进行沟通，倾听他们的建议，共同参与到儿童护理的过程中，以保证护理计划的贯彻执行。

（五）健康咨询者

儿童及其家属在住院的过程中，难免会存在很多疑惑，儿科护士应该认真倾听他们的主诉，并耐心解答，提供科学的健康指导。澄清儿童及家属对疾病和健康有关问题的疑惑，鼓励他们积极面对压力，恢复身心健康。

（六）儿童及其家庭代言者

儿科护士需要知道儿童与家属的需要、家庭资源情况以及他们可以从医院或社区得到的健康服务保障，告知儿童及家属并帮助他们获取这些服务。由于儿童不会或不能完全表达清楚自己的意愿，儿科护士作为他们权益的维护者，应该维护他们的权益不受损害。如果出现有损儿童健康的问题和事件，儿科护士应该提供给医院行政部门，或提供给卫生行政单位作为拟定卫生政策和计划的参考。

（七）护理研究者

儿科护士在临床工作中，应该运用护理研究知识解决临床中遇到的难题，通过研究来验证、扩展护理理论知识，发展护理新技术，指导和改进护理工作，提高儿科护理质量，促进护理专业发展。

二、儿科护士的素质要求

随着护理学科的发展，对护理人员的要求也在不断的提高。做好儿童护理不仅要求护理人员承担起不同的角色，如护理活动执行者、健康教育和咨询者、康复与预防指导者、护理研究者等，而且，护理人员还应具备良好的身体和心理素质及职业素养。

（一）职业道德素质

护理人员要有高尚的道德品质，具有为儿童健康服务的奉献精神；有强烈的责任感和同情心，要充满爱心，以理解、友善、平等的心态，为儿童及其家庭提供帮助；善于创造适合儿童特点的环境与氛围，具有言行一致，以身作则的思想品格。

（二）职业技能素质

护理人员应掌握丰富的专业知识与技能。具有丰富的专业理论知识和较强的临床实践技能，操作准确，技术精湛；树立整体护理观念，具有敏锐的观察力和综合分析判断能力，能用护理程序解决患者的健康问题；掌握科学的思维方法，具有开展护理教育和护理研究的能力。

（三）科学文化素质

护理人员应具备良好的科学文化素养。除了掌握护理学科的理论和技能外，还要掌握其他学科，如营养学、预防保健等，同时还应具有儿童心理学、儿童教育学及自然科学、社会科学、人文科学等多学科知识。

（四）身体心理素质

护理人员应具有健康的身体和心理素质。具有乐观、开朗的性格，同事间能相互尊重，团结协作；具有强烈的进取心，不断求取知识，丰富和完善自己；具有良好的人际沟通能力，善于与小儿和家长沟通，能与小儿及其家长建立良好的关系。

第五节　儿科护理学的发展与展望

我国有关儿童疾病治疗与护理比西方医学起源要早。很多医学书籍中都可以看到相关记载，如战国时期被秦国称为"小儿医"的医学家扁鹊，著《内经》《外经》；唐代著名医药学家孙思邈著作《千金要方》；"幼科之鼻祖"钱乙著作《小儿药证直诀》，该书是我国现存的第一部儿科专著，第一次系统地总结了小儿的辨证施治法，使儿科自此发展成为独立的一门学科；明代薛铠提出用烧灼脐带法预防新生儿破伤风；张琰在《种痘新书》中提出接种人痘来预防天花，比欧洲人发明牛痘早百余年。

19世纪至20世纪末，西方儿科学在有效防治传染病和营养不良方面做出了重大贡献，如抗生素的发展使儿童感染性疾病的发病率和死亡率大幅下降、传染病疫苗接种使儿童常见传染病的发生率明显下降，婴儿死亡率逐年减少。21世纪以来，随着科学技术的突飞猛进，儿科护理学已逐渐发展成为有独特功能的专门学科，儿科护士成为儿童保健的主要力量。同时，儿科疾病谱也将继续发生变化，儿童健康将面临新的机遇和挑战。①感染性疾病仍然是威胁儿童健康的主要疾病；②儿童精神卫生将成为人们今后越来越重视的问题；③环境污染对儿童健康的危害将越来越受到关注；④成人疾病的儿童期预防将成为儿科护理工作者所面临的一项新任务；⑤儿童时期的意外损伤及预防将成为儿科领域的一个前沿课题；⑥青春期医学等多学科对儿科学的渗透将是21世纪的热门课题；⑦儿科疾病的基因诊断与治疗将得到发展和普及。

20世纪30年代西医儿科学在我国开始受到重视，至20世纪40年代儿科临床医疗和护理初步发展。1949年以来，我国把亿万儿童的健康成长当作国家的根本大计，不断为儿童事业的发展创造新的良好条件和环境。儿科护理范围、护理水平有了很大的拓展和提高。2021年9月8日，国务院印发《中国儿童发展纲要（2021—2030年）》，增设了"儿童与安全""儿童与家庭"两大新领域。进一步保障了儿童安全健康成长，预防和控制儿童伤害；强调家庭、学校、社会和网络对儿童全方位、全过程的综合保护，强调发挥家庭家教家风在促进儿童健康成长和基层社会治理中的重要作用。

目标检测

答案解析

一、简答题

1. 儿科护理的一般原则有哪些？

2. 儿童年龄分期有哪些？

3. 儿科护士的角色体现在哪几个方面？

4. 儿科护士的素质要求体现在哪几个方面?

二、案例分析

男婴, 7 个月。父母带其来医院门诊进行健康体检, 体重8kg, 母乳喂养并已添加米粉等辅食, 能独坐。

请问:

(1) 该儿童处于哪一年龄分期?

(2) 该年龄分期保健重点是什么?

（刘文君）

书网融合……

本章小结　　　　　微课　　　　　题库

第二章 生长发育

PPT

◎ 学习目标

1. 通过本章学习，重点掌握儿童生长发育规律、体格发育各项指标及其意义，体格生长有关的其他系统发育；熟悉影响生长发育的因素以及儿童神经系统发育。

2. 学会运用有关指标对儿童个体和群体进行生长发育的监测，培养健康状况评估的能力，具有尊重儿童隐私的素质以及人文关怀的意识。

》情境导入

情景描述 一位母亲抱着一个 5 个月大的男婴到儿保门诊进行健康检查。儿保科护士给宝宝进行了相关指标的测量。经检查：宝宝体重 6 千克，身长 65 厘米。

讨论 1. 为婴儿做的健康检查有哪些项目？
2. 该婴儿的体重和身长是否正常？

生长发育是指从受精卵到成人的成熟过程，包括生长和发育。生长（growth）是指儿童身体各器官、系统的长大和形态变化，表示量的改变；发育（development）指细胞、组织、器官的分化完善和功能成熟，是质的改变。两者紧密相关，生长是发育的物质基础，而发育成熟状况又反映在生长的量的变化上。生长发育过程相当复杂，并受多种因素影响，评估和促进儿童生长发育是儿科工作者的重要职责之一。

第一节 生长发育规律及影响因素 ⓔ微课

一、生长发育的规律

1. 连续性与阶段性共存 生长发育贯穿整个儿童期，是一个连续的过程，但各年龄阶段生长发育的速度不同，一般年龄越小，体格增长越快，呈现阶段性特点。例如：体重和身长的增长在生后第 1 年，尤其是前 3 个月增加最快，第 1 年为生后的第一个生长高峰；第 2 年以后生长速度逐渐减慢，至青春期生长发育速度又加快，出现第二个生长高峰（图 2-1）。

2. 各系统、器官发育不平衡 人体各器官、系统的发育顺序遵循一定规律。如神经系统发育最早，脑在生后 2 年内发育较快；淋巴系统在儿童时期迅速生长，于青春期前达高峰，以后逐渐下降；生殖系统发育较晚。其他如心、肾、肝、肌肉等的发育基本与体格生长平行（图 2-2）。

3. 生长发育遵循顺序规律 生长发育遵循由上到下、由近至远、由粗到细、由低级到高级、由简单到复杂的顺序。如运动发育的规律是：先抬头，后挺胸，然后会坐，最后是站立、行走（由上到下）；先会抬肩和伸臂、再控制双手的活动（由近到远）；从全掌抓握到手指摘取（由粗到细）；先画直线后画圆圈、画人和图形（由简单到复杂）；认识事物的过程是：先学会看、听、感觉事物，逐渐发展到有记忆、思维、分析、判断（由低级到高级）（图 2-3）。

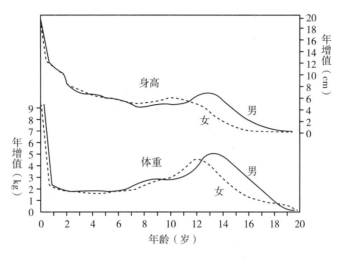

图2-1　男女身高、体重发育曲线

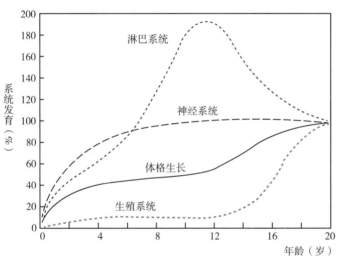

图2-2　各系统发育不平衡

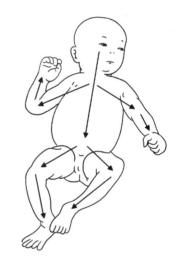

图2-3　生长发育的顺序性

4. 生长发育存在个体差异　儿童生长发育虽按一定规律发展，但在一定范围内因受先天遗传和后天教育、环境等因素影响，每个人的生长"轨迹"不完全相同。因此，在判断儿童发育是否正常时，必须充分考虑各种因素对个体的影响，进行连续动态的观察，才能做出准确地判断。

二、生长发育的影响因素

1. 遗传因素　儿童的生长发育受父母双方遗传因素的影响。不同种族、家族间的差异即遗传决定了儿童的皮肤和毛发的颜色、脸型特征、身材高矮、骨骼、肌肉和皮下脂肪等的发育方向，其中体型及反映骨骼的指标受遗传影响较大，体重受遗传作用影响较小；遗传因素也决定了性成熟的早晚以及对疾病的易感性等；还决定了儿童的性格、气质甚至学习能力等。遗传性疾病，无论是染色体畸变，还是代谢性缺陷，对儿童生长发育均有显著性影响。

2. 性别　男孩与女孩的生长发育各有特点，一般女孩平均身高、体重较同龄男孩小。女孩青春期萌动要比男孩约早二年，此时其身高、体重可暂时超过男孩。男孩青春期开始虽较迟，但延续时间比女孩长，男孩体格生长最终超过女孩。此外，在骨骼、肌肉、皮下脂肪发育等方面，男孩与女孩也有较大差异，如女孩肩距窄、骨骼轻、骨盆较宽，皮下脂肪丰满，而肌肉发育不如男孩。因此，评价儿童生长发育时，男、女要用不同的标准。

3. 孕母情况 胎儿在宫内发育受孕母生活环境、营养、情绪、疾病等各种因素的影响。例如：妊娠早期感染风疹病毒可导致胎儿先天性畸形；严重营养不良、高血压可致流产、早产和胎儿发育迟缓；孕母受到某些药物、放射线辐射、毒物侵害和精神创伤等，可使胎儿生长发育受阻，影响儿童正常的生长发育。某些营养物质缺乏，例如叶酸的缺乏可导致儿童神经管畸形和先天性心脏病的发生，故孕前和妊娠早期可适当补充，以防止先天缺陷的发生。

4. 营养因素 儿童的生长发育，包括宫内胎儿生长发育，需充足的营养素供给。营养素供给充足且比例恰当，加上适宜的生活环境，可使生长潜力得到充分的发挥。宫内营养不良不仅使胎儿体格生长落后，严重时还影响脑的发育；生后营养不良，特别是第 1～2 年的严重营养不良，可影响体重、身高及智能的发育。

5. 生活环境 儿童的生活环境不仅包括物理环境，还包括家庭的经济、社会环境、文化状况等。良好的居住环境，如阳光充足、空气新鲜、水源清洁、和谐的家庭、良好的生活方式、科学的护理、适宜的锻炼等有利于儿童的生长发育；反之，将有不良影响。

6. 疾病和药物 疾病对儿童生长发育影响很大。内分泌疾病常引起骨骼生长和神经系统发育迟缓，如甲状腺功能减退症患儿身材矮小和智力低下。药物也可影响生长发育，如长期或大量使用链霉素会损害听力和肾功能，对儿童成长造成永久性的损害。

第二节 体格生长及评价

》》情境导入

情景描述 某婴儿体重 4kg，前囟 1.5cm×1.5cm，能微笑，头不能竖立，抱起喂奶时出现吸吮反射。

讨论 1. 该婴儿最可能的月龄是多少？

2. 原始反射是在什么时间出现？在什么时间消失？

一、体格生长常用指标

1. 体重 体重为各器官、系统和体液的总重量，是衡量儿童体格生长与营养状况的最灵敏指标，儿科临床中多用体重计算药量和静脉输液量。

新生儿出生时体重平均为 3kg，其中男婴平均体重为（3.3±0.4）kg，女婴平均体重为（3.2±0.4）kg，与世界卫生组织（WHO）的参考值相近（男 3.3kg，女 3.2kg）。生后一周内可有暂时性体重下降（生理性体重下降），下降范围不超过 10%（多为 3%～9%），常于生后 7～10 天恢复到出生时的体重，生后及早哺乳或喂水可减少体重下降。年龄越小体重增长越快。3 个月时体重是出生时的 2 倍（6kg），4～6 个月每月平均增长 500～600g，因此，前半年每月平均增加 600～800g，是生长发育的第一次高峰；后半年每月平均增长 300～400g。1 周岁时体重增至出生时的 3 倍（9kg）；2 周岁时体重增至出生时的 4 倍（12kg）。2 岁以后到青春期前体重稳步增长，平均每年增长 2kg。推算公式如下：

1～6 个月：体重（kg）= 出生体重（kg）+ 月龄 ×0.7（kg）

7～12 个月：体重（kg）=6（kg）+ 月龄 ×0.25（kg）

2～青春期前：体重（kg）=12（kg）+（年龄 −2）×2（kg）= 年龄 ×2（kg）+8（kg）

进入青春期后，体重增长加快，进入生长发育的第二次高峰，这时不能按上述公式推算。

2. 身长（高）　身长（高）指从头顶至足底的垂直长度，是反映骨骼发育的重要指标。3 岁以下小儿取仰卧位测量，称身长；3 岁以后立位测量，称身高。立位测量值比仰卧位少 1~2cm。

身长（高）的增长规律与体重相似，年龄越小增长越快，婴儿期和青春期是两个增长高峰。出生时身长平均为 50cm；3 个月时，身长增长 11~13cm，达 61~62cm；6 个月时达到 65cm；1 周岁时身长约 75cm；2 周岁时约 86~87cm。2 岁以后平均每年增长 6~7cm；2 岁以后每年增长低于 5cm，为生长速度下降。2~青春期前可按下列公式推算：

$$身长(cm) = 年龄 \times 7(cm) + 75(cm)$$

青春期出现身高增长的第二次高峰，不能再按上式推算。

身长（高）包括头部、脊柱和下肢长度的总和。三部分发育进度并不相同，一般出生后第 1 年头部发育最快，躯干次之，而青春期身高增长则以下肢为主。因此，有时临床上需要分别测量上部量（从头顶至耻骨联合上缘）和下部量（从耻骨联合上缘至足底）以评估其比例关系。上部量与脊柱的增长有关；下部量与下肢长骨的发育有关。新生儿上部量与下部量比例为 3:2，中点在脐上；2 岁时中点在脐以下；6 岁时中点移至脐与耻骨联合上缘之间；12 岁时上、下部量相等，中点在耻骨联合上缘（图 2-4）。

3. 坐高　指从头顶至坐骨结节的长度，坐高占身高的百分数随着年龄而下降，出生时坐高为身高的 66%，以后下肢增长比躯干快，6~7 岁时小于 60%，4 岁时 53%。此百分数显示了上、下部比例的改变，反映了身材的匀称度，比坐高绝对值更有意义。儿童克汀病、软骨发育不良时，坐高占身高百分比明显增大。

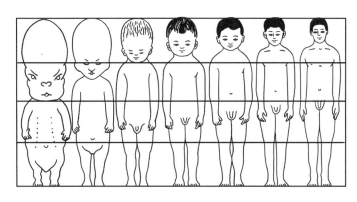

图 2-4　胎儿时期至成人身体各部分比例

4. 头围　头围是始于眉弓上方、经枕后结节绕头一周的长度，反映脑和颅骨的发育程度。正常新生儿出生时平均为 34cm，3 个月时 40cm，1 岁时 46cm，2 岁时 48cm，5 岁时 50cm，15 岁时接近成人，为 54~58cm。在 2 岁前测量头围最有价值。头围过小常提示脑发育不良；头围过大提示可能脑积水、佝偻病等。

5. 胸围　胸围是沿乳头下缘经肩胛角下缘绕胸一周的长度，胸围代表肺与胸廓的发育。出生时平均为 32cm，比头围小 1~2cm。1 岁时胸围与头围大致相等（约 46cm），出现头围、胸围生长曲线交叉；1 岁以后胸围超过头围，至青春期前两者差数（cm）约等于儿童岁数减 1。头围、胸围生长曲线交叉时间与儿童营养和胸廓发育有关。

6. 腹围　平脐（小婴儿以剑突与脐之间的中点）水平绕腹一周的长度为腹围。2 岁前腹围与胸围大致相等，2 岁后腹围较胸围小。患腹部疾病如有腹水时需测量腹围。

7. 上臂围　沿肩峰与尺骨鹰嘴连线中点的水平绕上臂一周的长度称上臂围。反映上臂骨骼、肌肉、皮下脂肪和皮肤的发育水平。常用以评估儿童营养状况。生后第一年内上臂围增长迅速，尤其前半年很快。1~5 岁间增长缓慢。在测量体重、身高不方便的地区，可测量上臂围以普查 5 岁以内儿童的营养状况。评估标准为：上臂围 >13.5cm 为营养良好；12.5～13.5cm 为营养中等；<12.5cm 为营养不良。

8. 囟门 分前囟和后囟。前囟为顶骨和额骨边缘交接处的菱形间隙，出生时一般为 1.5～2cm（对边中点连线长度），至 1～1.5 岁闭合。后囟是顶骨和枕骨边缘交界处形成的三角形间隙，出生时很小或已闭合，最迟 6～8 周闭合（图 2-5）。前囟饱满反映颅内压力增高；凹陷见于脱水或极度消瘦。前囟迟闭或过大见于佝偻病、先天性甲状腺功能减退症；早闭或过小见于小头畸形。

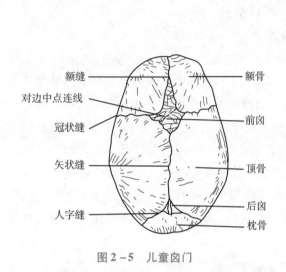

图 2-5 儿童囟门

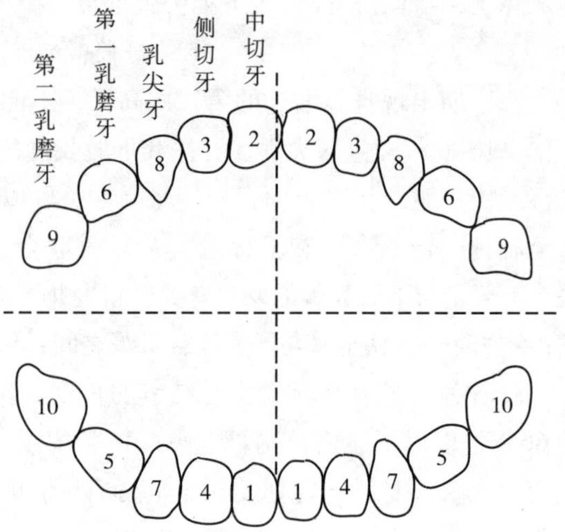

图 2-6 出牙顺序

9. 牙齿 人一生有两副牙齿：乳牙和恒牙。乳牙共 20 颗，出生后 4～10 个月（平均 6 个月）开始萌出，13 个月尚未出牙视为出牙延迟，2～2.5 岁出齐。2 岁以内乳牙数目为月龄减 4～6。出牙顺序为下中切牙、上中切牙、上侧切牙、下侧切牙、第 1 乳磨牙、尖牙、第 2 乳磨牙（图 2-6）。

第 1 恒磨牙 6 岁左右萌出（又称为六龄齿），7～8 岁开始乳牙按萌出顺序逐个脱落，代之以恒牙；12 岁左右萌出第 2 恒磨牙；18 岁以后萌出第 3 恒磨牙（智齿），也有终生不萌出者，恒牙 28～32 个，20～30 岁出齐。

10. 脊柱 其增长反映脊椎骨的发育。出生后第 1 年脊柱增长快于四肢，1 岁以后四肢增长快于脊柱。新生儿时脊柱无弯曲，仅呈轻微后凸，3 个月左右随抬头动作的发育出现颈椎前凸，6 个月能坐时出现胸椎后凸，1 岁左右能走时出现腰椎前凸，6～7 岁时脊柱 3 个自然弯曲才被韧带固定。

二、体格生长评估方法

1. 均值离差法 正常儿童生长发育状况多呈正态分布，常用均值离差法，以平均值（$\bar{x}$）加减标准差（SD）来表示，如 68.3% 的儿童生长水平在 $\bar{x}$ ±1SD 范围内，95.4% 的儿童在 $\bar{x}$ ±2SD 范围内，99.7% 的儿童在 $\bar{x}$ ±3SD 范围内。一般认为 $\bar{x}$ ±2SD（包含 95% 的总体）属于正常范围。用儿童体格生长指标的实测值与均值比较，根据实测值在均数上下所处的位置，确定和评价儿童发育等级。国内最常用五等级评价标准（表 2-1）。

表 2-1 五等级评价标准

等级	下	中下	中	中上	上
离差法	$<\bar{x}-2SD$	$\bar{x}-(1SD～2SD)$	$\bar{x}±1SD$	$\bar{x}+(1SD～2SD)$	$>\bar{x}+2SD$
百分位数法	$<P_3$	$P_3～P_{25}$	$P_{25}～P_{75}$	$P_{75}～P_{97}$	P_{97}

2. 中位数、百分位法 适于正态或非正态分布的样本。以第 50 百分位（P_{50}）为中位数，把资料分

为 P_3、P_{10}、P_{25}、P_{50}、P_{75}、P_{90}、P_{97}。当大量数据呈正态分布时，P_{50} 相当于均值离差法的均数，P_3 相当于 $\bar{x} - 2SD$，P_{97} 相当于 $\bar{x} + 2SD$。通常以 $P_3 \sim P_{97}$（包含总体的 95%）为正常范围。可直接用百分位进行等级评价。

3. 指数法　用两项指标间相互关系作比较。如身体质量指数（Kaup 指数），即体重（kg）/身高^2（cm）$^2 \times 10^4$，其含义为单位面积的体重值，主要反映体格发育水平及营养状况。尤其适用于婴幼儿，$15 \sim 19$ 为正常，$10 \sim 13$ 为营养不良，>22 表示肥胖。

4. 生长发育图法　将各项体格生长指标按不同性别和年龄画成正常曲线图（离差法或百分位数法），对个体儿童从出生开始至青春期进行全程监测，将定期连续的测量结果每月或每年标记于曲线图上作比较，以了解儿童目前所处发育水平，以及发育趋势和生长速度是下降、增长或平坦，及时发现偏差，分析原因给予干预。

 知识链接

生长曲线图

生长曲线图是联合国儿童基金会为改善世界营养状况、预防营养不良、保护儿童生存倡导的 4 项适宜技术之一，是目前 WHO 和许多国家用于评价儿童少年生长发育状况和发展趋势的主要标准。

三、体格生长评估内容

1. 发育水平　将儿童某一年龄时点的某一项体格发育指标测量值（横断面测量）如体重、身高等与参照人群值进行比较（横向比较），即得到该儿童该项体格发育指标在同质人群中所处的位置，通常以等级表示结果。仅表示该儿童体格发育的现实水平，不能说明过去存在的问题，也不能预测其生长趋势。

2. 生长速度　定期连续测量儿童某项体格发育指标（纵向观察）如体重、身高等，即得到该项指标的生长速度。这种动态纵向观察个体儿童的生长规律方法，可发现每个儿童有自己稳定的生长轨道，体现个体差异。因此，生长速度的评价较发育水平更能真实反映儿童生长状况。生长速度正常的儿童生长基本正常。

3. 匀称程度　是对体格生长指标之间关系的评价，能了解体型。如以身高（身长）所得的体重与参照人群值进行比较可反映体型匀称度；以坐高（顶臀长）/身长（身高）的比值与参照人群值进行比较可反映儿童下肢发育状况，评价身材是否匀称。

素质提升

增强儿童医疗保健服务能力，提高儿童健康水平

2021 年国家颁布的《中国儿童发展纲要（2021—2030）》强调要遵循儿童身心发展特点和规律，保障儿童身心健康，促进儿童在德智体美劳各方面全面发展，凸显了党和政府对儿童健康成长的重视及关注。目前我国已建立了较为完善的妇幼卫生保健以及疾病防控机构，健全了各项工作制度和预防保健制度，各级监测网络建设也发展迅速，成为各项儿童保健措施得以成功推广的有力保障。各级儿童保健机构通过对不同年龄阶段的小儿及其家庭进行预防保健指导、计划免疫和健康监测，达到了增强小儿体质、促进小儿身心健康，降低发病率和死亡率的目的。

第三节 神经－心理发育及评价

一、神经系统的发育

神经系统的发育是儿童神经－心理发育的基础，在胚胎时期神经系统首先形成，尤其是脑的发育最为迅速。出生时脑重约370g，占体重的1/9～1/8，而成人脑重约1500g，仅占体重的1/40。6个月时脑重600～700g，1岁时脑重达900g，7岁时脑重接近成人。出生时大脑已有主要的沟回，但较浅，大脑皮质较薄，细胞分化较差。儿童出生时神经细胞数与成人相同。神经纤维到4岁时才完成髓鞘化，故婴儿时期神经冲动易泛化，不易形成明显的兴奋灶，儿童易疲劳而进入睡眠状态。生长发育时期的脑组织耗氧量较大，在基础代谢状态下，儿童脑耗氧占总耗氧量的50%，而成人仅为20%。儿童初生时大脑皮质发育未成熟，出生后活动主要由皮质下神经系统调节，以后转为由大脑皮质中枢调节，对皮质下中枢的抑制作用也渐明显。儿童大脑富有蛋白质，而脂类较少。长期营养缺乏易引起脑的生长发育落后。

脊髓的发育在出生时已较成熟，脊髓的成长与运动功能的发育相平行。新生儿出生时脊髓下端约在第2腰椎下缘，4岁时上移至第1腰椎，腰椎穿刺时宜选择第4～5腰椎间隙进行。出生时婴儿即具有觅食、吸吮、拥抱、握持等原始反射。这些反射会随年龄增长逐渐消退，如握持反射应于3～4个月消失。婴儿肌腱反射较弱，腹壁反射和提睾反射也不易引出，到1岁时才稳定。3～4个月前的婴儿肌张力较高，凯尔尼格征可为阳性，2岁以下儿童巴宾斯基征阳性亦可为生理现象。

二、感知觉的发育

1. 视觉发育 新生儿已有视觉感应功能，瞳孔对光有反射，在安静清醒状态下可短暂注视物体，但只能看清15～20cm内的事物；新生儿后期视感知发育迅速，2个月起头眼协调可注视物体，3～4个月时喜欢看自己的手，追寻活动的物体或人；4～5个月开始能认识母亲，见到奶瓶表示喜悦；6～7个月目光可随上下移动的物体垂直方向转动；8～9个月可以注视远距离的物体；1.5～2岁两眼调节好，能区别各种图形；2岁时可区别垂直线与横线；5岁时区别颜色；6岁及以后视深度已充分发展，视力达5.0。

2. 听觉发育 出生时鼓室充满羊水，听力差；生后3～7天听力较好；3个月出现定向反应，听到悦耳声时会微笑；6～7个月可区别父母声音，唤其名有反应；8个月开始区别语言的意义；13～16个月可寻找不同响度的声源，听懂自己的名字；4岁听觉发育完善。听感知发育和儿童的语言发育直接相关，听力障碍如果不能在语言发育的关键期内或之前得到确诊和干预则可因聋致哑。

3. 嗅觉和味觉发育 出生时嗅觉和味觉已基本发育成熟，对母乳香味已有反应，对不同味道如甜、酸、苦等反应也不同，并能立即辨出与习惯滋味不同的食物；4～5个月的婴儿对食物味道的微小改变很敏感，为味觉发育的关键期，故应合理添加各类转乳期食物，使之适应不同味道。出生时嗅觉中枢与神经末梢已发育成熟，闻到乳味会寻找乳头；3～4个月时能区别好闻和难闻的气味；7～8个月开始对芳香气味有反应。

4. 皮肤感觉发育 皮肤感觉可分为触觉、痛觉、温度觉和深感觉。触觉是引起儿童某些反射的基础。新生儿的触觉已很敏感，尤其以嘴唇、面颊、手掌、脚掌、前额和眼睑等部位最敏感。温度觉很灵敏，尤其对冷的反应，如出生时遇冷则啼哭。出生时痛觉已存在，但较迟钝，疼痛出现时易泛化，2个月后逐渐改善。

5. 知觉发育 知觉是人对事物的综合反映，与上述各感觉功能的发育密切相关。5～6个月时可通过看、咬、摸、闻、敲击等活动了解物体的属性；1岁末儿童开始有空间和时间知觉的萌芽；2岁能辨上、下；4岁辨前、后；5岁能辨自身的左、右。4～5岁开始有时间概念，如早晚、昨天、今天和明天等。

三、运动功能的发育

运动功能的发育分为粗大运动发育（包括平衡）和精细运动发育两大类。

1. 平衡与大运动 过程可呈现"二抬四翻六会坐，七滚八爬周会走"的规律。

（1）抬头 新生儿俯卧时能抬头1～2秒；2个月时垂直位时能抬起头来；3个月时抬头较稳；4个月时抬头很稳。

（2）坐 6个月时能双手向前撑住独坐；8个月时能坐稳。

（3）翻身 4个月能由仰卧位翻身至侧卧位；7个月时能有意识地从仰卧位翻身至俯卧位或从俯卧位翻身至仰卧位。

（4）爬 8～9个月时可用双上肢向前爬。

（5）站、走、跳 11个月时可独立站片刻；15个月可独立走稳；24个月时可双足并跳（图2-7）。

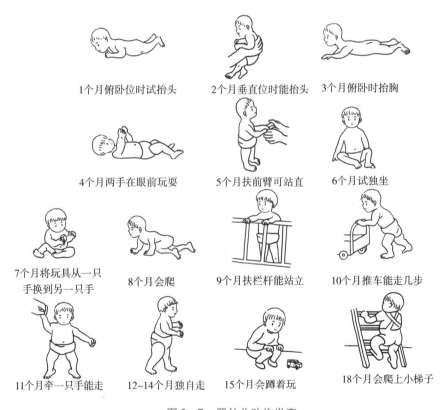

图2-7 婴幼儿动作发育

2. 精细动作 3～4个月时握持反射消失；6～7个月时出现换手与捏、敲等探索动作；9～10个月时可用拇指、食指拾物，喜欢撕纸；12～15个月时学会用勺，乱涂画；18个月时能叠2～3块方积木；2岁时可叠6～7块方积木，会一页一页翻书。

四、语言的发育

语言是人类特有的高级神经活动，是表达思维、观念等的心理过程，与智力发育有直接的联系。正常儿童天生具有发展语言技能的机制与潜能，但完善的听觉、发音器官和大脑功能正常是语言发展的关键性条件。语言对儿童社会性行为的发展具有重要意义。2 岁前是口头语言发展的关键期；4~5 岁是书面语言学习的关键期。语言的发育经过发音、理解和表达三个阶段。

1. 发音阶段 发音阶段（初生~1 岁）新生儿已会哭叫；1~2 个月开始发喉音；2 个月发"a""i""u"等元音；6 个月时出现辅音；7~8 个月能发出"爸爸""妈妈"等语音；8~9 个月喜欢学亲人口唇发音；10 个月会有意识地叫"爸爸""妈妈"。

2. 理解阶段 理解语言在发音阶段已经开始。儿童通过视觉、触觉、体位觉等与听觉联系，逐步理解一些日常用品，如"勺子""奶瓶"等名称，亲人对婴儿自发的"爸爸""妈妈"等语言的及时应答，也使其逐渐理解这些音的特定含义。

3. 表达阶段 在理解的基础上，儿童学会了用语言表达思维，如"吃""尿""要""抱"等。语言先说单词，后组成句子（表 2-2），先简单句后复杂句。

表 2-2　儿童动作、语言和适应性能力的发育过程

年龄	粗细动作	语言	适应周围人物的能力与行为
新生儿	无规律，不协调动作，紧握拳	能哭叫	铃声使全身活动减少
2 月	直立位及俯卧位时能抬头	发出和谐的喉音	能微笑，有面部表情，眼随物转动
3 月	仰卧位变为侧卧位，用手摸东西	咿呀发音	头可随看到的物品或听到的声音转动 180°，注意自己的手
4 月	扶着髋部时能坐，可以在俯卧位时用两手支持抬起胸部，手能握持玩具	笑出声	抓面前物体，自己弄手玩，见食物表示喜悦，较有意识地哭和笑
5 月	扶腋下能站得直，两手能各握一玩具	能喃喃地发出单调音节	伸手取物，能辨别人声音，望镜中人笑
6 月	能独坐一会儿，用手摇玩具	发"不、呐"等辅音	能辨别熟人和陌生人，自拉衣服，自握玩具玩
7 月	会翻身，自己独坐很久，将玩具从一手换到另一手	能发出"爸爸""妈妈"等语音，但无意识	能听懂自己的名字，自握饼干吃
8 月	会爬，会自己坐起来和躺下去，会扶着栏杆站起来，会拍手	能重复大人所发简单音节	注意观察大人的行为，开始认识物体，两手会传递玩具
9 月	试着独站，会从抽屉中取出玩具	能懂几个较复杂的词句，如"再见"等	看到熟人会伸出手来要人抱，能与人合作游戏
10~11 月	能独站片刻，扶椅或推车能走几步，能拇、食指对指拿东西	开始用单词，能用一个单词表示很多意义	能模仿成人的动作，招手说"再见"，抱奶瓶自食
12 月	能独走，弯腰拾东西，会将圆圈套在木棍上	能说出物品的名字，如灯、碗等，指出自己的手、眼等主要部位	对人和事物有喜憎之分，穿衣能合作，自己用杯喝水
15 月	走得好，能蹲着玩，能叠一块方木	能说出几个词和自己的名字	能表示同意或不同意
18 月	能爬台阶，有目标地扔皮球	能认识并指出自己身体的各个部位	会表示大、小便，懂命令，会自己进食
2 岁	能跑，能双脚跳，手的动作更准确，会用勺子吃饭	能说出 2~3 个字构成的句子	能完成简单的动作，如拾起地上的物品，能表达懂、喜、怒、怕
3 岁	能单足跳，会骑三轮车，会洗手、洗脸、穿、脱简单衣服	能说短歌谣，数几个数	能认识画上的东西，认识男女，自称"我"，表现自尊心，同情心，怕羞
4 岁	能爬梯子，会穿鞋	能唱歌	能画人像，初步思考问题，记忆力强，好发问
5 岁	会系鞋带	开始识字	能分辨颜色，数 10 个数，知道物品用途及性能
6~7 岁	参加简单劳动，如扫地、擦桌子、剪纸、泥塑、结绳等	能讲故事，开始写字	能数几十个数，可简单加、减运算，喜欢独立自主，形成性格

护理时要学会评估儿童语言发育的状况，发现可能存在的发育异常或迟缓现象。注重为儿童提供适

于语言发展的环境，鼓励家长耐心地与儿童进行交流，为儿童提供多听、多说的机会。要注意 1～2 岁儿童暂时可能有乱语的情况，3～4 岁儿童发音不准，着急时容易形成口吃等。

五、心理活动的发展

1. 注意的发展　注意可分为无意注意和有意注意。婴儿以无意注意为主。3 个月开始能短暂地集中注意人的脸和声音。强烈的刺激能成为儿童无意注意的对象。随着年龄增长，儿童逐渐出现了有意注意，但稳定性差。5～6 岁后才能较好地控制自己的注意力，但集中时间较短约 15 分钟；7～10 岁约 20 分钟，11～12 岁后儿童注意力的集中性和稳定性提高，约 30 分钟，注意的范围也不断扩大。

2. 记忆的发展　记忆是一个复杂的心理活动过程，包括感觉、短暂记忆和长久记忆。长久记忆又可分为再认和重现。5～6 个月的婴儿能再认母亲和其他亲近的人，1 岁以后才有重现。婴幼儿时期的记忆特点是时间短，内容少，对带有欢乐、愤怒、恐惧等情绪的事物容易记忆，且以机械记忆为主，持久性与精确性差。随着年龄的增长和思维、理解、分析能力的发展，有意记忆能力增强，记忆的内容拓宽，复杂性增加。

3. 认知能力的发展　认知是指获得和使用知识。瑞士哲学家和心理学家皮亚杰（Piaget J, 1896～1980 年），最先系统地提出了儿童认知发展理论。他认为儿童的智力起源于他们的动作或行为，智力的发展就是要求儿童与经常变化着的外部环境相互作用后，不断做出新反应的结果。4 岁是形状知觉形成的关键期，5 岁是数概念形成的关键期，7 岁以前是人生的"认知关键期"。皮亚杰把认知发展过程分为 4 个阶段。

（1）感知运动期（0～2 岁）　感知运动期是指儿童通过感知逐渐形成自主协调运动的时期。儿童通过与周围事物的感觉运动性接触，如咬、吸、抓握、触摸等行动来认识世界，逐渐区分开自我与周围的环境，开始出现心理表征，并将事物具体化，对空间有一定的概念，并具有简单的思考能力。

（2）前运思期（2～7 岁）　随着语言的发展，儿童日益频繁地使用表象符号来代替外界事物，思维具有形象性、不可逆性及刻板性，常以自我为中心，不能理解他人的观点，只注意事物的一方面，不具备逻辑思维能力。

（3）具体运思期（7～11 岁）　此期相当于学龄期，已具有了抽象概念，能够进行逻辑推理。比较客观地看待周围事物，不再以自我为中心，能理解事物的转化，即用一个法则解决相同类型的问题，并能进行可逆性思维。但是仍以具体形象思维为主，开始建立数、时间、重量、质量、容积等概念。

（4）形式运思期（12 岁以上）　此阶段相当于青少年期，思维能力开始接近成人水平，主要是思维摆脱了具体事物的约束，能将事物的内容与形式区分开来，逐渐学会分析、综合、归纳、整理、分类、比较等思维方法，进行假设和逻辑推理，具有决策能力。他们在解决问题之前，预先制定计划，思考不同的解决方法，并推断预期结果。

4. 想象的发展　新生儿没有想象能力；1～2 岁仅有想象萌芽，局限于模仿成人生活中的某些个别动作，如抱儿童喂饭等；3 岁后想象内容逐渐增多；学龄前期儿童想象力有所发展，但想象的主题易变，容易把想象的事物当成事实；学龄期儿童有意想象和创造性想象迅速发展。

5. 情绪、情感的发展　从新生儿起，儿童情绪、情感就很丰富，如对饥饿、寒冷等表现出不安、啼哭等消极情绪；哺乳、抱起、抚摸等使其情绪愉快。1 个月时积极情绪增多。6 个月后能辨认亲人，易产生对母亲的依恋及分离性焦虑情绪。这是儿童社会性发展的最早表现。它的建立有利于婴儿获得母亲的养育和长大后与人良好相处。9～12 个月时依恋情绪达到高峰。2 岁后儿童的情感表现日渐丰富和复杂。婴幼儿情绪表现特点是外显而真实，时间短暂，反应强烈，易变化，易冲动。随年龄增长和与周围人交往的增加，对不愉快因素的耐受性逐渐增强，能有意识地控制自己情绪，使情绪反应渐趋稳定；

情感也日益分化，产生信任感、安全感、荣誉感、责任感、道德感等。

六、神经-心理发育的评价

对儿童的感知、运动、语言和心理过程等方面进行定期的检查，可及早发现其发展趋势以及有无偏异。目前国内外采用的评估工具主要包括筛查性和诊断性两种。筛查性测验方法简便、快速，可在短时间内粗筛出正常者与异常者。一般常用丹佛发育筛查试验（DDST），该方法主要用于6岁以下儿童的智能筛查，有104项测试内容，最后评定结果为正常、可疑、异常、无法测定。异常者需做诊断性检测，常用韦克斯勒（Wechsler）智能量表。

目标检测

答案解析

一、简答题

1. 小儿生长发育的规律及受哪些因素影响？
2. 小儿体格生长发育的指标有哪些？
3. 小儿大运动功能发育的规律有哪些？

二、案例分析

一家长带孩子来医院进行体格检查。体格检查结果：体重10.5kg，身长80cm，前囟已闭，出牙12颗，胸围大于头围。

请问：

（1）衡量小儿营养状态的最佳指标是什么？

（2）该小儿最可能的年龄是多少？

（3）该小儿能完成哪些精细动作？

（崔　静）

书网融合……

本章小结

微课

题库

PPT

第三章　儿童保健

》 情境导入

情景描述　某母亲带一健康小儿来到儿童保健门诊。护士测得体重6kg，身长65cm，前囟2.0cm×2.0cm，能发喉音并可笑出声音，头眼协调好，对声音有定向反应，头可直立，不会坐，不会爬，不认生人。

讨论　1. 判断小儿年龄多大？按计划免疫要求，目前应完成哪些疫苗接种？

　　　2. 本次来门诊接种疫苗后应叮嘱家长注意哪些问题？

儿童保健以研究小儿生长发育规律及其影响因素、营养保健、健康促进、疾病预防及管理为主要内容。新时期儿童保健加强了对儿童发展问题的重视，特别是在儿童发育行为和心理领域。

第一节　各年龄期儿童的保健与护理

一、胎儿期保健

胎儿的发育与孕母的身心健康、营养状况及生活环境密切相关。母亲在孕期若遭受理化因素刺激、病毒感染或营养缺乏，可影响胎儿生长发育，甚至导致死胎、流产、早产或先天性畸形等。故胎儿期的保健重点是加强孕母保健，促进胎儿健康发育。

1. 产前保健　动态监测胎儿发育状况；保证孕母充足营养，为其提供良好环境及心理状态的指导，开展产前筛查和诊断，预防先天畸形及孕期感染。

2. 产时保健　预防胎膜早破、羊水污染、宫内窒息、胎粪吸入、脐带脱垂、难产等。

二、新生儿期保健

新生儿发病率和死亡率较高，尤其是生后1周内。此期保健是儿童保健的重中之重。

1. 新生儿家庭访视　是指对辖区内居住的新生儿进行健康检查，宣传科学育儿知识，指导家长做好新生儿保暖、喂养、疾病预防及其它日常生活护理，同时要做好新生儿期疾病筛查，早期发现异常，及时处理和转诊，降低新生儿患病率和死亡率。

（1）访视次数　①正常足月新生儿访视次数不少于 2 次。首次访视指在出院后 7 日之内进行，满月访视指在出生后 28 ~ 30 日进行。②高危新生儿根据具体情况酌情增加访视次数，首次访视应在高危新生儿出院（或家庭分娩）后 3 日内进行。

（2）访视内容　①询问产妇孕期情况及新生儿出生及睡眠情况，有无呕吐、惊厥，大小便次数、性状，预防接种及喂养情况。②测量新生儿身长、体重、体温。③系统的身体评估，特别注意检查脐带是否脱落，有无红肿、渗出物。

2. 新生儿居家保健　新生儿居住环境应安静舒适，空气流通，阳光充足，温湿度适宜；鼓励纯母乳喂养；新生儿应衣着宽松，质地柔软，并保持皮肤清洁；注意并保持室内环境卫生，减少亲友探视，预防感染；预防意外伤害的发生；母亲及家人多与新生儿说话、微笑和皮肤接触，促进新生儿感知觉发展。

三、婴儿期保健

婴儿期生长发育迅速，是体格发育的第一高峰期，所需营养物质多，但婴儿消化功能尚未成熟，容易发生消化功能紊乱及营养缺乏性疾病；自身免疫功能尚未完善，故易患肺炎等感染性疾病。此期保健重点是合理喂养，提倡母乳喂养，指导断奶，合理添加辅食，促进生长发育；定期进行体格监测；预防疾病和意外；完成基础计划免疫。

1. 合理喂养　世界卫生组织推荐 6 个月以内婴儿宜采取纯母乳喂养，母乳喂养可持续至 2 岁或更长。无论母乳喂养还是人工喂养，婴儿出生数天后，即可补充维生素 D 400IU/d，直至儿童和青少年期。自添加转乳期食物起就可开始训练婴儿用勺进食，用杯子喝水，应尽量让婴儿学习自己主动进食。

2. 日常护理　婴儿应着棉质、简单、宽松的衣服，以利穿脱和四肢活动，不宜用纽扣，适宜用系带，以免误吸或误食。每日给婴儿沐浴，尤其注意皱褶处皮肤的清洁；做好臀部护理，每次大便后清洗臀部，尿布宜选用棉质尿布或纸尿裤，勤更换，不宜使用塑料布或橡皮单等不透气面料作尿布，以防发生尿布皮炎；如果条件允许可以坚持做抚触；保证婴儿充足的睡眠时间；从生后 2 周开始，家长应每日带小儿进行适当户外活动，呼吸新鲜空气和晒太阳，促进体内维生素 D 的合成，提高婴儿免疫力。

3. 早期教养　培养良好的进餐、睡眠技能。根据婴儿动作、感知觉及语言发育的特点进行早期训练。

（1）动作训练　根据婴儿不同阶段运动发育的特点，在保证安全的前提下，针对性地进行一些身体活动的训练，如训练婴儿俯卧抬头、翻身、独坐、爬行、站立、行走等。

（2）视听觉训练　利用色彩鲜艳、能发声及转动的玩具，逗引婴儿注意或定时播放悦耳的音乐，促进婴儿视听觉的发育。

（3）语言训练　家长平时多与婴儿说话，把每天接触的人、物及日常活动说给婴儿听，营造一个乐于表达的氛围，引导婴儿早期发音；同时多逗引婴儿咿呀学语，促进语言的发育。

4. 防止意外　此期常见的意外事故有跌倒或坠落、烫伤、异物吸入、窒息、中毒、触电等，应向家长特别强调意外事故的预防。

5. 预防感染、定期体格监测　按照计划免疫程序完成预防接种的基础免疫，增强对传染病的免疫力。同时定期为婴儿做健康检查和体格测量。一般 6 个月以下婴儿建议每月一次体检，6 个月以后 2 ~ 3 个月一次体检。通过使用生长发育监测图，观察生长及营养状况，及时纠正偏离。预防佝偻病、贫血、腹泻等疾病的发生。婴儿期常见的健康问题还包括对营养物质（如牛乳）过敏、湿疹、尿布皮炎和脂溢性皮炎等，应根据情况给予健康指导。

四、幼儿期保健

此期儿童体格发育较前放缓，前囟闭合，乳牙出齐；神经－心理发育迅速，行走和语言能力较强；自主性和独立性不断发展，行为具有强烈的情绪性。与外界环境接触机会增多，但免疫功能仍不健全，且对危险事物的识别能力不足，故感染性疾病发病率及意外伤害发生率仍较高。保健重点是加强早期教育，培养良好的饮食习惯，继续预防疾病及意外。

1. 合理喂养　生长发育仍较快，应供给足够的能量和优质蛋白，2～2.5岁以前乳牙尚未出齐，咀嚼和胃肠消化能力较弱，食物应细、软、烂，并做到色、香、味俱全，以增进幼儿食欲。这个时期需要注意培养幼儿良好的进食行为和卫生习惯，鼓励其自主进餐、按时进餐，不吃零食、不偏食挑食。

2. 日常护理　此期应着宽松、保暖、轻便、颜色鲜艳的衣物，鼓励自己穿脱，培养幼儿的自理能力；幼儿一般每晚可睡10～12小时，白天小睡1～2次，充足睡眠可保证正常的生长激素合成和分泌，促进身高增长。此期乳牙出齐，为预防龋齿应加强口腔保健，家长可定期带幼儿进行口腔检查。

3. 早期教育　此期是语言发展的关键时期，应注意加强语言训练。家长应多与幼儿沟通，还要引导幼儿自主表达，可借助动画片、娃娃画报、看图说话等促进语言的发育。此期孩子已能独立行走，继而能跳、能跑，可通过球类、积木、滑梯、汽车等玩具促进动作的发展。同时，应培养幼儿独立生活的能力，养成良好生活习惯，如进行排便训练等。

4. 预防疾病和意外　继续加强预防接种和防病工作；定期做健康检查，每3～6个月体检一次，筛查缺铁性贫血，预防龋齿、视力和听力异常；进行生长发育的监测，及时发现肥胖或营养不良等营养性疾病。幼儿活动范围加大，应注意水源、电源、热源、门窗、阳台、床等安全防护，预防意外发生。

5. 常见的心理行为问题　此期常见的心理行为问题包括违拗、发脾气和破坏性行为。家长要注意小儿品德教育，从培养行为习惯入手，教育其尊敬长辈，诚实守信，团结友爱，礼让他人。家长可通过讲故事、做游戏等为孩子树立学习的榜样。

五、学龄前期保健

此期特点为活动范围扩大，智力发展快，自理能力增强，机体抵抗力逐渐增强，但仍易患某些传染病。保健重点是继续进行生长发育监测，加强学前教育，培养独立生活能力和良好的道德品质，加强体格锻炼，防治传染病，防止发生意外。

1. 合理营养　饮食接近成人，一般实施"三餐两点"制，食物制作要多样化，粗、细、荤素搭配，每天饮奶，经常吃适量的鱼、禽、蛋、瘦肉，少喝含糖高的饮料，进餐时还要注意健康饮食习惯和良好进餐礼仪的培养。学龄前儿童喜欢参与食物的制作和餐桌的布置，家长可利用此机会进行营养知识、食品卫生和防止烫伤等健康教育。

2. 日常护理　学龄前期儿童已有自我照顾的能力，鼓励儿童自己进食、洗脸、刷牙等，从日常游戏和活动中不断得到锻炼。多进行户外三浴（日光浴、空气浴、水浴）锻炼。保证充足的睡眠时间，每日11～12小时。

3. 预防疾病和意外　每年进行1～2次健康检查和体格测量。筛查与矫正近视、龋齿、缺铁性贫血、寄生虫等疾病，预防接种可在此期加强。此期儿童免疫功能增强，易患免疫性疾病，如急性肾炎、风湿热等。学龄前儿童活泼好动但又缺乏生活经验，容易发生意外事故，应结合日常生活对其加强安全教育，如不在马路上打闹、不玩打火机和电器、不到无围栏的河边嬉戏等，避免发生车祸、烧烫伤、溺水等。

4. 早期教育　学龄前儿童对饮食、活动、穿衣都有自我的见解，培养独立生活能力和学习能力。

培养多方面的兴趣，如乐器、绘画、唱歌、跳舞等。

5. 常见的心理行为问题 学龄前儿童常见的心理行为问题有吸吮拇指和抠脚趾、遗尿、手淫、攻击性或破坏性行为等，应指导家长针对原因采取有效应对措施。

六、学龄期保健

此期儿童生活基本自理，认知和心理社会发展非常迅速，同伴、学校和社会环境对其影响较大，机体抵抗力增强，急性传染病发生率下降。保健重点是加强体格锻炼，培养良好的生活习惯、卫生习惯及学习习惯，加强学校卫生指导，促进德、智、体全面发展。

1. 合理营养 营养充分而均衡，食物多样化，粗细搭配，保证鱼、禽、蛋、肉、奶类及豆类等食物的供应。一日三餐定时定量，能量分配比为3：4：3，早餐要吃好。少吃零食、不挑食偏食、不暴饮暴食。

2. 体格锻炼 学龄儿童应每天进行户外活动和体格锻炼，如体操、跑步、球类活动、游泳等，这些项目均能提高体力、耐力，促进生长发育。要让学龄儿童进行力所能及的劳动，增强体质，养成爱劳动的习惯，促进全面发展。

3. 培养良好的习惯 合理安排作息时间，培养良好学习习惯，加强素质教育，引导积极体育锻炼，培养儿童的毅力和意志力。养成良好的进食习惯，限制高糖零食；注意牙齿清洁，进食后漱口，早晚刷牙。培养正确的坐姿及用眼卫生习惯，每天保证9～10小时睡眠。

4. 预防疾病和意外 继续预防接种、健康体检、预防传染性疾病及肠道寄生虫病。对儿童进行法制教育，学习交通规则及意外事故的防范方法，防止意外伤害如车祸、溺水等，减少伤残发生。

5. 常见的心理行为问题 学龄期比较常见的问题是对学校不适应，表现为焦虑、恐惧或拒绝上学。原因可能是多方面的，如不愿和父母分离、不喜欢学校的环境、害怕老师、与同伴关系紧张、害怕考试等。家长一定要查明原因，采取相应措施，主动和学校配合，帮助其适应学校生活。

七、青春期保健

青春期是由儿童过渡到成年的时期，是体格发育的第二高峰期，生殖系统发育，性器官成熟，认知、心理、社会行为也日趋成熟，但神经内分泌调节尚不稳定，社会压力、考学竞争、学习困难、家庭变故等使部分孩子成为"问题孩子"。保健重点是保证充足的营养，养成健康的生活方式，加强青春期生理和心理卫生教育，培养良好的品德。

1. 合理营养 此期生长发育再次加速，必须保证能量、优质蛋白以及各种微量营养素和维生素的摄入，注意营养成分的合理搭配，尽量避免不良的饮食习惯如吃流行快餐、不吃早餐、女孩过分节食等。

2. 加强卫生及德育教育 养成良好的个人卫生习惯，保证充足的睡眠及适当的体格锻炼。加强青春期生理、心理和性知识教育以及道德法制教育。正确对待自己身体的变化并给予正确指导，如少女月经初潮应加强经期的卫生指导。告诉此期青少年应承担的责任，养成不吸烟、不酗酒、不吸毒、不滥用药、不沉溺于网络的健康生活方式，帮助青少年正确认识社会的不良现象，提高是非辨别能力，把握自己的行为，远离恶习。

3. 适当的性教育 性教育是青春期健康教育的一个重要内容，应向青少年进行正确的性知识教育，去除他们对性的困惑，提倡男女同学之间的正常交往，自觉抵制黄色书刊、录像等不良影响，对青少年的自慰行为如手淫等应给予正确引导，避免夸大其对健康的危害，减少恐惧、苦恼和追悔的心理冲突和压力。

4. 预防疾病和意外　青少年应重点防治结核病、风湿病、沙眼、龋齿、屈光不正、厌食、贫血、肥胖、脊柱侧弯等疾病，做到早发现和早治疗。青少年意外伤害事故高发，包括运动创伤、车祸、溺水、打架斗殴等所致的伤害，应加强安全教育。

5. 常见的心理行为问题　青少年常见的情绪及心理行为问题为对抗倾向、焦虑、抑郁、人际关系敏感等，多种原因所致的离家出走、自杀及对自我形象不满等。家庭及社会应给予足够的重视，要善于理解与引导，多与其交流，培养正确的人生观、价值观，提高青少年承受压力、应对挫折的能力。

第二节　体格锻炼与游戏发展

小儿体质的好坏不仅受先天因素的影响，而且受后天营养和锻炼的影响。体格锻炼是利用自然因素（如空气、日光、水）和体育、游戏活动来促进儿童生长发育，增进健康、增强体质的积极措施。

一、体格锻炼

（一）体格锻炼的意义

1. 增强儿童体质，提高健康水平　目前我国儿童的体质与发达国家比较还有一定差距。从总体情况来看，生长情况不理想。要改变体质必须从婴儿期着手进行体格锻炼，才能达到提高整个民族体质的目的。

2. 有利于体、智、德全面发展　从小进行体格锻炼不仅能增强体质，还能促进智力发展及培养良好的个性。

3. 增强机体的耐受力和抵抗力　运动后呼吸加深加快，肺活量和通气量增加，可以提高呼吸功能；还可使心输出量增加，心脏功能增强；也能使肌肉及骨骼更加发达，提高身体素质，增强抵抗力，减少呼吸道感染的发生。

4. 有利于体弱儿和患病儿童的身体康复　患病儿童由于大脑皮层功能减弱，其对机体恢复过程的调节有困难，如能适当锻炼，可以促进全身血液循环，加快机体新陈代谢，使全身各系统功能得到改善，神经系统调节功能增强，有利于患儿体质提高及疾病康复。

5. 有利于大脑皮层的兴奋和抑制趋于平衡　大脑皮层在小儿时期兴奋状态占优势，通过锻炼并配合教育，使兴奋和抑制趋于平衡，有利于神经系统功能的协调。

（二）体格锻炼的方法

1. 空气浴　主要利用气温和人体皮肤表面温度之间的差异对机体形成刺激来锻炼的一种方式。空气浴可增加儿童对冷空气的适应能力，提高机体抵抗力。气温越低，作用时间越长，刺激强度就越大。寒冷空气可促进机体新陈代谢。气温大致可分三个级别：温暖（20～27℃）、凉爽（14～19℃）、寒冷（14℃以下），空气浴要从夏季过渡到冬季，从室内过渡到室外。方法是只穿短裤不穿上衣，尽量让儿童皮肤接触空气，开始锻炼时气温20～24℃为宜，以后每隔3～4天下降1℃，托儿所婴儿可降至14～16℃，幼儿园可降至10℃，体弱儿不可低于15℃。每日锻炼一次，开始时2～3分钟，以后可逐渐延长到10分钟，甚至30分钟。可结合游戏活动或体育运动，如有寒战应立即停止。如遇大风、天气过热或过冷、气候剧烈变化，不宜进行锻炼。

2. 水浴　是利用身体表面和水的温差来锻炼身体。此方法比其他自然因素更易控制强度，便于照顾个体特点，一年四季均可进行。对健康儿童来说，水温低于20℃可引起冷的感觉，20～32℃为凉，32～40℃为温，40℃以上为热，因此可从温水逐渐过渡到冷水。冷水对全身温度所起的作用可分为两期：第一期，在寒冷刺激后立即引起血管收缩；第二期，在短期的血管收缩之后，如没有新的外界刺激，血管则逐渐扩张。因此利用水锻炼可以增强体温的调节能力。

3. 户外活动 户外活动可使身体部分皮肤直接暴露在阳光下，或暴露在有阳光的阴凉处，使日光中的紫外线照射于皮肤制造维生素 D，可预防佝偻病的发生。新生儿满月后可抱到户外接触新鲜空气，夏季出生者生后 2~4 周即可开始，每日 1~2 次，开始为 2 分钟，以后渐延至 10~15 分钟；2~6 个月以内每次由 15 分钟逐渐延长至 2 小时；6~12 个月可延长到 3 小时，分 2 次进行。气温在 22~26℃，上午 10 时是进行日光浴的最佳条件。

4. 体操与体育活动 根据不同年龄采取不同体操及体育活动进行锻炼，婴儿可做被动操、主被动操，幼儿可做模仿操、手指操、广播操、各种律动和健美操等。

（三）体格锻炼的原则

1. 循序渐进 利用自然因素进行体格锻炼，要根据婴幼儿的生理特点循序渐进，逐步提高各种因素对人体的刺激强度，逐步延长锻炼时间，锻炼的方式由简单到复杂，使人体各种器官逐渐对锻炼产生良好适应。

2. 持之以恒 婴儿的神经活动，主要是经皮层下中枢进行的，只有经反复多次刺激，才能在大脑皮层产生并建立有机联系，因此只有持之以恒的锻炼才能达到预期目的。

3. 注意个体差异 对不同健康状况的小儿选择锻炼的方法、时间、强度应有所区别，如对体弱儿的体格锻炼应较健康儿缓慢，时间应短，锻炼过程中还要仔细观察有无不适反应。

4. 供给充足的营养 体格锻炼会增加热能的消耗，因此，应注意适当补充。锻炼强度要符合年龄特点，时间要有所控制，不能过度，否则会造成身体的损伤，达不到锻炼的目的。

5. 准备充足 锻炼前应做适当的准备活动，运动量逐渐增加，使心血管系统有足够时间提高其活动水平，同时消除肌肉、关节的僵硬状态，以减少外伤的发生。锻炼后的整理活动可使神经系统由紧张恢复到安静，预防运动性休克的发生。

6. 加强观察 仔细观察婴幼儿对锻炼的反应，及时采取措施，进行相应调整，以达到增强体质的目的。

二、儿童游戏种类及实例

游戏是一种符合儿童身心发展要求的、快乐而自主的活动。游戏可以巩固和丰富知识，促进儿童智力、语言、体能、感知、社会性等方面的发展。游戏具有较突出的嬉戏性，多以四肢动作、身体运动、表情以及出声的语言等形式表现于外，游戏活动具有较少的深度认知性成分，所以儿童游戏的开展要侧重于活动性，促进感知觉能力和基本动作能力的发展。

婴幼儿的随意注意发展还不完善，而且身体也易疲劳，游戏的目的性和坚持性较差，所以婴幼儿游戏活动每次开展的时间不宜太长，一般以不超过 15 分钟为宜，且要注意动静交替、灵活转变，以使婴幼儿身体的不同部位和器官得到轮流休息和放松。

学前儿童的游戏各式各样，种类不一。在学前教育中，游戏既是教育的内容又是教育的手段。成人或教育者为促进儿童健康、全面地发展，要鼓励和支持儿童开展各种各样的游戏活动。

根据婴幼儿的教养目标，结合其身心发展和游戏发展的特点和规律，将婴幼儿游戏活动分为以下几种（表 3-1）。

1. 活动性游戏 活动性游戏侧重于培养小儿各种基本动作的操作技能，促进婴幼儿眼手协调能力的发展，是婴幼儿游戏活动最基本的表现形式。活动性游戏也有助于婴幼儿增强体质和形成活泼开朗的性格。此类游戏主要通过基本动作和机体运动表现出来，如抬头、翻身、抓握、蹬、坐、爬、站、蹲、行走、跑、跳、踮、攀登、投掷、平衡、手指运动等。随着婴幼儿年龄的增长，活动性游戏在户外开展的比例逐渐增大，家长应逐渐多提供和其他小同伴在一起活动的机会。

2. 语言性游戏 婴幼儿的语言游戏是发展其口语能力的有效方式，它主要训练正确发音能力、语言的理解能力，使婴幼儿随年龄的增长，逐渐能用语言较清晰地表达自己的思想和情感。

3. 感官游戏 感知觉是婴幼儿认识活动的开始。婴幼儿游戏中的感官刺激及婴幼儿感官在游戏中的运用及训练，可促进视觉、听觉、触觉、味觉等感官能力综合发展，也为较高层次的认知能力发展奠定了基础。

4. 智力游戏 婴幼儿的智力游戏重在训练其解决问题的能力。在游戏中，给婴幼儿设置较简单的与其智力相适宜的问题情景，让儿童积极地动脑、动手，在探索和创造活动过程中，提高观察、注意、记忆、想象、思维等认知能力。

5. 音乐及娱乐游戏 婴幼儿的音乐及娱乐游戏包括听音乐、玩带声音的玩具和乐器以及玩造型滑稽的形象玩具等。这些游戏可以使婴幼儿初步萌发对节奏和旋律的感受力，丰富婴幼儿快乐的情感体验，培养婴幼儿对美的感受和情趣，促进其良好个性的发展。

表 3 – 1　儿童游戏实例

年龄	训练内容	游戏名称	具体内容
半岁以后	运动	爬行训练	让孩子俯卧，成人用两手抓住孩子的踝关节慢慢抬起，让孩子背呈弓状，这时其头会反射性的后仰抬起，练习4~6次，帮助孩子练习后仰、挺胸及两臂的支撑。然后将孩子双脚放下，成人用手掌撑住孩子双脚掌往前推送，同时用语言引导或玩具逗引，促其向前移动爬行。成人注意用力适中
1岁前	语言	模仿发音	与孩子一起看有关动物的图书，模仿不同动物叫声，如"小狗汪、汪、汪，小猫喵、喵、喵，青蛙咕、咕、咕，小鸭子嘎、嘎、嘎"
1岁	音乐及娱乐游戏	风之乐章	与宝宝坐在地板上播放节奏稍快的音乐，成人拿着纱巾随音乐的节奏挥动，鼓励宝宝用手去拿纱巾，也可将纱巾放在宝宝的头上让宝宝将纱巾掀开，让宝宝体会音乐的律动
2岁	智力	搭房子	拿出3~4个不同颜色及形状的积木，首先成人带着宝宝辨认不同颜色和形状的积木，然后根据宝宝的年龄引导搭建合适的房子（由简单到复杂）
2~3岁	感官	摸一摸	把孩子熟悉的小玩具或物品，装在一个布袋子里，让孩子伸进手摸，再说出玩具或物品的名称（可由少到多），或说出玩具形状

第三节　儿童计划免疫 ⓔ微课1

计划免疫指根据小儿免疫特点和传染病发生情况，有计划、有目的地给易感人群接种生物制品，使其产生抗体，提高易感者的特异免疫力，从而达到预防、控制、消灭相应传染病的目的。

一、儿童计划免疫程序

计划免疫程序是指接种疫苗的先后顺序及要求。按照我国卫健委规定，小儿在1岁内必须完成卡介苗、脊髓灰质炎疫苗、百白破疫苗、麻腮风疫苗、乙肝疫苗等"五苗"的基础免疫（现将乙脑疫苗、A群流脑疫苗、甲肝疫苗也列入免疫规划）。此外，还可根据当地疾病的流行情况、家长的意愿及小儿体质情况选择性地接种一些其他种类的疫苗：如流感疫苗、肺炎疫苗、水痘疫苗、流感杆菌疫苗、轮状病毒疫苗等。我国儿童计划免疫程序表见表3－2。

表 3 - 2 儿童计划免疫程序表

疫苗（英文缩写）	初种	复种	接种途径	接种部位
卡介苗（BCG）	生后2～3天至3个月内	不需要	皮内注射	左上臂三角肌下缘
乙肝疫苗（HepB）	生后24h内、1月龄、6月龄	HbsAb 转阴复种	肌内注射	上臂三角肌
脊髓灰质炎灭活疫苗（IPV）/脊髓灰质炎减毒活疫苗（bOPV）	2、3月龄（IPV），4月龄（bOPV）	4岁（bOPV）	肌内注射/口服	上臂三角肌
百白破疫苗（DTaP）/白破疫苗（DT）	3、4、5月龄（DTaP）	18月龄（DTaP）、6岁（DT）	肌内注射	上臂三角肌
麻腮风疫苗（MMR）	8月龄	18月	皮下注射	上臂外侧
乙脑灭活疫苗（JE-I）/乙脑减毒活疫苗（JE-L）	8月龄2剂（JE-I，间隔7-10天）/8月龄（JE-L）	2岁、6岁（JE-I）/2岁（JE-L）	肌内注射/皮下注射	上臂三角肌/上臂外侧
A群流脑疫苗（MPSV-A）/A+C群流脑疫苗（MPSV-AC）	6月龄、9月龄（MPSV-A）	3岁、6岁（MPSV-AC）	皮下注射	上臂外侧三角肌附着处
甲肝疫苗（HepA-L）	18月龄	不需要	皮下注射	上臂外侧三角肌附着处

注：1. 乙脑疫苗有两种类型：选择乙脑减毒活疫苗接种时，采用两剂次接种程序。选择乙脑灭活疫苗接种时，采用四剂次接种程序：乙脑灭活疫苗第1、2剂间隔7～10天。

2. HBsAg 阳性孕妇分娩的婴儿，出生12小时内均应注射乙肝疫苗和乙肝免疫球蛋白。

3. 脊髓灰质炎疫苗有两种类型：生后2月龄、3月龄各接种一剂脊髓灰质炎灭活疫苗，4月龄时接种一剂脊髓灰质炎减毒活疫苗。4岁时再用脊髓灰质炎减毒活疫苗加强一次。

4. 2个月以上婴儿接种卡介苗前应做 PPD 试验，阴性者才能接种；脊髓灰质炎减毒活疫苗冷开水送服，且服用后1小时内禁热饮。

二、免疫方式及制剂

1. 主动免疫

给易感者接种特异性抗原，以刺激机体产生特异性抗体，从而产生对某种疾病的免疫力，其特点是接种后要经过一定期限（1～4周）才能产生抗体，但持续时间久，一般为1～5年。在完成基础免疫后，还要适时地安排加强免疫，以巩固免疫效果。多用于疾病的预防。主动免疫常用制剂包括以下三类。

（1）菌苗 包括死菌苗（霍乱、百日咳、伤寒）和活菌苗（卡介苗、鼠疫、布氏杆菌菌苗）。死菌苗的特点是稳定、安全、不繁殖，但有效期短、接种量大，需多次重复接种。而活菌苗接种到人体后，可生长繁殖，产生的免疫力持久，效果好，故接种量小、次数少。

（2）疫苗 将病毒或立克次体接种于动物、鸡胚或组织中培养，经处理形成，包括灭活疫苗（乙型脑炎和狂犬病疫苗）、减毒活疫苗（脊髓灰质炎和麻疹疫苗）等。其特点是一般怕热、怕光，有的怕冻，保存及运输条件直接影响疫苗的质量，最适宜的保存条件为2～10℃的干燥、避光处。

（3）类毒素 用甲醛溶液把细菌所产生的外毒素的毒性消除，但仍旧保留抗原作用的免疫制剂，如破伤风类毒素、白喉类毒素等。

2. 被动免疫 指未接受主动免疫的易感者，在接触传染源后，给予相应的抗体，使之立即获得免疫力，称之为被动免疫。被动免疫制剂统称免疫血清，包括抗毒素、抗菌血清、抗病毒血清以及丙种球蛋白等。此类制剂来自于动物血清，对人体为异体蛋白，注射后易引起过敏或血清病反应，特别是重复使用时更应慎重。被动免疫的特点是免疫力产生较快，抗体在体内存留的时间短暂，一般约3周，故只能作为发病后的紧急治疗，以及可能发病的紧急预防。

三、预防接种的注意事项

1. 接种前的准备 室内宽敞明亮、空气清新、温度适宜；接种及急救药品摆放有序，注射器及针头做到一人一针；检查生物制品的标签，包括名称、批号、生产单位、有效期；检查包装是否完好，药液有无异常。核对小儿年龄、姓名等，做好记录。

2. 严格查对制度和无菌操作原则 接种前生物制品要严格按照规定方法稀释、溶解，准确抽取所需剂量，抽吸后如有剩余药液，需用无菌干纱布覆盖瓶口，在空气中放置不得超过 2 小时。接种时用 2% 碘酊及 75% 乙醇或 0.5% 的碘伏消毒局部皮肤，待干后注射。若接种活疫苗只用 75% 乙醇消毒，以免影响接种效果。接种后的剩余药液废弃，活菌苗应烧毁。

3. 严格掌握禁忌证

（1）一般禁忌证 发热、感冒、急性传染病，包括有急性传染病接触史而未过检疫期者；严重的慢性病如风湿热、心脏病、高血压、肝肾疾病等；正在接受免疫抑制剂治疗期间，如放射治疗，糖皮质激素、抗代谢药物和细胞毒药物治疗等；活动性肺结核、化脓性皮肤病；过敏者如哮喘、荨麻疹、严重湿疹等；免疫缺陷性疾病、恶性肿瘤为预防接种的绝对禁忌证。

（2）特殊禁忌证 发热或 1 周内每日腹泻 4 次以上的小儿禁服脊髓灰质炎糖丸，近 1 个月内注射过丙种球蛋白者不能接种活疫苗，各种制品的特殊禁忌证应严格按照使用说明执行。

4. 严格执行免疫程序 掌握疫苗接种的剂量、次数、间隔时间和不同疫苗的联合免疫方案，及时记录及预约，交代接种后的注意事项及处理原则。

四、预防接种的反应与处理 微课2

1. 一般反应 见表 3 - 3。

表 3 - 3 小儿预防接种局部反应和全身反应

	局部反应	全身反应
出现时间	接种后数小时至 24 小时左右	接种后 24 小时内
表现	局部红、肿、热、痛或局部淋巴结肿大	发热、头晕、恶心、呕吐、腹痛、腹泻、全身不适等
反应强度	弱：红肿直径≤2.5cm 中：红肿直径 2.6 ~ 5cm 强：红肿直径 > 5cm	弱：T 37.5℃左右 中：T 37.5 ~ 38.5℃ 强：T 38.6℃以上
持续时间	2 ~ 3 天不等	1 ~ 2 天
处理措施	用干净毛巾热敷，若局部红肿持续扩大，应到医院诊治	对症处理，注意休息，多饮水，如高热持续不退应及时去医院就诊

2. 异常反应

（1）过敏性休克 常于接种后数分钟或半小时至 2 小时内出现。表现为烦躁不安、面色苍白、口周青紫、四肢湿冷、呼吸困难、脉搏细速、恶心、呕吐、惊厥、大小便失禁甚至昏迷等，如不及时抢救，可在短期内死亡。此时应使患儿平卧，头稍低，注意保暖，吸氧，并立即肌内注射 1∶1000 肾上腺素 0.15 ~ 0.5ml，如果静脉注射则用 1∶10000 肾上腺素，必要时 5 ~ 15 分钟可重复使用，待病情稍稳定后，立即转入医院救治。

（2）晕针 个别小儿常因空腹、疲劳、室内闷热、紧张等原因所致。在接种时或接种后几分钟内，出现头晕、心慌、面色苍白、出冷汗、手足冰凉、心跳加快等症状，重者意识丧失、呼吸减慢，此时应立即使患儿平卧，头稍低，饮少量热开水或糖水。若几分钟后不恢复，可针刺人中穴，或肌内注射肾上腺素。

（3）过敏性皮疹 以荨麻疹为最多见，一般于接种后几小时至几天内出现，可服用抗组胺药物。

（4）全身感染 有严重原发性免疫缺陷或继发性免疫功能受损者，接种活疫苗后可扩散为全身感染，应严格掌握禁忌证，一旦出现应积极抗感染及对症处理。

答案解析

目标检测

一、简答题

1. 新生儿家庭访视的主要内容有哪些?

2. 如何指导家长做好婴儿的日常护理?

3. 简述 1 岁以内小儿计划免疫程序。

4. 如何指导家长训练 7 个月孩子的爬行?

二、案例分析

某家长带一 9 月龄小儿白天来社区卫生服务中心接种了乙脑疫苗,接种过程顺利,接种后留观 30 分钟无异常反应,告之相关注意事项后家长带小儿返家。当晚该小儿出现发热,测得体温 37.8℃,无腹泻呕吐,精神食欲尚可,接种部位无红肿。家长电话咨询以下问题。

请问:

(1) 宝宝发热的原因是什么?

(2) 宝宝要不要送医院? 目前如何处理?

(丁　赣)

书网融合……

本章小结　　　　微课1　　　　微课2　　　　题库

第四章　住院儿童的护理

PPT

◉ 学习目标

1. 通过本章学习，重点把握小儿用药特点及护理、住院患儿及其家庭的心理反应及护理、与患儿及其家长的沟通技巧，了解儿科医疗机构的设施及护理管理。

2. 学会运用所学知识，具备与患儿及其家长有效沟通并能正确指导其用药的能力，具有尊重和保护患儿权益的素质以及预防医疗事故发生的意识。

≫ 情境导入

情景描述　患儿，女，2岁。因发热3天、呕吐、腹泻2天拟诊"流行性感冒"入院。患儿体检：体温38.9℃，脉搏130次/分，呼吸28次/分，心律不齐。患儿年纪小，入院当天哭闹不止，殴打医护人员。

讨论　1. 患儿主要的心理反应是什么？

2. 如何对该患儿进行心理护理？

第一节　儿科医疗机构的设施及护理管理

我国的儿科医疗机构基本可分为3类：综合医院中的儿科、儿童医院及妇幼保健院。其中，综合医院的儿科分布最广泛；儿童医院的设施最全面，包括门诊、急诊及病房三部分。

一、儿科门诊的设置及护理管理

1. 设置

（1）预诊处　目的是早期检出传染病，及时隔离，避免和减少交叉感染。另外，预诊处还可协助家长选择就诊科别，根据病情的轻、重、缓、急给予处理，赢得抢救危重患儿的时间。预诊处应设在儿科门诊的入口处，有两个出口，一个通向隔离诊室，另一个通向候诊室。预诊处应配备检查床、压舌板、电筒和洗手设备等。预诊主要采取"一问、二看、三查体、四分诊"的评估方式。预诊时要抓住关键，迅速做出判断，避免因患儿停留过久而发生交叉感染，对于危重患儿预诊护士要立即将其护送到抢救地点。

（2）隔离室　应备有专用诊查用具、隔离衣和消毒设备，其他用具从简。如有传染病或疑似患儿应尽可能避免疾病传播。当患儿离开后，室内必须消毒处理后才可接诊其他患儿。

（3）挂号室　经过预诊检查，方可挂号就诊。

（4）测体温处　发热小儿就诊前先到测体温处测试体温，如高热应给予降温，以免发生热性惊厥。

（5）候诊室　要宽敞、光线充足、空气流通，有足够的候诊椅，并设有1~2张小床或长桌，以供包裹患儿及更换尿布使用。此处可设宣传栏或通过电视进行播放健康宣教知识。

（6）诊查室　可设多个，以免因患儿哭闹而相互影响。内置诊查桌椅、检查床、检查用具和洗手设备等。

（7）化验室　设置在诊查室旁，便于患儿化验检查。

（8）治疗室　应备有各种治疗器械和药品，可进行常规治疗。如各种注射、穿刺和灌肠等。

（9）其他　应设有收费处、药房、饮水处、厕所等。各室的布置要符合小儿心理特点，营造使小儿愉快的氛围，并配备一些玩具，以减轻或消除患儿就诊时的不安情绪。

2. 护理管理

（1）保证就诊秩序　儿科门诊人流量大，陪伴患儿的家属较多，护士应有计划地组织安排患儿就诊。

（2）密切观察病情　在预诊、测体温及候诊等整个过程中应经常巡视患儿，出现病情变化者应及时报告医生并配合抢救。

（3）预防院内感染　严格执行消毒隔离制度和无菌技术操作规程，定期作细菌培养；对于传染病患儿应及时给予隔离诊治，避免患儿之间的交叉感染。

（4）杜绝差错事故　护士在进行各项治疗护理操作时应严格执行查对制度，遵守操作规程，操作认真、仔细，做到忙而不乱。随时注意儿童安全，防止发生意外事故。

（5）提供健康宣教　可利用画栏、电视等形式进行卫生宣教或在患儿候诊时有针对性的对患儿及家长进行疾病健康知识的宣传和指导。

二、儿科急诊的设置及护理管理

1. 设置

（1）抢救室　病床根据室内面积大小而定，床间距应尽量宽，以便医护人员进行各种操作，配有供氧设备、吸引装置、静脉输血用具、人工呼吸机、心电监护仪、洗胃用具、气管插管用具以及治疗用具如穿刺包、切开包、导尿包等。此外，应备有抢救车、常用急救药品和物品，还应配置应急灯及简易呼吸器以便停水、停电时使用。

（2）治疗室　应有治疗桌、药品、护理用物，条件允许可备有能进行小手术的基本物品和药物。

（3）小手术室　除一般手术室的基本设备外，还应准备清创缝合小手术、大面积烧伤的初步处理、骨折固定、紧急胸或腹部手术等抢救药品及器械用具。

（4）观察室　设病床及常规抢救设备，还可备有监护仪及暖箱等。

（5）其他　设分诊台、收费处、化验室、药房等，室内有消毒、隔离设备。

2. 护理管理

（1）重视急诊抢救"五要素"　人、医疗技术、药品、仪器设备和时间是急诊抢救的五要素，其中人是最主要的因素。护士应有高度的责任心、敏锐的洞察力，熟悉各种小儿抢救的理论与技术。

（2）建立抢救护理常规　建立各种常见疾病的抢救护理流程，组织学习训练，可提高抢救效率。各种抢救物品应作到定品种、定数量、定位放置、定人保管、定期消毒灭菌和维修，保持抢救物品完好率达100%。

（3）加强急诊文书管理　应有完整的病历资料，真实、准确地记录患儿的一般情况和诊治过程。抢救时口头医嘱须复述无误后方可执行，执行后应督促医生补开医嘱，并认真及时地完成抢救记录。

三、儿科病房的设置及护理管理

1. 设置

（1）病室　分大小病室，大病室放置4～6张病床，小病室放置1～2张病床，每张床位占地至少

$2m^2$，床间距、床与窗的距离以$1m$为宜。每间病室应设有洗手和夜间照明设备，病床有床栏，两边可以上下拉动。卧具、窗帘、墙壁、患儿的病服等应选用明快的颜色，并配有小儿喜爱的各种动物图案，减少恐惧感和陌生感。

（2）重症监护室　收治病情危重、需要观察和抢救的患儿。室内备有各种抢救用品，设备齐全。重症监护室与医护办公室之间用玻璃隔断，利于医护人员观察患儿。

（3）医护办公室　应设在病房中部，靠近重症监护室，以便观察和抢救。

（4）治疗室　有条件的可分为两间，外间用于各种注射和输液的准备，内间用来进行换药及各种穿刺。不仅有利于无菌操作，同时也可减少其他患儿的恐惧。内设治疗桌、治疗车、冰箱、器械柜，并备有常用药物等。

（5）配膳室及配乳室　内设配膳及配乳用具、配膳桌、消毒用具的设备、冰箱和分膳食的小车，由配膳员按医嘱将膳食送到患儿床前。新生儿病房及重症监护室应增设配乳间。

（6）游戏室　是儿科病房所特有的，设于病区一端。室内宽敞明亮，布局适合小儿身心发展的特征，有小桌椅、玩具柜、玩具和书籍等。

（7）盥洗室、浴室、厕所　各种设备均应适合小儿的身高和年龄特点，要注意安全。厕所可有门但勿加锁。

（8）其他　还应设库房、值班室、仪器室等。

2. 护理管理

（1）环境管理　病房应整洁、美观，适应小儿生理、心理特点。用卡通图案装饰，以动物形象作为病房标记。病室内应保持安静，避免各种噪音。工作人员要做到四轻，即走路轻、说话轻、关门轻、操作轻。室内温、湿度依患儿年龄大小而定，见表4－1。

表4－1　不同年龄小儿适宜的温、湿度

年龄	新生儿	婴幼儿	儿童
室温（℃）	22～24	20～22	18～20
相对湿度（%）	55～65	55～65	50～60

（2）安全管理　小儿病房安全管理的范围广泛、内容繁杂。无论设施、设备还是护理操作，都要考虑患儿的安全问题。病房中用于特殊情况的消防、照明器材应有固定位置，安全出口应保持通畅。

（3）生活管理　提供合适的饮食，保持患儿衣裤整洁、舒适，根据患儿的病情安排其活动与休息的时间，建立规律的生活制度，促进患儿身心舒适。

（4）预防感染　工作人员应穿工作服、接触患者前后应洗手。不同病种的小儿应尽量分室收治，同一病种急性期与恢复期应尽量分开。病室定时通风，按时进行空气、地面的消毒，操作前后均应认真洗手。严格执行清洁、消毒、隔离、探视、陪伴制度，预防院内感染发生。

第二节　儿科健康评估的特点

护理程序是儿科护理工作的基础。护理程序分为五个连续过程，即评估、诊断、计划、实施和评价。为儿童提供护理服务时，应将儿童及其家庭视为一个整体，通过运用护理程序解决其健康问题。第一个重要环节，就是进行健康评估，目的是识别儿童的护理问题，为完整的护理方案的制定打下良好的基础。

一、健康史的评估

1. 一般情况　包括姓名（含乳名）、性别、年龄、出生年月日、种族、入院日期、诊断、监护人姓名、联系电话等。年龄记录要准确，新生儿期要求记天数，婴儿要求记月数，较大儿童记几岁几个月。

2. 主诉 即促使家长带小儿来院就诊的主要原因（症状）及其经过，用患儿或家长语言叙述，避免用医学术语和诊断名词。

3. 现病史 是此次患病的详细情况，包括发病时间、主要症状、病情发展、严重程度，以及接受过何种处理等。还应包括其他系统和全身的伴随症状，以及同时存在的疾病，如佝偻病和贫血等。

4. 既往史 包括出生、发育、喂养、预防接种、患病、过敏等情况。根据患儿的年龄及病种，了解重点内容。

（1）出生史 新生儿或小婴儿应重点询问，包括母亲怀孕情况、胎次，分娩情况及出生情况。

（2）发育情况 了解患儿体格生长指标，骨骼、语言、动作及神经精神的发育情况。例如：体重、身长；前囟闭合时间及乳牙的萌出时间、数目；会抬头、独坐、站、走及会说话的时间等；学龄儿还应询问在校学习情况及与同学的关系等。

（3）喂养史 婴幼儿尤其是有营养缺乏症或消化功能紊乱者，应详细询问。包括喂奶的种类和方法，添加辅食情况，年长儿应注意询问有无偏食、贪吃零食等不良习惯。

（4）免疫接种史 接种过何种疫苗，接种后有无不良反应。

（5）日常活动 包括饮食、睡眠、排泄、清洁卫生习惯及自理情况。

（6）既往健康史 既往健康状况，曾患疾病、损伤、手术和住院情况，尤其应了解传染病的患病情况。

（7）过敏史 有无对药物、食物或某种特殊物质（如动、植物或纤维）的过敏史，特别注意药物的过敏史。是否有过敏性疾病，如支气管哮喘。

5. 家族史 家族中是否有遗传性疾病，如心脏病、哮喘、精神病等，应了解父母及兄弟姐妹的健康状况。

6. 社会－心理状况 了解患儿性格特征，小儿及其家庭对住院的反应。小儿是否了解住院的原因，对住院环境是否适应，对治疗能否主动配合，对医护人员是否信任。

二、体格检查

护理的体格检查目的是对患儿身心、社会方面的功能进行全面评估，为制订护理计划提供依据。对患儿进行体格检查时应注意以下几方面。

1. 环境准备 房间光线充足，温度适中，周围安静，检查用品齐全。

2. 态度和蔼 为取得患儿合作，对婴幼儿在开始检查前应与其交谈，或用玩具、听诊器等与之游戏，以解除恐惧心理及紧张情绪，或以表扬的语言鼓励患儿，使之勇于接受检查。对年长儿，可说明检查的部位，有何感觉，使患儿能自觉配合。

3. 体位合适 根据患儿年龄采取适当的检查体位，婴幼儿可坐或躺在家长的怀里检查，检查者顺应患儿的体位进行检查。

4. 顺序灵活 一般在小儿安静时先进行心肺听诊、腹部触诊、数呼吸脉搏；皮肤、四肢躯干、骨骼、全身淋巴结等容易观察到的部位则随时检查；口腔、咽部、眼结合膜、角膜等对小儿刺激大的应放在最后。对急症或危重抢救患儿，应先检查重要生命体征或与疾病有关的部位，全面的体检可在病情稍稳定后进行，也可边抢救边检查。

5. 保护和尊重患儿 检查中应减少不良刺激，手和用具要温暖，手法轻柔，动作快速，检查过程中既要全面仔细，又要注意保暖。对于较大儿童还要照顾他（她）们的害羞心理和自尊心，注意保护其隐私。

三、家庭评估

家庭环境的情况直接影响小儿的身心发展，因此对家庭的评估成为儿童健康评估的重要组成部分。

1. 家庭结构评估

（1）家庭环境 包括家庭外环境和家庭内环境。询问居住在城市还是农村、交通状况、邻里关系、学校位置、周边环境污染情况等；询问住房类型、居住面积、室内温湿度及采光条件，家庭环境是否安全等。

（2）家庭组成 狭义的指目前与儿童共同居住的家庭成员，广义的范围应包括整个家庭支持系统。评估中应涉及父母目前的婚姻状况，同时应了解患儿对家庭危机事件的反应。

（3）家庭经济及教育情况 询问家庭收入状况、医疗费用的支出方式及对家庭经济状况的影响；父母的教育经历及所掌握的技能等。

（4）家庭健康观念 询问饮食、运动习惯、卫生习惯、家人对患儿疾病的认识以及对患儿未来健康状况的预期等。

2. 家庭功能评估

（1）家庭成员的关系及角色 询问家庭成员之间的亲密程度，是否彼此亲近、相互关心；有无偏爱、冲突、紧张状态，能否使小儿获得爱与安全；每个家庭成员在家庭中所处的地位及所承担的责任。

（2）沟通交流 询问父母是否鼓励小儿与他们进行交流；小儿是否耐心倾听父母的意见；小儿是否愿意与父母讨论问题并分享感受；家庭是否具有促进小儿生理、心理和社会性成熟的条件；与社会有无联系，能否从中获取支持。

（3）家庭决策 询问家庭问题如何决策以及谁有决策权。

（4）保健照顾情况 询问家庭成员有无科学育儿的一般知识；家庭用药情况；有无提供照顾的时间和能力；对患儿所患疾病有无科学认识。

💡 **知识链接**

健康家庭的标准

家庭成员之间关系融洽，有良好的交流氛围，能相互理解、关心、尊重；能积极面对矛盾并解决问题；有足够的自由空间及情感支持；有健康的家庭环境及生活方式；能科学地安排营养、运动及作息时间；与社区保持联系。

第三节 住院患儿及其家庭的心理反应与护理

儿童患病和住院打破了家庭的正常生活，患儿及其家庭进入应激状态。护士应了解住院患儿及其家庭的心理反应，并采取相对应的护理策略，帮助他们很好地适应这种改变。

一、患儿对住院的反应与护理

1. 心理反应 微课 I

（1）分离性焦虑 指婴儿与其父母或最亲密的人分开所表现出来的行为特征。一般表现为三个阶段。①反抗期：表现为侵略性、攻击性行为。患儿常出现哭闹，采用踢、打、跑等行为，寻找父母，拒绝医护人员的照顾和安慰等。②失望期：患儿发现经过自身努力不能改变，停止哭泣，表现为沮丧、不爱说话、对周围事物不感兴趣。部分患儿出现退行性行为，如尿床、吮指、过度依赖等。③否认期：长期与父母分离可进入此阶段。表现为患儿把对父母的思念压抑下来，克制自己的情感，配合医护人员的诊疗程序，以不在乎的态度对待父母的探望与离去。

分离性焦虑在不同年龄阶段的表现也有所不同。6个月前的患儿满足生理需要就能安静，6个月后的婴儿常表现为明显的哭闹行为，学龄前患儿常表现为偷偷哭泣，学龄期和青春期患儿的分离性焦虑更多来自于与同学朋友的分离。

（2）失控感　是指对生活中和周围所发生的事情感到有一种无法控制的感觉。住院期间各种诊疗护理活动和医院各项规章制度常使患儿体验到失控感。

不同年龄阶段住院导致患儿产生失控感的来源和造成的影响也有所不同。婴儿期患儿主要对侵入性的诊疗活动有失控感，容易导致患儿产生不信任感和不安全感；幼儿期及学龄前期患儿对住院的规章制度和诊疗活动有失控感，常有剧烈的反抗，同时可伴有明显的退化行为；学龄期患儿对疾病住院引起的死亡、残疾和失去同学朋友的恐惧会导致失控感；青春期患儿则很难接受诊疗引起的外表和生活方式的改变。

（3）对疼痛与侵入性操作的恐惧　对疼痛的恐惧各年龄阶段都相似，但对侵入性操作感到焦虑和恐惧，年幼的患儿表现得更明显。

（4）羞耻感和罪恶感　幼儿和学龄前小儿易将患病和住院视为惩罚，如果错误的观念得不到纠正，患儿会产生羞愧、内疚和罪恶感等心理反应。

2. 护理措施

（1）减轻分离焦虑　鼓励父母或其他监护人陪伴并照顾患儿；允许患儿留下自己心爱的玩具及物品；协助患儿保持与同学的接触，继续学校的课业，利用电话、书信与同学、玩伴保持联系以减少分离的影响；护士应固定，连续护理。

（2）减少失控感　在日常活动中多提供患儿可选择的活动内容，在执行治疗措施时给予患儿部分选择权。在不违反医院规定且患儿病情允许时，鼓励患儿自由活动。鼓励儿童的独立性，支持他们做自己可以完成的活动，促进其控制感。

（3）减轻疼痛与恐惧感　关心、爱护小儿，对患儿的疼痛反应要及时评估，并给予有效的处置，包括非药物性的和药物性的。治疗中给予患儿适当的机会参与并注意转移其注意力，有利于缓解疼痛导致的紧张、不适及恐惧。在侵入性检查治疗前，用儿童可以理解的语言、图画或游戏等进行解释，可减轻他们的恐惧感。

（4）提供适当的感官刺激　对年龄较小的患儿，可提供抚抱等身体接触及各种感官刺激，如儿童绘本、儿歌等；对较大的患儿可鼓励其自行布置其床旁周围的环境，如贴上自己的图画、手工制作，但同时要保持病室的整洁、安静。

（5）正确认识医院　在日常生活中，鼓励家长对儿童进行医院功能的简单介绍，禁止用打针或住院等行为进行恐吓，引导儿童对医院有正确的认识。

二、家庭对患儿住院的反应及护理

1. 心理反应

（1）家长对患儿住院的反应　最初的反应往往是否认，不愿相信自己的孩子会出现如此严重的健康问题。一旦确诊，父母会感到深深地内疚，认为是由于自己的疏忽而造成小儿患病，尤其对由于照顾不周而引起的摔伤、烫伤等诸多情况怀有很大的歉意。目睹小儿的痛苦无比担心又不知所措，对能否胜任照顾者的角色表示怀疑，同时还担忧疾病预后、昂贵的医疗费等。个别家长甚至采取逃避态度，出现弃儿行为，严重影响患儿的身心发育，引起诸多的社会问题。此时，正常家庭的生活、秩序和角色出现紊乱，护士应能理解家庭的各种反应，并为其提供信息支持，帮助他们处理这些危机。

（2）兄弟姐妹对患儿住院的反应　可出现因为担心患儿的健康而产生不安心理；因为觉得对患儿不够关心而内疚；因为家庭生活秩序的紊乱、父母过多的关心患儿而产生嫉妒心理等。

2. 护理措施

（1）对患儿父母的情感支持　鼓励父母探视、陪伴患儿，也可让父母参与患儿的护理。提供机会让患儿父母表达担心、内疚、愤怒等情感，并帮助其明确产生这些情感的原因，从而选择适当的应对方式。

（2）对患儿兄弟姐妹的情感支持　鼓励和提醒父母向患儿的兄弟姐妹解释患儿情况。对非传染性疾病应允许兄弟姐妹或伙伴探视，并参与患儿的活动及护理。帮助父母理解、应对患儿兄弟姐妹所经历的反应。

（3）对患儿家庭的信息支持　介绍医院的环境、患儿所患疾病的相关知识、患儿的病情、治疗方案和护理计划等，充分理解家长对检查、治疗、护理、预后的期待心情。在患儿进行各项治疗、护理之前应做好解释工作，使其有充分的心理准备，更好地配合，确保治疗和护理顺利进行。对经济困难的家庭，帮助家长利用社会力量得到援助。对疑难、危重疾病的患儿，向家长介绍目前医疗技术的发展进程，介绍治愈案例，帮助树立信心。对患有遗传性疾病的患儿家长，要向家长介绍病因及预防要点，减轻其罪恶感。

第四节　与患儿及其家长的沟通技巧

沟通是人与人之间信息交流、传递的过程，是构成人际关系的基础。沟通通过语言、文字、手势、表情等方法交换彼此的意见、情感等。良好的沟通是顺利实施护理程序的前提条件。

一、与患儿的沟通

1. 儿童沟通的特点

（1）认识、分析问题的能力差　儿童对事物的认识以及对问题的理解、判断、分析能力均有一定的局限性，使沟通的进展与效果受到影响。

（2）语言表达能力差　由于语言发育水平所限，不同年龄段的儿童表达个人需要的方式不同，可出现用词不准确、夸大事实、掺杂个人想象、缺乏条理、准确性差等情况，从而影响到沟通的效果。

（3）非语言沟通能力较强　儿童能熟练地通过他人的面部表情、语调、手势、着装等获取正确信息。

2. 与患儿沟通的途径

（1）语言沟通　护士主动自我介绍，将有关医院环境、医疗情况向患儿及家长进行详细解释，患儿也可将自己的需求、情感感受及时向护士倾诉。但由于不同年龄阶段患儿的语言表达能力不同，可不同程度地影响沟通效果，因此必须采用双方能懂的语言进行沟通，以达到有效沟通的目的。

（2）非语言沟通　分为静态与动态两种。静态包括环境信息、容貌、体态、服饰等。动态包括表情、目光接触、姿势、手势、抚摸、躯体距离和副语言等。通过无声的交流，使护患双方有效地分享信息，对语言表达或理解能力差的患儿尤为重要。护士和蔼友好的微笑、握手、拥抱、面部接触、抚摸等带给患儿心灵上的慰藉，使患儿感到信任、安全与舒适。

（3）游戏　适当的游戏可缩短护士和患儿之间的距离，增进相互理解。护士还可通过治疗性游戏帮助、教育患儿；通过游戏使患儿表达对医院、护士的感受，发泄情感。

（4）绘画　儿童可按照自己的兴趣、想象绘画或者根据给出的内容、范围要求绘画来表达自己的愿望，宣泄情感。

3. 与患儿沟通的技巧

（1）语言沟通技巧　主动交谈：初次接触患儿时，护士应主动介绍自己，并亲切地询问患儿的乳名、年龄、学校或幼儿园名称等患儿熟悉的生活事件，以缩短彼此间的距离。方式恰当：护士需要根据不同年龄患儿语言表达能力及理解水平，采用合适的语言，用肯定的谈话方式及患儿熟悉的询问方式，促进患儿理解和配合，尽量不用"要不要""是不是"等模棱两可的语言。护士应掌握谈话时声音的技巧，注意语气、声调、音量、速度等。例如，在谈话中稍加停顿，给患儿理顺思路的时间。

（2）非语言沟通技巧　护士要保持良好的情绪，使患儿经常见到护士的微笑，缩短双方感情上的距离。在适当的时候使用怀抱和抚摸等肢体接触可使患儿获得安全感和情绪上的满足。谈话时身体稍向前倾，与患儿视线保持水平，适当地应用面部表情以及身体姿势，表达对交谈的兴趣。

（3）游戏沟通技巧　结合患儿的年龄与心理发展特点，安排适当的、患儿感兴趣的游戏。婴幼儿可选择简单的类似躲猫猫的游戏，学龄前患儿可选择具有探索性的纸牌、魔术等游戏。

（4）绘画技巧　分析儿童绘画，关注整体画面、个体形象的大小、画面出现的次序、患儿在图中的位置、首先出现的性别、被强调的部分等信息，可了解患儿复杂的心理状态。在分析图画时，应结合患儿的背景资料、具体情况进行全面综合分析。

二、与患儿家长的沟通

与患儿的沟通多需要其家长协助完成。与家长的沟通需在真诚、尊重的前提下，采取适当的技巧。除可参照与患儿沟通的技巧外，还可采用适当的观察、沉默、移情等方法。

1. 使用开放性问题　尽量使用开放性问题鼓励交谈，可以从询问普遍性问题开始，如"孩子现在怎么样？"使家长能在轻松的气氛下谈各方面的内容。

2. 恰当地沉默　通过恰当地沉默，给家长时间考虑他的想法和回顾他所需要的信息。

3. 移情和观察　移情是感受他人内心想法，尽量用对方的眼光看待问题。观察特别适用于家长不能或不愿用语言交流时信息的获取。两种技巧都可以表明护士对家长的关心。

第五节　儿童用药特点及护理

药物治疗是小儿综合治疗的重要组成部分，合理、正确的用药在治疗中常常起到关键作用。但由于小儿解剖、生理特点与成人不同，且病情多变，对小儿用药必须慎重。

一、儿童用药特点

1. 肝肾功能及某些酶系发育不完善，对药物的代谢及解毒功能较差　小儿肝脏酶系统发育不成熟，延长了药物的半衰期，加大了药物的血药浓度及毒性作用。如氯霉素在体内可与肝内葡萄糖醛酸结合后排出，但新生儿和未成熟儿肝脏葡萄糖醛酸含量少，使用氯霉素，容易产生"灰婴综合征"。苯巴比妥钠、庆大霉素等也可因肾脏排泄功能不全而产生副作用。

2. 血－脑屏障不完善，药物容易通过血－脑屏障到达神经中枢　小儿使用中枢神经系统药物应慎重，因为药物与血浆蛋白结合较少，游离药物浓度较高，容易通过血－脑屏障引起中枢神经系统症状。如小儿对吗啡类药物特别敏感，容易产生呼吸抑制。

3. 年龄不同，对药物反应不同，药物的毒副作用有所差别　小儿不同年龄阶段，对药物的反应不一样。3个月以内的婴儿慎用退烧药，因为可以使小婴儿出现虚脱；8岁以内的小儿，特别是小婴儿服用四环素容易引起四环素牙。

4. 胎儿、乳儿可受母亲用药影响　孕妇与乳母用药必须在妇产科医师指导下进行。孕妇用药时，药物易通过胎盘屏障进入胎儿体内。有些药物在乳汁中浓度相当高，如苯巴比妥钠、地西泮、阿托品等，乳母须慎用；放射性药物、抗癌药、抗甲状腺激素药物等，哺乳期应禁用。

5. 易发生电解质紊乱　小儿体液占体重的比例较大，对水、电解质的调节功能较差。如应用利尿剂后易发生低钾血症。

二、儿童药物的选择 [e]微课2

1. 退热药　小儿患病，多有发热，首选多饮水及物理降温。婴幼儿发热必要时用退热药，常用对乙酰氨基酚或布洛芬，但不可剂量过大。婴幼儿不宜使用阿司匹林，以免发生Reye综合征。6个月以下的小婴儿退烧药要慎用，尽量采用物理方法降温，如需用药物降温时，剂量相对减少，以免造成体温不升。

2. 抗感染药　小儿易患感染性疾病，且多病情急、变化快。应严格掌握适应证，有针对性地使用，根据不同病种、病情轻重、年龄大小合理选择用药。临床肯定为病毒感染者，可试用中药制剂；考虑细菌感染需使用抗生素者，通常应用一种抗生素为宜，如感染严重也可联合用药。注意抗生素的毒副作用，如患儿应用链霉素、庆大霉素、卡那霉素等时，注意有无听神经、肾脏损害。使用大量或多种抗生素，尤其是广谱抗生素，易导致二重感染（真菌感染）或耐药菌感染的发生，如患儿可继发出现鹅口疮、肠道菌群失调等。

3. 镇静止惊药　对抑制呼吸中枢的药物如吗啡、可待因一般不用，而使用地西泮、苯巴妥、氯丙嗪、异丙嗪等。

4. 镇咳、祛痰、平喘药　婴幼儿呼吸道较狭窄，发生炎症时黏膜肿胀，分泌物增多，易出现呼吸道阻塞，一般采用祛痰药和雾化吸入，使痰液变稀薄，易于咳出；镇咳药抑制咳嗽不利排痰，尤其像可待因、吗啡这样的强镇咳药抑制呼吸中枢不主张使用。平喘药对小儿有一定的兴奋作用，所以要严格按剂量计算，注意观察有无精神兴奋、惊厥，新生儿、小婴儿慎用。

5. 泻药与止泻药　小儿便秘时应先调整饮食，可多吃蔬菜、水果，必要时使用开塞露、甘油栓及清洁灌肠等通便方法，不主张使用泻药，以免引起水和电解质紊乱。小儿腹泻时不主张用止泻药，因为使用止泻药后会减少肠蠕动，使肠道内毒素不易排出，反而加重病情，应该纠正水、电解质紊乱，控制肠道感染，使用调整微生态的活菌制剂以及肠黏膜保护剂。

6. 肾上腺糖皮质激素　严格掌握使用指征，在未明确诊断时避免滥用，以免掩盖病情。不可随意减量或停药，防止出现反跳现象。长期使用影响骨骼生长及蛋白质、脂肪代谢，引起高血压及库欣综合征等。水痘患儿禁用激素，以防病情加重。

三、儿童药物剂量计算

与成人用药相比较，小儿用药的剂量更应准确计算，常用以下方法。

1. 按体重计算　按体重计算是目前临床上最常用、最基本的计算方法，其计算公式为：

$$每日（次）剂量 = 体重（kg）× 每日（次）每千克体重所需药量$$

患儿体重以实际测量值为准，如按体重计算超过成人用量则以成人用量为上限。

2. 按体表面积计算　按体表面积计算更准确，但计算过程比较复杂。其计算公式为：

$$体重 \leq 30kg : 体表面积(m^2) = 体重(kg) \times 0.035 + 0.1$$
$$体重 > 30kg : 体表面积(m^2) = [体重(kg) - 30] \times 0.02 + 1.05$$
$$每日(次)剂量 = 患儿体表面积(m^2) \times 每日(次)每平方米体表面积所需药量$$

3. 按年龄计算 按年龄计算法简单易行，用于剂量幅度大，不需十分精确的药物，如营养类药物等。

4. 按成人剂量折算 按成人剂量计折算法不常用。仅用于未提供剂量的药物，所得剂量一般都偏小。

$$小儿剂量 = 成人剂量 \times 小儿体重(kg)/50$$

四、给药方法

1. 口服法 是临床最常用的给药方法。其特点是使用方便，对患儿身心影响较小，只要条件许可应尽量使用口服给药。婴幼儿通常选用糖浆、冲剂或水剂，也可将药片捣碎加糖水吞服。喂时抬高婴儿头部或抱起婴儿，以防呛咳。小婴儿可用滴管或去掉针头的注射器喂服；若用药匙喂药，应从婴儿的口角处顺口颊方向将药液慢慢倒入，待药液咽下后再将药匙拿开，若小儿一时不吞咽，则用拇指与示指轻捏小儿双颊，使之吞咽。切忌采用捏鼻子灌服的方法。因孩子哭闹时，容易把药灌到气道内，造成呛咳、呕吐，引起吸入性肺炎或窒息。对年长儿则应鼓励和训练其自己服药。

2. 注射法 其特点是起效快，但易造成患儿恐惧，故使用前应对患儿给予鼓励，作适当的解释。多用于不宜口服药物或急、重症患儿。肌内注射次数过多可能引起臀肌挛缩，影响下肢功能，故非病情必需不宜采用。2岁以下小儿肌内注射多选用臀中肌、臀小肌注射。对不合作、哭闹挣扎的婴幼儿，可采用"三快"的注射技术，即进针快、注药快、拔针快，以缩短时间，防止意外发生。静脉滴注应用广泛，不仅用于静脉给药，而且还用于补充水分、热量及各种营养等。应用时要注意保持静脉的通畅，根据患儿年龄、病情调整滴速。静脉推注多用于抢救，在推注时速度要慢，避免发生药液外渗。

 素质提升

护士需要具备更多责任心

　　静脉输液是临床患儿给药的常用方法，由于患儿具备好奇、多动、心理幼稚等特点，在查对核实信息的时候无法清楚表达个人情况。护士应该仔细核对医嘱单、治疗单、输液单和药物等是否一致，仔细向患儿家属询问患儿情况，以免造成输错药物等严重医疗护理事故。护士的责任心源于对自身职业的追求，要热爱工作，关心病人，在儿科工作的护士需要具备更多的责任担当、查对核实意识以避免发生医疗事故。

3. 外用药 剂型有水剂、粉剂、膏剂等，其中以软膏最常用。应用时可根据年龄、用药部位，对患儿进行适当约束，以免因患儿抓摸使药物误入眼、口而发生意外。

4. 其他 雾化吸入最常用。含剂、漱剂主要用于年长儿，灌肠给药应用较少。

目标检测

答案解析

一、简答题

1. 儿科急诊应该具备的五要素分别是什么？

2. 如何与患儿家长沟通顺畅、有效？

3. 幼儿及学龄前期住院患儿为何会出现失控感？

4. 儿童给药的途径有哪些？最常用的是哪种？

二、案例分析

患儿，3岁，15kg。因发热、流鼻涕、咳嗽、打喷嚏来院就诊。查体：体温39.3℃，呼吸40次/分，两肺可闻及散在湿啰音。诊断为急性支气管肺炎，口服阿莫西林、退热药和祛痰药物。

请问：

（1）如何指导家长正确选择、使用退热药物？

（2）小儿药物的剂量应如何计算？

（罗开中）

书网融合……

本章小结　　　　微课1　　　　微课2　　　　题库

第五章 新生儿与新生儿疾病患儿的护理

PPT

◉ 学习目标

1. 通过本章学习，重点把握新生儿分类，新生儿与早产儿概念、新生儿与早产儿特点及护理要点，新生儿常见疾病的临床特征与护理措施；熟悉新生儿常用治疗仪器的使用和维护。

2. 学会运用所学知识，评估新生儿常见疾病的病情，提出护理问题，制定并实施护理措施；具有慎独精神和发展性照顾的意识。

≫ 情境导入

情景描述 某社区卫生服务中心保健护士在做新生儿家访时了解到：该新生儿出生7天，足月儿，母乳喂养，生后第3天出现黄疸，第5天黄疸最重，目前黄疸未退。小儿精神状态佳、吃奶情况好，大小便正常。做过实验检查，结果如下：血WBC 12×10^9/L，中性粒细胞40%，血清谷丙转氨酶30U，血清总胆红素200μmol/L。

讨论 1. 请阐述生理性黄疸与病理性黄疸的区别。

2. 请护士对该新生儿家长进行健康教育。

新生儿（newborn）指从脐带结扎到生后满28天内的婴儿。新生儿是胎儿的继续，是围生医学的一部分。围生期（perinatal period）是指分娩前后的一个特定时期。我国将围生期定义为自妊娠28周（胎儿体重约1000g）至生后7天。围生期的婴儿经历了宫内迅速生长、发育，以及从宫内过渡到宫外生活的转换，其死亡率和发病率在人的一生中均居于最高的阶段，尤其是生后24小时内。国际上常以新生儿死亡率和围生期死亡率作为衡量一个国家卫生保健水平的标准。

第一节 新生儿分类

新生儿有不同的分类方法，根据胎龄、出生体重、出生体重和胎龄的关系及出生后周龄以及是否需要监护等可进行如下分类。

一、根据胎龄分类

胎龄（gestational age，GA）是从母亲最后1次正常月经第1天起至分娩时为止，通常以周表示。

1. 足月儿（full term infant） 37周≤GA<42周（260~293天）的新生儿。

2. 早产儿（preterm infant） 28周≤GA<37周（196~259天）的活产婴儿。

3. 过期产儿（post-term infant） GA≥42周（≥294天）的新生儿。

二、根据出生体重分类

出生体重（birth weight，BW）指出生1小时内的体重。

1. 正常出生体重（normal birth weight，NBW）儿　2500g≤BW≤4000g。

2. 低出生体重（low birth weight，LBW）儿　BW<2500g。其中BW<1500g称极低出生体重（very low birth weight，VLBW）儿，BW<1000g称超低出生体重（extremely low birth weight，ELBW）儿。LBW儿中大多是早产儿，也有足月或过期小于胎龄儿。

3. 巨大（macrosomia）儿　BW>4000g。

三、根据出生体重和胎龄的关系分类

1. 适于胎龄（appropriate for gestational age，AGA）儿　BW在同胎龄儿平均体重的第10至90百分位之间的新生儿。

2. 小于胎龄（small for gestational age，SGA）儿　BW在同胎龄儿平均体重的第10百分位以下的新生儿。其中胎龄已足月，出生体重<2500g的新生儿称足月小样儿，是此类中最常见的一种。

3. 大于胎龄（large for gestational age，LGA）儿　BW在同胎龄儿平均体重的第90百分位以上的新生儿。

四、根据出生后周龄分类

1. 早期新生儿（early newborn）　生后1周以内的新生儿，也属于围生儿。其发病率和死亡率在整个新生儿期最高，需要加强监护和护理。

2. 晚期新生儿（late newborn）　出生后第2周至第4周末的新生儿。

五、高危儿（high risk infant）

指已发生或可能发生危重疾病而需要特别监护的新生儿。常见于以下情况。

1. 母亲疾病史　母有糖尿病、感染、慢性心肺疾患、吸烟、吸毒或酗酒史；母亲为Rh阴性血型；过去有死胎、死产或性传播病史等。

2. 母孕史　母亲年龄>40岁或<16岁，孕期有阴道流血、妊娠高血压、先兆子痫、子痫、羊膜早破、胎盘早剥、前置胎盘等。

3. 分娩史　难产、手术产、急产、产程延长、分娩过程中使用镇静和止痛药物史等。

4. 新生儿　窒息、多胎儿、早产儿、小于胎龄儿、巨大儿、宫内感染和先天畸形等。

第二节　正常足月儿和早产儿的特点与护理

正常足月儿（normal full-term infant）是指胎龄≥37周和<42周，出生体重≥2500g和≤4000g，身长在47cm以上，无畸形或疾病的活产婴儿。早产儿又称未成熟儿，指胎龄≥28周至<37周，出生体重低于2500g，身长不到47cm的活产新生儿。

我国早产儿的发生率为5%～10%。其死亡率为12.7%～20.8%，且胎龄愈小，体重愈轻，死亡率愈高。因此预防早产对于降低新生儿死亡率，减少儿童的伤残率均具有重要意义。母亲孕期感染、吸烟、酗酒、吸毒、外伤、生殖器畸形、过度劳累及多胎等是引起早产的原因。另外，种族和遗传因素与早产也有一定的关系。

【正常足月儿和早产儿特点】

1. 正常足月儿与早产儿的外观特点（表 5 – 1）

表 5 – 1　正常足月儿与早产儿的外观特点

项目	足月儿	早产儿
皮肤	红润、皮下脂肪丰满和毳毛少	绛红、水肿和毳毛多
头部	头大（占全身比例 1/4），头发分条清楚	头更大（占全身比例 1/3），头发细而乱
耳壳	软骨发育好、耳舟成形、直挺	软、缺乏软骨、耳舟不清楚
指、趾甲	达到或超过指（趾）端	未达指（趾）端
跖纹	足纹遍及整个足底	足底纹理少
乳腺	结节 4mm，平均 7mm	无结节或结节 <4mm
外生殖器	男睾丸已降至阴囊	男婴睾丸未降或未全降
	女婴大阴唇遮盖小阴唇	女婴大阴唇不能遮盖小阴唇

2. 正常足月儿与早产儿的生理特点

（1）呼吸系统　胎儿在宫内不需要肺的呼吸，但有微弱的呼吸运动。胎儿肺内充满液体，出生时经产道挤压，约 1/3 肺液由口鼻排出，其余由肺间质内毛细血管和淋巴管吸收，如吸收延迟，则出现湿肺症状。新生儿呼吸频率较快，安静时为 40 次/分左右，呼吸主要靠膈肌的升降，呈腹式呼吸。新生儿呼吸道管腔狭窄，黏膜柔嫩，血管丰富，纤毛运动差，易致气道阻塞、感染、呼吸困难及拒乳。

早产儿呼吸中枢及呼吸器官发育不成熟；肺泡数量少，气体交换率低；呼吸肌发育不完善，咳嗽反射弱。因此，早产儿呼吸浅快不规则，易出现周期性呼吸、呼吸暂停或青紫。呼吸暂停是指呼吸停止时间大于 15～20 秒，同时心率小于 100 次/分，伴有发绀、四肢肌张力下降等。早产儿因肺泡表面活性物质缺乏，易发生呼吸窘迫综合征。

（2）循环系统　出生后血液循环动力学发生重大变化。①脐血管的结扎，胎盘 – 脐血循环终止；②呼吸的建立，肺循环阻力下降，肺血流增加；③回流至左心房血量明显增多，体循环压力上升；④卵圆孔、动脉导管功能上关闭。出现严重肺炎、酸中毒、低氧血症时，肺血管压力升高，当压力等于或超过体循环时，可致卵圆孔、动脉导管重新开放，出现右向左分流（称持续胎儿循环或持续肺动脉高压）。临床上早产儿易出现严重发绀、低氧血症，且吸入高浓度氧也不能减轻发绀。新生儿心率波动范围较大，多为 100～140 次/分，平均 120 次/分左右；血压平均为 70/50mmHg（9.3/6.7kPa）。早产儿心率偏快，血压较低，部分可伴有动脉导管开放。

（3）消化系统　足月儿出生时吞咽功能已经完善，但食管下部括约肌松弛，胃呈水平位，幽门括约肌较发达，易溢乳甚至呕吐。消化道面积相对较大，管壁薄、通透性高，有利于大量的流质及乳汁中营养物质的吸收，但肠腔内毒素和消化不全产物也容易进入血液循环，引起中毒症状。消化道已能分泌充足的消化酶，但淀粉酶除外，因此不宜过早喂淀粉类食物。足月儿在生后 12 小时内开始排胎便，在 2～3 天排完。若生后 24 小时仍不排胎便，应检查是否有消化道畸形。肝内葡萄糖醛酸基转移酶的量及活力不足，是出现生理性黄疸的主要原因，同时对多种药物的处理能力（葡萄糖醛酸化）低下，易发生药物中毒。

早产儿吸吮力差，吞咽反射弱，胃容量小，常出现哺乳困难，或乳汁吸入气道引起吸入性肺炎。各种消化酶分泌不足，尤其是胆酸分泌少，脂肪的消化吸收较差。缺氧、缺血或喂养不当等可引起坏死性小肠结肠炎。由于胎粪形成较少及肠蠕动差，胎粪排出常延迟。肝功能更不成熟，生理性黄疸较足月儿更重，持续时间更长，且易发生胆红素脑病（核黄疸）。肝脏合成蛋白能力差，糖原储备少，易发生低蛋白血症、水肿和低血糖。

（4）泌尿系统　足月儿出生时肾结构发育已完成，但功能仍不成熟。肾稀释功能虽与成人相似，但其肾小球滤过率低，浓缩功能差，故不能迅速有效地处理过多的水和溶质，易发生水肿或脱水。新生儿一般在生后24小时内开始排尿，少数在48小时内排尿，1周内每日排尿可达20次。

早产儿肾浓缩功能更差，易出现低钠血症。葡萄糖阈值低，易发生糖尿。由于普通牛乳中蛋白质含量和酪蛋白比例均高，喂养时可使内源性氢离子增加，超过肾小管排泄能力，引起晚期代谢性酸中毒。因此，人工喂养的早产儿应采用早产儿配方奶粉。

（5）血液系统　足月儿出生时血液中红细胞数和血红蛋白较高，以后逐渐下降。血红蛋白中胎儿血红蛋白占70%~80%，后渐被成人血红蛋白替代。出生时白细胞数较高，第3天开始下降。血小板数与成人相似。

早产儿白细胞和血小板稍低于足月儿。由于红细胞生成素水平低、先天性铁储存不足、血容量增加等导致早产儿"生理性贫血"出现早。早产儿维生素K储存不足，致凝血因子缺乏，易引起出血，特别是肺出血和颅内出血。

（6）神经系统　新生儿脑相对大，但脑沟、脑回仍未完全形成。脊髓相对较长，其末端约在第2腰椎下缘，故腰穿时应在第4、5腰椎间隙进针。足月儿大脑皮层兴奋性低，睡眠时间长，觉醒时间一昼夜仅为2~3小时，常出现不自主和不协调动作。

新生儿出生时已具备多种暂时性原始反射，如觅食反射、吸吮反射、握持反射、拥抱反射。正常情况下，上述反射生后数月自然消失。如新生儿期这些反射减弱或消失，或数月后仍不消失，常提示有神经系统疾病。此外，正常足月儿腹壁和提睾反射不稳定，出现克氏征（Kernig征）、双侧巴宾斯基征（Babinski征）阳性属生理现象。

早产儿神经系统成熟度与胎龄有关，胎龄愈小，原始反射愈难引出或反射不完全。

（7）免疫系统　新生儿非特异性免疫和特异性免疫功能均不成熟：皮肤黏膜薄嫩易损伤；脐残端未闭合，细菌易进入血液；呼吸道纤毛运动差，胃酸、胆酸少，杀菌力差；网状内皮系统和白细胞的吞噬作用较弱；血清补体水平较成人低。故新生儿易发生感染。新生儿可通过胎盘从母体获得免疫球蛋白IgG，因此，对一些传染病如麻疹有免疫力不易感染。但免疫球蛋白IgA和IgM不能通过胎盘传给新生儿，因此，新生儿易患消化道、呼吸道感染和革兰阴性细菌感染。

早产儿的非特异性和特异性免疫功能发育极不完善，皮肤娇嫩，屏障功能弱；体液免疫和细胞免疫功能低下，抵抗能力极弱，极易发生感染，且病情重，预后差。

（8）体温　新生儿体温调节中枢功能尚不完善，皮下脂肪薄，体表面积相对较大，容易散热，其产热主要依靠棕色脂肪的代谢。新生儿的环境温度要适宜。室温过高、进水少及散热不足，可使体温增高，发生脱水热；室温过低时则可引起低体温、低氧血症、低血糖和代谢性酸中毒或寒冷损伤。新生儿应处于适宜中性温度（中性温度是指使机体代谢、氧及能量消耗最低并能维持体温正常的最适环境温度）新生儿中性温度与日龄和出生体重有关。

早产儿棕色脂肪含量少，产热少散热多，低体温较多见；汗腺发育不良，在高温环境中易引起体温升高。

（9）能量及体液代谢　新生儿每日总热量需418~502kJ/kg（100~120kcal/kg）。早产儿吸吮力弱，消化功能差，在生后数周内常不能达到上述需要量，因此需肠道外营养。初生婴儿体内含水量占体重的70%~80%，新生儿需水量因出生体重、日龄、环境温度、湿度及临床情况而异。生后第1天需水量为每日60~100ml/kg，以后每日增加30ml/kg，直至每日150~180ml/kg。

3. 常见的几种特殊生理状态 🔲 微课1

（1）生理性体重下降　新生儿初生数日内，由于进食少、水分丢失较多、胎粪排出，导致体重下降，下降范围为出生体重的 3% ~9%，不超过 10%，7 ~10 天恢复到出生时体重。

（2）生理性黄疸　由于新生儿胆红素的代谢特点，50% ~60% 的足月儿和 80% 的早产儿可出现生理性黄疸。

（3）"马牙"和"螳螂嘴"　新生儿口腔上腭中线和齿龈部位，常有黄白色、米粒大小的小颗粒，是由上皮细胞堆积或黏液腺分泌物积留形成的，俗称"马牙"，数周后可自然消退；两侧颊部各有一隆起的脂肪垫，俗称"螳螂嘴"，利于吸吮乳汁。以上均属正常现象，不可挑破，以免发生感染。

（4）乳腺肿大和假月经　男、女新生儿生后 4 ~7 天，可出现乳腺增大，如蚕豆或核桃大小，2 ~3 周消退，切忌挤压，以免感染；部分女婴生后 5 ~7 天阴道流出少许血性分泌物，持续时间 2 ~3 天。上述现象均由于来自母体的雌激素中断所致，无需特殊处理。

（5）新生儿红斑及粟粒疹　在生后 1 ~2 天，头部、躯干及四肢常出现大小不等的多形性斑丘疹，称为新生儿红斑，1 ~2 天后自然消失。也可因皮脂腺堆积在鼻尖、鼻翼、颜面部形成小米粒大小黄白色皮疹，称为新生儿粟粒疹，脱皮后自然消失。

【护理诊断/护理问题】

1. 有体温改变的危险　与体温调节中枢发育不完善有关。

2. 不能维持自主呼吸　与早产儿呼吸中枢和肺发育不成熟有关。

3. 有窒息的危险　与呛奶、呕吐有关。

4. 有感染的危险　与免疫功能不足及皮肤黏膜屏障功能差有关。

5. 营养失调：低于机体需要量　与吸吮、吞咽、消化功能差有关。

【护理措施】

1. 维持体温稳定　接触新生儿的手、仪器、物品等均应预热。新生儿出生后应立即擦干身体，用温暖的毛毯包裹，以减少辐射、对流及蒸发散热，并应采取保暖措施，使婴儿处于中性温度中，维持理想体温 36 ~36.5℃。抢救时尽量置患儿于远红外线辐射保暖床上，正确固定皮肤探头，确保安全。新生儿室应阳光充足、空气流通，室温宜维持在 22 ~24℃，相对湿度在 55% ~65%。早产儿室温应保持在 24 ~26℃，相对湿度在 55% ~65%。根据早产儿日龄、体重及病情，采取不同的保暖措施，并加强体温监测。一般体重小于 2000g 者，应尽早置于事先预热到中性温度的暖箱中保暖。中性温度与胎龄、体重有密切关系（表 5 -2）。无暖箱设备，可用其他保暖方法，如母亲怀抱婴儿法、热水袋法等。护理过程中尽量缩短操作时间。

表 5 -2　不同出生体重新生儿的中性温度

出生体重（kg）	中性温度					
	37℃	36℃	35℃	34℃	33℃	32℃
<1.0	1 天内	1 天后	2 周后	3 周后	4 周后	6 周后
1.0 ~ <1.5	—	—	10 天内	10 天后	3 周后	5 周后
1.5 ~ <2.0	—	—	—	10 天内	10 天后	4 周后
2.0 ~ <2.5	—	—	—	2 天内	2 天后	3 周后
≥2.5	—	—	—	—	2 天内	2 天后

2. 保持呼吸道通畅　新生儿娩出后，应迅速清除口、鼻腔的黏液及羊水，保持呼吸道通畅，以免引起吸入性肺炎或窒息。保持呼吸道通畅，避免物品阻挡新生儿口、鼻，防止窒息。

早产儿易发生缺氧和呼吸暂停，出生后应及时清除呼吸道分泌物，随时保持呼吸道通畅。有缺氧症状者给予吸氧，一般主张间断、低流量给氧，可采用经皮测氧仪来调整吸入氧浓度，血氧饱和度应控制在93%以下，不能超过95%，吸入高浓度氧或吸氧时间过长可引起早产儿视网膜病和慢性肺部疾病。出现呼吸暂停者可给予拍打足底、拍背等来刺激呼吸，必要时可遵医嘱应用药物或人工呼吸机以维持呼吸。因此，早产儿室应备有输液泵、吸引器、供氧设施、新生儿复苏囊、喉镜、气管导管等，以备抢救用。

 知识链接

早产儿高浓度吸氧的危害

早产儿出生后视网膜发育尚未完善，在中央存在过大的无血管区，正常情况下该血管区需继续生长并分化为毛细血管，这些血管对高浓度氧气和缺氧的刺激都极为敏感。过度刺激时可造成未成熟的视网膜组织血管异常增生，最终导致失明。据WHO统计，早产儿长时间高浓度吸氧，已成为小儿致盲的首位原因。

3. 合理喂养　正常足月儿生后半小时左右开始母乳喂养，以促进乳汁分泌，提倡按需哺乳。无法母乳喂养者先试喂5%～10%葡萄糖水，如无消化道畸形及吸吮吞咽功能良好者可给予配方乳，每3小时1次，每日7～8次。人工喂养者，定时测量体重，监测新生儿的营养状况。

早产儿生长发育快，所需营养物质多，而胃容量小，消化功能差，食道下端括约肌张力低，容易溢乳，需细心喂养。一般生后2～4小时开始哺喂，以防低血糖。开始先试喂10%葡萄糖液1～2ml/kg，成功后再用母乳喂养，无母乳者，宜选早产儿配方乳。喂乳量及间隔时间（表5-3）。吞咽极差者可用滴管、胃管或静脉输入营养物质。

表5-3　早产儿喂乳量与间隔时间

出生体重（g）	<1000	1000～1499	1500～1999	2000～2499
开始量（ml）	1～2	3～4	5～10	10～15
每天隔次增加量（ml）	1	2	5～10	10～15
哺乳间隔时间（h）	1	2	2～3	3

早产儿维生素K依赖凝血因子不足，出生后应及时补充维生素K，预防发生出血症。同时，还需补充维生素A、维生素C、维生素D、维生素E和铁剂等物质。

4. 预防感染

（1）严格执行消毒隔离制度　新生儿室应阳光充足，空气新鲜，采取湿式清洁法。严格控制入室人数，尽量避免探视。接触新生儿前后应洗手，护理和操作时应严格执行无菌操作。

室内空气每天用紫外线照射消毒，物品应定期更换消毒。工作人员每季度做1次咽拭子培养，患病或带菌者暂时调离新生儿室。

（2）皮肤黏膜护理　①勤洗澡，保持皮肤清洁。体温稳定后，每天沐浴1次。②勤换尿布，每次大便后用温水清洗会阴及臀部，防止尿布皮炎发生。③保持脐部清洁干燥。脐带一般在生后3～7天脱落。脐带脱落前应注意脐部有无渗血，保持脐部不被污染。脐带脱落后应注意观察脐窝内有无分泌物及肉芽肿，有分泌物者可先用3%的过氧化氢棉签擦拭，然后再用0.2%～0.5%碘伏棉签擦拭，并保持干燥。如有肉芽组织，可用硝酸银烧灼局部。注意观察有无脐疝。④注意新生儿眼、耳、口、鼻的卫生，不宜擦洗口腔黏膜。⑤应选用吸水性强、柔软布类尿布或纸质尿布，衣服宜宽大、质软，不用纽扣。

5. 密切观察病情　新生儿病情变化快，应密切观察体温、呼吸、脉搏等生命体征，同时还应注意哭声、精神反应、吃奶情况、反射、面色、皮肤颜色、肢体末梢温度及大小便等一般情况，发现异常应及时报告医师，并做好相应的护理。除做好常规记录外，还必须做到有异常变化随时记录。

6. 健康宣教

（1）促进母婴感情建立　提倡母婴同室，鼓励母乳喂养。鼓励父母参与新生儿护理，促进感情交流。

（2）宣传有关育儿保健知识　与家长交流时，介绍保暖、喂养、皮肤护理、转换期食物引入原则及顺序等知识。

（3）预防接种　按期做好预防接种（卡介苗、乙肝疫苗等）。

（4）新生儿筛查　护理人员应了解新生儿筛查的相关知识，对疑有先天性甲状腺功能减低症、苯丙酮尿症等先天代谢缺陷者，应建议早期进行筛查。

第三节　新生儿窒息

新生儿窒息（asphyxia of newborn）是指婴儿出生后（≥1min）不能建立正常的自主呼吸而导致低氧血症、高碳酸血症、代谢性酸中毒及全身多脏器损伤。窒息的本质是缺氧，是引起新生儿死亡和儿童伤残的重要原因之一。

【病因】

凡影响母体和胎儿间血液循环和气体交换的任何因素均可引起新生儿窒息。

1. 母体原因　孕母患有严重贫血、心脏病、糖尿病、妊娠期高血压疾病、子宫痉挛、前置胎盘、胎盘早剥、骨盆畸形；孕母年龄 >35 岁或 <16 岁，多胎妊娠等。

2. 分娩因素　脐带受压、打结，脐带绕颈；手术助产如高位产钳术；手术助产或在产程中使用镇静剂或麻醉剂不当等。

3. 胎儿原因　早产儿、巨大儿、畸形儿、胎位不正、宫内新生儿感染、呼吸道阻塞（羊水或胎粪吸入）或重度贫血等也可致出生时窒息。

【发病机制】

1. 呼吸改变

（1）原发性呼吸暂停　是指胎儿或新生儿缺氧窒息时，最初 1 ~ 2 分钟呼吸加深、加快，如缺氧未及时纠正，立即转为呼吸抑制和反射性心率减慢。此时患儿虽有青紫，但肌张力存在，血管轻微收缩，血压升高，循环尚好，如及时给氧或予以适当刺激仍能恢复呼吸，甚至有时在无外界帮助下也能恢复呼吸。

（2）继发性呼吸暂停　是胎儿如缺氧持续存在，则出现喘息样呼吸，心率继续减慢，血压由最初的升高逐渐下降，肌张力逐渐减弱而消失，面色苍白，呼吸运动减弱，最后出现一次深度喘息而进入继发性呼吸暂停，如无外界正压呼吸的帮助则无法恢复而死亡。

2. 各器官缺氧、缺血改变　低氧和呼吸性酸中毒，引起体内血液重新分布，保证了心、脑、肾上腺等处的血液供应。当缺氧持续存在，无氧代谢使酸性产物增多而致心脏功能受损，心率减慢，动脉压下降，脑血流量明显减少，脑损伤发生；身体其他已处于缺血情况下的器官，则因血内含氧量的进一步下降而更易受到缺氧、缺血的伤害。

3. 血液生化和代谢改变　缺氧导致血二氧化碳分压（$PaCO_2$）升高，pH 和血氧分压（PaO_2）值降低。早期血糖正常或增高；晚期出现低血糖症、低钙血症和低钠血症。

【临床特征】

1. 胎儿宫内窒息　胎儿发生宫内窒息时，早期胎动增加，胎心率增快，胎心率大于或等于 160 次/分；

晚期胎动减少或消失，胎心率减慢，胎心率小于100次/分，心律不规则，胎粪排出污染羊水。

2. 胎儿出生时窒息 Apgar评分法是目前临床上用来评价新生儿窒息程度的简易方法（表5-4）。评分8~10分为正常，4~7分为轻度窒息，0~3分为重度窒息。Apgar评分须在生后1分钟内进行，不正常者5分钟后必须再评分。1分钟评分仅是窒息诊断和分度的依据，5分钟评分及10分钟评分有助于判断复苏效果及预后。1分钟Apgar评分不是决定是否开始复苏的指标，临床上不能等评价结果出来再抢救，以免延误抢救时间。

表5-4 新生儿Apgar评分标准

体征	评分标准			评分	
	0	1	2	1分钟	5分钟
皮肤颜色	青紫或苍白	身体红，四肢青紫	全身红		
心率（次/分）	无	<100	>100		
弹足底或插鼻管反应	无反应	有些动作如皱眉	哭，喷嚏		
肌张力	松弛	四肢略屈曲	四肢活动		
呼吸	无	慢、不规则	正常，哭声响		

3. 多器官功能损害 部分患儿因窒息、缺氧缺血可引起多器官功能损害，具体如下。

（1）中枢神经系统有缺氧缺血性脑病和颅内出血。

（2）呼吸系统有羊水或胎粪吸入综合征、肺透明膜病、呼吸暂停等。

（3）心血管系统有心源性休克、持续胎儿循环、心肌炎和心力衰竭等。

（4）泌尿系统有肾功能不全、肾衰竭及肾静脉血栓形成等。

（5）消化系统有应激性溃疡、坏死性小肠结肠炎、黄疸加重或时间延长等。

（6）代谢方面有低血糖或高血糖、低钙血症及低钠血症等。

【辅助检查】

1. 血气分析 可显示呼吸性酸中毒或代谢性酸中毒，以估计缺氧程度。取新生儿血液进行动脉血气分析，可有$PaCO_2$高和PaO_2降低及pH降低。

2. 血清电解质测定 常有血清钾、钠、氯、钙、磷、镁和血糖降低。

3. 头颅B超或CT检查 能发现颅内出血的部位和范围。

【治疗要点】

1. 复苏 出生时窒息者要及时复苏，按A、B、C、D、E步骤进行。A：通畅呼吸道；B：建立呼吸；C：恢复循环；D：药物治疗；E：评估和环境（保温）。

2. 复苏后处理 进一步评估新生儿状况。继续对重要脏器复苏，如治疗脑水肿、保护心脏、纠正酸中毒等。

3. 治疗母体疾病 提倡新生儿科和产科医护人员共同参与处理。

【护理评估】

1. 健康史 详细询问妊娠期孕母身体状况、产前的胎心和胎动，以及破膜时间、胎盘脐带情况、胎位、产程长短、羊水情况；了解分娩过程，是顺产还是难产，是否使用产钳及胎头吸引；了解生后Apgar评分等。

2. 身体状况 进行Apgar评分。窒息儿经复苏，多数能及时恢复呼吸，哭声洪亮，肤色转红。部分患儿可发生全身各系统衰竭表现。神经系统可出现缺血缺氧性脑病和颅内出血；呼吸系统可出现吸入性肺炎、肺透明膜病；心血管系统可出现休克、心肌炎和心力衰竭；还可出现尿少、血尿、便血、肺出血、低血糖、低血钙、严重黄疸等。

3. 心理－社会状况 新生儿窒息抢救后大多能恢复，但严重窒息者仍可遗留较严重的后遗症，会使家长产生悲伤、恐惧、自责、焦虑情绪。若为产时医疗处理不当引起，还会对医护人员不信任及不愿合作等。

【护理诊断/护理问题】

1. 自主呼吸障碍 与呼吸道梗阻、肺透明膜形成等有关。

2. 潜在并发症： 心功能衰竭、呼吸衰竭等。

3. 体温过低 与缺氧、环境温度过低有关。

4. 焦虑（家长） 与病情危重、预后不良有关。

【护理措施】

1. 复苏 新生儿窒息的复苏应由产科及儿科医护人员严格按 A、B、C、D、E 步骤进行，顺序不可颠倒。其中 ABC 三步最为主要，A 是根本，B 是关键，E 贯穿整个复苏过程。

2. 预防交叉感染 窒息新生儿更容易感染，护理操作要严格遵循消毒和隔离制度。

3. 严密观察病情 窒息后常引起心、肺、脑功能衰竭，除对新生儿进行以上处理外，还要通过各种监护措施观察各脏器受损情况，及时发现并发症并及时处理。

4. 心理护理 向家长介绍本病的相关医学知识，尤其应告知家长，该病可能引起缺氧缺血性脑病，发生神经系统严重的后遗症，如智力低下、听力下降、瘫痪等，取得家长理解、配合。耐心解释病情及抢救情况。

5. 健康教育 重在预防，加强围生期保健，加强胎儿监护，避免宫内缺氧。对出院的患儿，应指导定期复查，以便发现异常情况及时治疗。对有后遗症的患儿，应告知家长康复训练是一个漫长的过程，应树立信心并指导家长学会康复护理的方法。

第四节　新生儿缺氧缺血性脑病

新生儿缺氧缺血性脑病（hypoxic ischemic encephalopathy，HIE）是指围生期窒息引起的部分或完全缺氧、脑血流减少或暂停而导致胎儿或新生儿的脑损伤，是新生儿窒息后的严重并发症。其病情重，病死率高，并可产生永久性神经功能缺陷，如智力障碍、癫痫、脑性瘫痪等。HIE 是引起新生儿急性死亡和慢性神经系统损伤的主要原因之一。

【病因】

引起新生儿缺氧缺血性脑损害的因素有围生期窒息、反复呼吸暂停及呼吸系统疾病、严重先天性心脏病、严重循环系统疾病及严重颅内疾病等。其中围生期窒息是引起新生儿缺氧缺血性脑损害的主要原因。

【临床特征】

新生儿缺氧缺血性脑病主要表现为意识障碍和肌张力及原始反射的改变，出现惊厥、脑水肿、颅内压增高等神经系统症状。惊厥常在 12～24 小时发生，脑水肿、颅内压增高在 24～72 小时最明显，临床分为轻、中、重三度（表 5－5）。

表 5 - 5　HIE 临床分度

分度	轻度	中度	重度
意识	过度兴奋	嗜睡、迟钝	昏迷
肌张力	正常	减低	松软或间歇性伸肌张力增加
拥抱反射	稍活跃	减弱	消失
吸吮反射	正常	减弱	消失
惊厥	无	常有	多见，频繁发作
中枢性呼吸衰竭	无	无或轻	常有
瞳孔改变	无	无或缩小	不对称或扩大、光反应消失
前囟张力	正常	正常或稍饱满	饱满、紧张
病程及预后	兴奋症状在 24 小时内最明显，3 天内逐渐消失，预后好	症状大多在 1 周末消失，10 天后仍不消失者可能有后遗症	病死率高，多在 1 周内死亡，存活者症状可持续数周，后遗症可能性较大

【辅助检查】

1. 血气分析　可有 $PaCO_2$ 升高，pH 和 PaO_2 降低，出现不同程度低氧血症和混合性酸中毒。

2. 血生化检查　血糖、血钙、血尿素氮、血肌酐、肝功能、心肌酶测定。

3. 头颅 B 超、CT、MRI　CT 对脑水肿、颅内出血有确诊价值，MRI 助于判断预后。

4. 脑电图检查　有助于临床确定脑病变严重程度、判断预后和对惊厥的诊断。

【治疗要点】

1. 预防及积极治疗孕母疾病。

2. 及时复苏。

3. 复苏后处理　支持治疗、控制惊厥、预防脑水肿、尽早康复训练。

【护理评估】

1. 健康史　详细询问妊娠期孕母身体状况，有无妊娠期高血压疾病及胎盘异常等情况。

2. 身体状况　了解胎儿在母体宫内发育情况，是否有胎儿宫内缺氧的早期表现。评估患儿出生时的情况，了解是否出现窒息及窒息的严重程度。

3. 心理 - 社会状况　评估患儿父母对本病的病因、临床表现、护理和预后等疾病相关知识的了解程度，评估患儿家庭的居住环境和经济状况等。由于本病的病情重、预后差，应了解家长是否因患儿的病情和担心患儿的预后而出现焦虑、恐惧等心理。

【护理诊断/护理问题】

1. 气体交换受损　与缺氧致低氧血症和高碳酸血症有关。

2. 体温过低　与缺氧、环境温度低有关。

3. 有感染的危险　与机体抵抗力低下有关。

4. 潜在并发症：颅内压增高等。

5. 恐惧　与知识缺乏、病情危重、预后不良有关。

【护理措施】

1. 积极配合医生进行复苏　维持自主呼吸，保持呼吸道通畅。

2. 复苏后护理　转送 NICU 监护，做好以下几点护理。①保暖；②保持呼吸道通畅；③供给营养和液体；④加强监护；⑤预防感染；⑥心理护理（家属）。

3. 健康教育　向患儿家长介绍本病的相关知识，强调预防围产期窒息的重要性，加强围产期保健。

教会家长早期康复干预的方法，促进患儿早日康复。指导患儿家长做做好居家照顾及长期随访。

第五节 新生儿颅内出血

新生儿颅内出血（intracranial hemorrhage of the newborn）主要是由缺氧或产伤引起的一种脑损伤。早产儿多见，病死率高，存活者常留有神经系统后遗症。

【病因】

缺氧缺血和产伤是引起新生儿颅内出血的两大原因。缺氧缺血可直接损伤毛细血管内皮细胞，使其通透性增加，血液外渗，出现室管膜下出血、脑实质点状出血、蛛网膜下出血。产伤以足月儿、巨大儿多见，因胎头过大、头盆不称、臀位产、急产、高位产钳、吸引器或产钳助产、负压吸引器助产等，使头部受挤压、牵拉而引起颅内血管撕裂。出血部位以硬脑膜下多见。此外，胎龄 32 周以下的早产儿、快速输入高渗液体、血压波动过大、机械通气不当、血管发育不良、血管畸形或全身出血性疾病也可引起新生儿颅内出血。

【临床特征】

新生儿颅内出血患儿多于生后 2~3 天出现症状，主要与出血部位和出血量有关。轻者可无症状，大量出血者可在短期内死亡。表现为反复的呼吸暂停、昏迷、顽固性惊厥，持续性颅内压升高。具体表现如下。①神志改变：激惹、嗜睡或昏迷。②呼吸改变：增快或减慢，不规则或暂停。③颅内压力增高：前囟隆起、骨缝增宽、抽搐、脑性尖叫等。④眼征：凝视、斜视、眼球震颤及转动困难等。⑤瞳孔：对光反射迟钝或消失，瞳孔大小不等或散大。⑥肌张力：增高、减弱或消失。⑦其他：不明原因的苍白、贫血和黄疸等。

【辅助检查】

1. 脑脊液检查 急性期脑脊液均匀血性，镜下可见皱缩红细胞，蛋白含量明显升高，糖含量降低，5~10 天时最明显，同时乳酸含量低。1 周后脑脊液为黄色，可持续 4 周左右。

2. 影像学检查 头颅 B 超对颅脑中心部位病变分辨率高，应为首选；蛛网膜下腔、后颅窝和硬膜外等部位出血不易发现，需 CT、MRI 确诊。

【治疗要点】

保持患儿安静，止血、控制惊厥、降低颅内压，维持正常的 PaO_2、$PaCO_2$、pH、渗透压及灌注压。

【护理评估】

1. 健康史 评估患儿母亲孕期的健康状况：是否患严重贫血、心力衰竭、妊娠高血压等。评估患儿出生情况：是否有难产、窒息、胎位异常等异常产史。

2. 身体状况 评估新生儿出生后神经系统症状：是否有烦躁不安、双眼凝视、脑性尖叫或惊厥等兴奋症状；是否出现嗜睡、昏迷、肌张力低下、拥抱反射消失及呼吸抑制等症状。

3. 心理－社会状况 由于本病后遗症发生率较高，预后不甚乐观，尤其是早产儿颅内出血病死率和后遗症发生率均较高，家长可能会出现焦虑、悲伤、失望等反应。因此，护理者应细心观察家长的心理反应。

【护理诊断/护理问题】

1. 低效性呼吸形态 与呼吸中枢抑制有关。

2. 有窒息的危险 与惊厥、昏迷有关。

3. 体温调节无效　与感染、体温调节中枢受损有关。

4. 营养失调：低于机体需要量　与吸吮反射减弱及呕吐有关。

5. 潜在并发症：颅内压增高。

【护理措施】

1. 一般护理

（1）保持安静　患儿应绝对静卧休息，尽量减少对患儿的移动和刺激，将各项护理操作和治疗集中进行，动作要轻、准、稳、快，静脉穿刺最好用留置针，以减少反复穿刺，防止加重颅内出血。抬高患儿头肩部15°～30°，并予侧卧位，整个躯体应与头部保持同一侧，始终保持头呈正中位。

（2）饮食护理　病重者应适当推迟喂乳时间，禁食期间按医嘱静脉补液，但液体量要少，输液速度宜慢，最好在24小时内均匀输入，有条件时可用输液泵输注，以便准确控制输液速度。

（3）维持体温稳定　体温过高时应予物理降温，体温过低时可采用远红外辐射床、暖箱或热水袋等保暖器具，保持体温稳定。

2. 病情观察　严密观察患儿生命体征的变化，如呼吸、神志、瞳孔、肌张力及前囟情况，定时测量头围，及早发现颅内压增高征象，及时通知医生，并做好抢救准备。

3. 合理用氧　及时清除呼吸道分泌物，保持呼吸道通畅；根据缺氧程度给予用氧，注意用氧的方式和浓度，维持 PaO_2 在 7.9～10.6kPa（60～80mmHg）。

4. 用药护理　按医嘱正确使用药物，确保疗效。

（1）控制惊厥　首选苯巴比妥。

（2）治疗脑水肿　避免输液过量是预防和治疗脑水肿的基础。颅内压增高时首选利尿剂呋塞米静脉注射，重者有脑疝发生时可选用20%的甘露醇，一般不主张用糖皮质激素。

（3）应用止血药物　可输新鲜血、血浆、血小板，用维生素 K_1、酚磺乙胺（止血敏）等。

（4）避免脑灌注过高或过低　低血压时用多巴胺，也可同时加用多巴酚丁胺。

（5）脑代谢激活剂　出血停止后可给予胞二磷胆碱、脑活素、吡拉西坦（脑复康）等。

5. 健康教育　向家长介绍本病的预防和治疗知识，解答患儿家长的问题，减轻其紧张和恐惧心理。注意孕期保健、减少分娩时损伤和窒息，及时对高危儿进行抢救，防止医源性损伤。告诉家长患儿疾病可能产生的预后，指导家长做好患儿的智力开发和功能训练。

第六节　新生儿黄疸 ⓔ 微课2

新生儿黄疸（neonatal jaundice）又称新生儿高胆红素血症，是由于新生儿时期血中胆红素浓度增高而引起皮肤、巩膜或其他器官被黄染的现象。黄疸是新生儿期常见的症状，既可以是生理现象，又可以是多种疾病的重要表现。新生儿黄疸可分为生理性黄疸和病理性黄疸，部分病理性黄疸可导致胆红素脑病（核黄疸）而引起严重后遗症甚至死亡。

【新生儿胆红素代谢的特点】

1. 胆红素生成较多　胎儿处于氧分压偏低的环境，红细胞代偿性增多，出生后血氧分压升高，过多的红细胞被迅速破坏。新生儿每日生成胆红素约8.8mg/kg，而成人仅为3.8mg/kg。

2. 联结的胆红素量少　刚出生的新生儿常有不同程度的酸中毒，可减少胆红素与白蛋白联结；早产儿胎龄越小，白蛋白含量越低，其联结胆红素的量也越少。

3. 肝功能不成熟　新生儿肝细胞内摄取胆红素所必需的 Y、Z 蛋白含量低，5～10天后才达到成人水平；肝细胞内尿苷二磷酸葡萄糖醛酸基转移酶（UDPGT）的含量低且活力不足，形成结合胆红素的功能差，此酶活性 1 周后接近正常；肝脏对结合胆红素的排泄能力不足。

4. 肠肝循环增加 新生儿刚出生时肠道内正常菌群尚未建立，不能将肠道内的胆红素还原成粪胆原和尿胆原，且新生儿肠腔内 β-葡萄糖醛酸苷酶活性较高，将结合胆红素水解成葡萄糖醛酸和未结合胆红素，未结合胆红素又被肠壁吸收经门脉而到达肝脏。

综上所述，新生儿摄取、结合及排泄胆红素能力仅为成人的 1%～2%，极易出现黄疸，特别是当新生儿处于饥饿、脱水、酸中毒、缺氧、胎粪排出延迟、出血等状态时。

【病因】

引起病理性黄疸的主要原因有感染性和非感染性两种。

1. 感染性 新生儿肝炎，新生儿败血症及其他感染。

2. 非感染性 新生儿溶血病；胆管闭锁；母乳性黄疸；遗传性疾病，如红细胞 6-磷酸葡萄糖脱氢酶缺陷、球形红细胞增多症、半乳糖血症；药物性黄疸等。

【分类及临床特征】

1. 生理性黄疸和病理性黄疸的临床特点等（表 5-6）。

表 5-6　生理性黄疸与病理性黄疸的鉴别

	生理性黄疸	病理性黄疸
出现时间	足月儿生后 2～3 天，4～5 天达到高峰 早产儿生后 3～5 天，5～7 天达到高峰	生后 24 小时内，进行性加重或退而复现
胆红素浓度	足月儿 <221μmol/L（12.9mg/dl） 早产儿 <256μmol/L（15mg/dl）	足月儿 >221μmol/L（12.9mg/dl） 早产儿 >256μmol/L（15mg/dl）
进展速度	慢，胆红素每日上升 <85μmol/L（5mg/dl）	快，胆红素每日上升 >85μmol/L（5mg/dl）
持续时间	足月儿 ≤2 周，早产儿 ≤4 周	足月儿 >2 周，早产儿 >4 周
一般状况	好	差，伴原发病表现

2. 新生儿溶血病的临床特点

（1）母婴血型　我国以 ABO 血型系统不合最常见（约占 85%），其次是 Rh 血型系统不合（约占 15%）。ABO 血型不合溶血病，多见于母亲为 O 型血，婴儿为 A 型或 B 型，40%～50% 发生在第一胎；Rh 血型不合溶血病，见于母亲为 Rh 阴性，婴儿为 Rh 阳性，一般不发生在第一胎。

（2）临床特点　多于生后 24 小时内出现黄疸，呈进行性加重，并伴有程度不一的贫血，不同程度的肝脾肿大。

（3）并发症　胆红素脑病（核黄疸）是新生儿溶血病最严重的并发症。主要发生在生后 2～7 天，早产儿多见，典型临床表现包括警告期、痉挛期、恢复期及后遗症期（表 5-7）。

表 5-7　胆红素脑病典型临床表现

分期	表现	持续时间
警告期	反应低下，肌张力下降，吸吮力弱	12～24 小时
痉挛期	肌张力增高，发热、抽搐，呼吸不规则	12～48 小时
恢复期	肌张力恢复，体温正常，抽搐减少	2 周
后遗症期	听力下降，眼球运动障碍，手足徐动，牙釉质发育不良，智力落后	终生

【辅助检查】

1. 血清总胆红素浓度测定，血清结合胆红素浓度测定。

2. 根据病因选择相关检查，如母婴血型测定、致敏红细胞和血型抗体测定以及肝功能检查等。

【治疗要点】

1. 生理性黄疸　一般不需要特殊治疗，加强保暖、合理喂养、保持大便通畅。当血清胆红素浓度 $>171\mu mol/L$（10mg/dL）时，每天监测胆红素浓度，以免延误病情。

2. 病理性黄疸

（1）找出原因，对因治疗。

（2）降低血清胆红素　尽早喂养，适当给予酶诱导剂（常用苯巴比妥），输入白蛋白、血浆。必要时用蓝光疗法和换血疗法，防止胆红素脑病的发生。

（3）保护肝脏　控制感染，不使用对肝有损害及可能引起溶血和黄疸的药物。

（4）纠正缺氧和水、电解质紊乱，维持酸碱平衡。

【护理评估】

1. 健康史　了解患儿胎龄、分娩方式、Apgar 评分、母婴血型、体重、喂养及保暖情况。了解患儿母亲孕期病史。询问患儿体温变化及大便颜色、用药情况、有无诱发物接触等。

2. 身体状况　评估黄疸出现的时间、进展速度及程度。注意观察神经系统的表现，如拒食、嗜睡、肌张力减退。观察患儿的一般情况，如生命体征、精神状态、食奶情况、睡眠、大小便、体重的增长等。

3. 心理－社会状况　了解患儿家长对新生儿黄疸的病因、性质、护理、预后等知识的知晓程度，胆红素脑病患儿家长因担心预后及可能出现严重并发症而出现焦虑、悲伤、失望等反应，医护人员尤其应该了解。

【护理诊断/护理问题】

1. 潜在并发症：胆红素脑病。

2. 知识缺乏　与患儿家长缺乏对黄疸的认识及护理知识有关。

【护理措施】

1. 观察病情，做好相关护理，预防胆红素脑病的发生

（1）密切观察病情，加强孕期监测；注意监测体温、脉搏、呼吸、心率及尿量等的变化；注意观察皮肤、巩膜、大小便的色泽变化，以判断黄疸出现的时间、进展速度及程度；注意观察神经系统的表现，如拒食、嗜睡、肌张力减退等现象。早期发现胆红素脑病，立即通知医生，并做好抢救准备。

（2）保持室内安静，减少不必要的刺激；做好患儿的保暖措施，避免低体温时游离胆红素的增高；提早哺乳，可刺激肠蠕动以利胎粪排出。

2. 正确执行医嘱，降低血液胆红素浓度，防止胆红素脑病

（1）遵医嘱给予白蛋白和酶诱导剂，纠正酸中毒，减少胆红素脑病的发生。

（2）实施光照疗法（蓝光治疗）和换血疗法，并做好相关护理（参见本书第十六章）。

（3）纠正缺氧，防止低血糖、低体温等。

（4）控制输液速度，切忌快速输入高渗性药物。快速输入高渗性药物，容易使血－脑屏障暂时开放，导致已与白蛋白联结的胆红素进入脑组织，从而加重胆红素脑病。

素质提升

护士的慎独精神

新生儿血液中未结合胆红素脑 ≥342μmol/L（20mg/dL）时，未结合胆红素通过血 - 脑屏障进入中枢神经系统，导致神经细胞中毒变性，出现一系列神经系统损伤症状，称为胆红素脑病（又称核黄疸）。潜在的并发症：胆红素脑病是本病首优的护理问题。正确执行医嘱，降低血液胆红素浓度，防止胆红素脑病发生是治疗护理的主要目标。儿科护士单独面对不会讲话的孩子，是否正确的执行医嘱、密切观察病情变化等护理行为缺乏有效的监督机制，但护理质量直接影响到疾病的恢复及孩子的预后。护士必须具有"慎独"理念、"慎独"情操、"慎独"修养，在护理工作中，做到"慎心""慎行""慎始""慎终"。"慎独"修养，贵在自觉，成于自觉，并不断升华成儿科护士最宝贵的专业品质。

3. 心理护理　注意向患儿家长讲解胆红素脑病可能导致的后遗症，以引起家长的重视；理解患儿家长心情，积极与他们沟通，向他们介绍本病的相关知识，努力缓解患儿家长紧张、焦虑的情绪。

4. 健康教育　向家长介绍进行初步判断的方法，解释患儿的病情、治疗效果及可能出现的预后。对曾因新生儿溶血病有过死胎、流产史的家庭，应做好产前咨询及孕妇保健。对可能留有后遗症的患儿，要提醒家长早期进行功能锻炼。

第七节　新生儿感染性疾病

一、新生儿脐炎

新生儿脐炎（neonatal omphalitis）是指细菌入侵脐带残端并繁殖所引起的急性炎症。脐部感染后，细菌很容易侵入血液而转变为新生儿败血症。

【病因及发病机制】

新生儿脐炎主要为细菌感染所致。最常见的病原菌为金黄色葡萄球菌，其次为大肠埃希菌、溶血性链球菌或混合细菌感染。胎儿出生脐带被剪断后，脐带根部残端组织通常于 3~7 天干燥脱落，但脐血管的体内部分在 3~4 周才达到结构上的闭合。如果消毒处理不严，护理不当就很容易造成细菌污染，引起脐部发炎。

【临床特征】

轻者表现为脐渗液，渗血或脓液凝结。此时如不及时处理，可发展为局部红肿，或伴有少量浆液脓性分泌物。严重者红肿明显、发硬，分泌物呈脓性且量多，常有臭味。炎症向周围皮肤或组织扩散，引起腹壁蜂窝组织炎、皮下坏疽、腹膜炎、败血症等。轻者除脐部有异常外，体温及食欲均正常。重者可有拒奶、少哭、发热、烦燥不安等非特异性症状。慢性脐炎时可形成脐部肉芽肿，为一小樱红色肿物突出、常常流黏性分泌物，经久不愈。

【辅助检查】

1. 血常规检查　白细胞计数及中性粒细胞可增高。

2. 病原学检查　脐部分泌物细菌培养或血培养。

【治疗要点】

轻症无扩散者仅局部消毒处理，有明显脓液、脐周有扩散或有全身症状者，加用抗生素治疗。

【护理诊断/护理问题】

1. 皮肤完整性受损 与脐部炎症有关。

2. 潜在并发症： 败血症。

【护理措施】

1. 处理局部病灶，防止感染扩散

（1）轻症 局部先用3%过氧化氢搽洗干净，再用安尔碘或75%乙醇溶液从脐根部由内向外环形彻底清洗消毒，每日2~3次。如有脓肿形成，则需行切开引流。

（2）脐部化脓、蜂窝组织炎或可选用苯唑西林、氯唑西林等，也可用第一、第二代头孢菌素等。

（3）脐部有肉芽肿可用10%硝酸银溶液烧灼后促进愈合。

（4）洗澡时，注意尽量不要洗湿脐部，洗澡完毕，用消毒干棉签吸干脐部，用0.5%的碘伏或75%乙醇溶液消毒，保持局部干燥。

2. 观察病情，预防并发症 观察患儿有无面色青灰、少吃或吸吮无力、少哭、少动、反应低下、发热或体温不升等败血症的表现，出现后及时报告医生并配合抢救。

3. 健康教育 普及新法接生，断脐时严格执行无菌技术操作。做好断脐后的护理，保持脐部清洁干燥，避免尿液污染脐部，沐浴后及时做脐部护理。

二、新生儿败血症

新生儿败血症（neonatal septicemia）是指新生儿期致病菌侵入新生儿血循环，并在血液中生长繁殖、产生毒素而造成的全身性感染，是新生儿时期常见的严重感染性疾病，其发病率和死亡率高。

【病因】

新生儿败血症产生的原因主要有如下几个方面。

1. 病原菌 病病菌种类较多，我国以葡萄球菌多见，其次为大肠埃希菌等革兰阴性杆菌。近年来，由于各种导管、气管插管技术的广泛使用，增加了病菌感染的机会，厌氧菌以及耐药菌株等的感染有增多趋势。

2. 感染途径 产前感染与孕妇存在明显的感染有关；产时感染与胎儿通过产道时被细菌感染有关；产后感染往往与细菌经脐部、皮肤黏膜损伤处、呼吸道及消化道等部位的侵入有关，其中以脐部侵入最为常见。

3. 身体因素 新生儿非特异性免疫功能和特异性免疫功能都很差，容易导致感染。

【临床特征】

1. 类型

（1）早发型 ①出生7天内起病；②感染发生在出生前或出生时，常由母亲垂直传播引起；③病原菌以大肠埃希菌等革兰阴性杆菌为主；④常呈暴发性多器官受累，病死率较高。

（2）晚发型 ①出生7天后起病；②感染发生在出生时或出生后由水平传播引起；③病原菌以葡萄球菌、机会致病菌为主；④常有脐炎、肺炎或脑膜炎等局灶性感染。

2. 症状、体征 多无特征性，一般表现为反应低下、食欲不佳、哭声低弱，以后可出现面色青灰、精神萎靡、不吃、不哭、不动、体温不升、体重不增（"七不现象"）等症状。

有下列表现时应高度怀疑败血症：①黄疸，表现为黄染迅速加重或退而复现；②出血倾向，皮肤黏膜瘀点、瘀斑，消化道出血、肺出血等；③肝脾大，一般为轻至中度肿大；④休克征象；⑤中毒性肠麻痹；⑥合并症，感染可波及各器官，出现肺炎、脑膜炎、肝脓肿、化脓性关节炎等。

【辅助检查】

1. 外周血象 血白细胞总数多升高，有核左移和中毒颗粒。

2. 病原学检查 血培养，直接涂片找细菌，病原菌抗体检测等有助于明确诊断。

3. 急相蛋白C反应蛋白（CRP）、触珠蛋白（Hp）等 在急性感染早期即可增加，其中CRP反应最灵敏，在感染 6~8 小时内即上升，8~60 小时达高峰，感染控制后可迅速下降。

4. 鲎试验 用于检测血和体液中细菌内毒素，阳性提示有革兰阴性细菌感染。

【治疗要点】

针对病原菌选择有效的抗生素，早期、联合、足量、足程、静脉给药，一般应连续给药 10~14 天，并注意药物毒副作用。抗休克、纠正酸中毒及电解质的紊乱，清除感染病灶。注意保暖、供给足够的热量和液体，必要时输注免疫球蛋白、新鲜血、粒细胞及血小板。

【护理评估】

1. 健康史 了解母亲有无生殖系统、呼吸系统感染史；了解有无宫内窘迫、产时窒息、胎膜早破等病史；了解患儿出生时的情况。

2. 身体状况 评估患儿体温变化情况，有无发热或体温不升现象；注意观察患儿皮肤损伤情况，有无感染性病灶，特别是脐部和皮肤有无破损或化脓；注意评估患儿的一般状况，如有无拒乳、少哭、少动、反应低下等情况，有无黄疸和肝脾大、出血倾向及休克等现象。

3. 心理－社会状况 了解患儿家长对新生儿败血症的病因、性质、护理、预后等知识的知晓程度。患儿家长因担心疗程长、预后及可能出现严重并发症而出现焦虑、悲伤、失望等反应，医护人员尤其应该了解。

【护理诊断/护理问题】

1. 体温调节无效 与感染有关。

2. 皮肤完整性受损 与脐炎、脓疱疮等感染灶有关。

3. 营养失调：低于机体需要量 与摄入不足、消耗增多有关。

4. 潜在并发症：肺炎、化脓性脑膜炎等。

【护理措施】

1. 维持体温稳定 患儿体温易波动，除感染因素外，还易受环境因素影响。发热时可给予物理降温及多喂开水，一般不予药物降温。体温过低时，应及时保暖或置入暖箱。

2. 观察病情变化 密切观察病情变化，如患儿出现面色青灰、哭声低弱、呕吐、脑性尖叫、前囟饱满、两眼凝视、眼睑或面肌小抽动等，提示有脑膜炎的可能；注意观察有无气促、口唇发绀、口吐白沫等肺炎症状的表现；如患儿出现面色青灰、皮肤发花、四肢厥冷、脉搏细弱、皮肤有出血点等，应考虑感染性休克或弥散性血管内凝血（DIC），应立即与医生取得联系，并做好抢救准备。

3. 保证营养供给 保证营养物质的供给，坚持母乳喂养，少量多次，细心哺喂。不能进食者，可行鼻饲或通过静脉补充能量和水。

4. 清除局部病灶 清除脐炎、脓疱疮、皮肤破损等局部病灶，促进皮肤早日愈合，防止感染蔓延扩散。

5. 用药护理 遵医嘱及时、正确地给药，并密切观察患儿病情变化。

（1）使用抗生素 针对病原菌选择有效的抗生素（表5-8），早期、联合、足量、静脉给药，疗程要足，一般应连续给药 10～14 天，并注意药物毒副作用。

表 5-8 新生儿期抗生素的使用

抗菌药物	主要病原体
青霉素 G	肺炎球菌，链球菌，青霉素敏感的葡萄球菌，G^- 球菌
氨苄西林	流感嗜血杆菌，G^- 杆菌，G^+ 球菌
苯唑西林	耐青霉素葡萄球菌
羧苄西林	铜绿假单胞菌，变形杆菌，多数大肠埃希菌，沙门菌
哌拉西林	铜绿假单胞菌，变形杆菌，大肠埃希菌，肺炎链球菌
头孢拉定	金葡菌，链球菌，大肠埃希菌
头孢呋辛（西力欣）	G^- 杆菌，G^+ 球菌
头孢噻肟（凯福隆）	G^- 菌，G^+ 菌，需氧菌，厌氧菌
头孢三嗪（菌必治）	G^- 菌，耐青霉素葡萄球菌
头孢他啶（复达欣）	铜绿假单胞菌，脑膜炎球菌，G^- 杆菌，G^+ 厌氧球菌
红霉素	G^+ 菌，衣原体，支原体，螺旋体，立克次体
万古霉素（稳可信）	金葡菌，链球菌
（泰能）	对绝大多数 G^-、G^+ 需氧和厌氧菌有强大杀菌作用
甲硝唑（灭滴灵）	厌氧菌

（2）免疫疗法 静注免疫球蛋白，每日 300～500mg/kg，3～5 天为一疗程。重症患儿可行交换输血，换血量 100～150ml/kg。

（3）对症、支持治疗 给氧，纠正酸中毒，纠正电解质紊乱；及时处理脐炎、脓疱疮等局部病灶；保证能量及水的供给；必要时输注新鲜血、粒细胞、血小板。

6. 健康教育 向患儿家长解释病情、治疗效果及预后。指导家长正确喂养和护理患儿，加强营养，增强体质，增强机体抵抗力。指导母亲加强新生儿皮肤护理，保持清洁卫生。

第八节 新生儿寒冷损伤综合征

新生儿寒冷损伤综合征（neonatal cold injure syndrome）亦称新生儿硬肿症（scleredema neonatorum）。由寒冷和（或）感染等多种原因所致，主要表现为低体温和皮肤硬肿，重者可发生多器官功能损害。早产儿多见。

【病因】

1. 外因 寒冷、早产、感染和窒息等。

2. 内因

（1）体温调节中枢不成熟 新生儿体温调节中枢发育不成熟，体表面积相对较大，易于散热，造成低体温，早产儿更易发生。

（2）棕色脂肪少 新生儿尤其是早产儿棕色脂肪储存量少，产热储备能力不足，在感染、窒息和缺氧时产热不足，致体温过低。

（3）饱和脂肪酸含量高 新生儿皮下脂肪组织的饱和脂肪酸含量大，其熔点高，寒冷时易凝固出现硬肿症。

【临床特征】

本病主要发生在早产儿、寒冷季节或严重感染时。多于生后 1 周内发病。临床上按新生儿寒冷损伤综合征分度标准进行评估（表 5-9）。

1. 一般表现 患儿出现反应低下，吸吮能力差或拒乳，哭声低弱或不哭，活动减少，心率减慢，可出现呼吸暂停等。

2. 低体温 体温低于35℃，轻度为30～35℃，重度低于30℃，可出现四肢甚至全身冰冷。

3. 皮肤硬肿 按压皮肤有橡皮样感觉，皮肤发硬、发冷，水肿，皮肤颜色呈暗红色或青紫色，水肿者指压有凹陷。硬肿发生顺序为：小腿→大腿外侧→整个下肢→臀部→面颊→上肢→全身。

4. 多器官功能损害 早期可有心率缓慢、心音低钝、微循环障碍等表现，严重者可出现休克、弥散性血管内凝血（DIC）、急性肾衰竭和肺出血等多器官功能衰竭表现（表5-9）。

表5-9 新生儿硬肿症评分标准

分度	肛温	腋-肛温差	硬肿范围	全身情况及器官功能改变
轻度	≥35℃	正值	<20%	无明该变
中度	<35℃	0或负值	25%～50%	差，功能明显低下
重度	<30℃	负值	>50%	衰竭、休克、DIC、肺出血

【辅助检查】

1. 血气分析、血糖、电解质、肾功能等。

2. 凝血酶原时间、凝血时间、纤维蛋白原检测、血小板检测等。

3. 心电图、胸部X线片。

【治疗要点】

复温是低体温患儿治疗的关键。复温的原则是：逐步升温，循序渐进。尽量母乳喂养和口服补液，保证热量及液体的供给。预防感染，纠正器官功能的紊乱。

【护理评估】

1. 健康史 了解患儿胎龄、分娩方式、出生体重、Apgar评分、喂养及保暖等情况。

2. 身体状况 了解患儿体温、硬肿情况，有无感染、损伤等病史；是否有拒乳、不哭、少尿等表现。

3. 心理-社会状况 了解患儿居住环境及家庭经济状况，患儿家长对本病的病因及护理知识知晓程度等。因患儿病情严重，家长可能产生内疚、焦虑、恐慌等心理。

【护理诊断/护理问题】

1. 体温过低 与体温调节功能不足、保暖不当、感染等因素有关。

2. 皮肤的完整性受损 与皮肤硬化、水肿等有关。

3. 营养失调：低于机体需要量 与吸吮无力、热量摄入不足等有关。

4. 有感染的危险 与免疫力低下有关。

5. 潜在并发症：肺出血、DIC等。

6. 知识缺乏 缺乏正确保暖和育儿的相关知识。

【护理措施】

1. 复温 复温是低体温患儿治疗和护理的关键。目的是在体内产热不足的情况下，通过提高环境温度以恢复和保持正常体温。用暖箱复温是最好的方法。复温过程中注意观察患儿生命体征和尿量，注意暖箱的温度和湿度，监测血糖、电解质及肾功能等。

（1）轻、中度硬肿症（肛温>30℃，腋肛温差为正值） 将患儿置于预热至30℃的暖箱中，每小时监测肛温1次，根据患儿体温恢复情况调节暖箱温度在30～34℃之间。一般在6～12小时内可恢复正常体温。

（2）重度硬肿症（肛温小于30℃，腋肛温差为负值） 复温方法将患儿置于比体温高1～2℃的暖箱中开始复温，以后每 1 小时监测肛温、腋温 1 次，并每小时提高箱温 0.5~1℃（箱温小于 34℃），在 12~24 小时内恢复正常体温。

（3）若无上述条件，也可采用母亲将患儿抱在怀中，使用热水袋或电热毯等方式复温。

2. 补充热量和液体　能量供给应循序渐进，从每日 210kJ/kg 开始，随体温上升逐渐增加至每日 419~502kJ/kg。细心喂养，能吸吮者可经口喂养，吸吮无力者可用鼻饲或静脉提供营养。有明显心、肾功能损害者，应严格控制输液速度及液体量，液体量按每天 60~80ml/kg 计算。

3. 控制感染　做好消毒隔离，加强皮肤护理，遵医嘱给予抗生素治疗。

4. 密切观察病情　注意体温、脉搏、呼吸、硬肿范围及程度、尿量、有无出血点等，详细记录护理单，备好抢救药物和设备（氧气、吸引器、复苏囊、呼吸器等）；纠正器官功能紊乱。如发现患儿出现面色突然青紫、呼吸增快、肺部啰音增多，要考虑肺出血。肺出血是此病常见的死亡原因。应立即将患儿头偏向一侧，保持呼吸道通畅，及时向医生汇报，积极抢救。

5. 健康教育　本病防重于治。向家长讲解硬肿症的相关知识，讲解出生后新生儿的保暖、喂养、预防感染等护理工作的重要性和方法；加强新生儿护理，指导患儿家长家庭简易的保暖方法。

第九节　新生儿低血糖症

凡全血血糖 <2.2mmol/L（40mg/dl）都诊断为新生儿低血糖症。常发生于早产儿、足月小样儿、糖尿病母亲的婴儿，在新生儿缺氧窒息、硬肿症、感染败血症中多见。严重的低血糖持续或反复发作可引起不可逆的中枢神经损害。

【病因】

1. 糖原储备和消耗不平衡　早产儿和小于胎龄儿肝糖原储备不足是引起低血糖的主要原因。新生儿患病时易发生缺氧、酸中毒、低体温和低血压，使血糖降低。

2. 糖调节机制不平衡　糖尿病母亲的新生儿胰岛细胞增生，胰岛素分泌过多，常在出生后 4~6 小时发生低血糖，可持续至生后 48 小时。

3. 糖原分解障碍　糖原累积症和小于胎龄儿可能由于糖原分解减少而发生低血糖。

【临床特征】

临床多无特异性症状。一般表现为反应低下、多汗、苍白、阵发性发绀、喂养困难、嗜睡、哭声异常、颤抖甚至惊厥、呼吸暂停等。经补充葡萄糖后症状消失，血糖恢复正常。

【辅助检查】

1. 血糖测定　出生后血糖监测是早期发现新生儿低血糖的主要方法。高危儿应在生后 4 小时内反复监测血糖，以后每隔 4 小时复查，直至血糖浓度稳定。

2. 持续性低血糖者　应酌情选测血胰岛素、胰高血糖素、T_4、TSH、生长激素、皮质醇和血（尿）氨基酸及有机酸等。

3. 高胰岛素血症　可作胰腺 B 超或 CT 检查，疑有糖原累积症时可以做相应的检查。

【治疗要点】

1. 无症状性低血糖并能进食者　可进食葡萄糖。

2. 症状性低血糖　需要静脉输注葡萄糖。

3. 持续性低血糖　提高葡萄糖输注速率，结合病情使用胰高血糖素、二氮嗪等药物治疗，必要时行外科手术。

【护理评估】

1. 健康史　应注意评估有无引起新生儿低血糖的各种高危因素，如是否为早产儿、小于胎龄儿，有无寒冷损伤及新生儿溶血，是否患感染性疾病及先天性心脏病等，母亲是否患糖尿病、妊娠期高血压疾病，有无延迟喂奶等。

2. 身体状况　评估患儿有无反应低下、多汗、苍白、阵发性发绀、喂养困难、嗜睡、呼吸暂停、哭声异常、颤抖甚至惊厥等表现。

【护理诊断/护理问题】

1. 营养失调：低于机体需要量　与摄入不足、消耗增加有关。

2. 潜在并发症：呼吸暂停等。

【护理措施】

1. 合理喂养　正常新生儿出生后应尽早喂养，据病情给予 10% 葡萄糖或吸吮母乳。高危儿尽快建立静脉通道，保证葡萄糖输入。

2. 配合治疗　遵医嘱积极配合治疗。

（1）无症状性低血糖并能进食者　可先进食，并密切监测血糖，低血糖不能纠正者可静脉输注葡萄糖，并根据血糖值调节输糖速率，稳定 24 小时后逐渐停用。

（2）症状性低血糖　需要静脉输注葡萄糖，并且密切监测血糖，并根据血糖值调节输糖速率，正常 24 小时后逐渐减慢输注速率，48～72 小时停用。极低体重早产儿对糖耐受性差，输注葡萄糖时应注意输注速度。

（3）持续性低血糖　提高葡萄糖输注速率。还可静脉注射胰高血糖素。

3. 病情观察

（1）血糖监测　定期监测血糖，并根据血糖值及时调整葡萄糖输注量及速度，用输液泵控制并每小时观察记录 1 次。

（2）观察病情变化　注意有无震颤、惊厥、呼吸暂停等，一旦发生应及时报告医生并急救处理。

 知识链接

糖速

是单位时间内新生儿获得葡萄糖的量。一般足月儿的糖速在 6～8mg/（min·kg），早产儿 4～6mg/min·kg 为宜。体重轻，胎龄小的新生儿最初几天尽量不要用高糖，血糖波动太大会对大脑造成不可逆的损伤。

4. 健康教育　指导母亲避免可预防的高危因素（如寒冷损伤、感染、窒息等），高危儿在出生时应监测血糖。宣传育儿知识，有高危因素的新生儿生后应尽早开奶。不能经胃肠道喂养者可给 10% 葡萄糖静脉滴注。

第十节　新生儿低钙血症

新生儿低钙血症（neonatal hypocalcemia）指血清总钙 < 1.75mmol/L（7mg/dl），血清游离钙 < 1mmol/L（4mg/dl），是引起新生儿惊厥的常见原因之一。

【病因及发病机制】

妊娠期胎儿可通过胎盘从母体内获得钙，故胎儿血钙通常不低。妊娠晚期母亲血甲状旁腺素（PTH）水平高，分娩时胎儿脐血总钙和游离钙均高于母血水平，使新生儿甲状旁腺功能受到暂时抵制（分泌 PTH 少）。出生后，不能继续从母体内获得钙，外源性钙摄入不足，同时新生儿 PTH 水平较低，骨钙不能动员入血，引起低钙血症发生。

1. 早期低血钙　出生 72 小时内发生的低血钙，常见于早产儿、小于胎龄儿、糖尿病及妊娠期高血压疾病母亲所生婴儿。有难产史、窒息、感染及产伤史的新生儿也易发生低钙血症。

2. 晚期低血钙　出生 72 小时后发生的低血钙，主要发生于牛乳喂养的足月儿。因牛乳含磷量较高（人乳磷浓度为 150mg/L，牛乳为 1000mg/L），且牛乳中钙/磷比例低（人乳钙/磷比例为 2.25/1；牛乳为 1.35/1），不利于钙的吸收。同时新生儿肾小球滤过率低，而肾小管对磷的重吸收能力较强，导致了高磷酸盐血症和低钙血症。

3. 永久性甲状旁腺功能不全　较少见，具有持久的甲状旁腺功能低下和高磷酸盐血症。多为散发性的，由于新生儿甲状旁腺先天缺如或发育不全所致，为 X 连锁隐性遗传。常合并胸腺缺如、免疫缺损、小颌畸形和主动脉弓异常，称 DiGeorge 综合征。

【临床特征】

症状轻重不一，多发生于生后 5～10 天。主要是神经、肌肉的兴奋性增高的表现，呈现惊跳、手足搐搦、震颤、惊厥等。常伴有不同程度的呼吸改变、心率增快和发绀；或因胃肠平滑肌痉挛引起严重呕吐、便血等胃肠症状；最严重的症状是喉痉挛和呼吸暂停。早产儿在出生后较早即出现血钙降低，其降低程度一般与胎龄成反比，但常缺乏体征，这与早产儿血浆蛋白低下、常伴有酸中毒使血清游离钙相对较高等因素有关。

【辅助检查】

1. 血生化检测　血清总钙 < 1.75mmol/L（7mg/dl），血清游离钙 < 1mmol/L（4mg/dl），血清磷 > 2.6mmol/L（8mg/dl），碱性磷酸酶多正常。必要时需测母血钙、磷和 PTH 水平。

2. 心电图检查　可见 QT 间期延长，早产儿 > 0.2 秒，足月儿 > 0.19 秒提示低钙血症。

【治疗要点】

根据病因口服或静脉补充钙剂，有惊厥时控制发作。

【护理评估】

1. 健康史　应注意评估有无引起新生儿低钙血症的各种高危因素，如是否为早产儿、小于胎龄儿，母亲是否患糖尿病、妊娠期高血压疾病，有无产伤、窒息、感染等病史，是否为牛乳喂养。

2. 身体状况　评估患儿有无神经、肌肉的兴奋性增高的表现，呈现惊跳、手足搐搦、震颤、惊厥等。评估有无伴随症状如呼吸改变、心率增快和发绀；严重呕吐、便血等胃肠症状；是否出现喉痉挛和呼吸暂停。

【护理诊断/护理问题】

1. 有窒息的危险　与低血钙导致喉痉挛有关。

2. 知识缺乏　缺乏育儿的相关知识。

【护理措施】

1. 遵医嘱补钙

（1）10% 葡萄糖酸钙每次 1～2ml/kg，5%～10% 葡萄糖液稀释一倍缓慢静注（1ml/min）。避免注入过快引起心脏停搏和呕吐等毒性反应。静脉补钙时，应密切监测心率和心律变化，必须注意保持心率 >80 次/分，否则应暂停。

（2）静脉用药过程中应避免药液外溢至血管外引起组织坏死。一旦发现药液外渗，应立即停止注射并拔针，局部用 25% ~50% 硫酸镁湿敷。

（3）惊厥停止后改为口服钙维持。口服补钙时，不能与牛乳混合在一起，应在两次喂奶间给药，以免影响钙的吸收。

（4）作好急救准备　准备好氧气、吸引器、气管插管、气管切开等急救物品。

2. 遵医嘱补镁　补充钙剂后惊厥仍不能控制者，应检查血镁。若血镁 <0.6mmol/L（1.4mg/dl），可用 25% 硫酸镁，每次 0.4ml/kg 肌注。

3. 遵医嘱补充维生素 D　甲状旁腺功能不全患儿需长期口服钙剂治疗，同时用维生素 D_2（每日 10000 ~25000IU）；或二氢速变固醇每日 0.05 ~0.1mg；或 1.25（OH）$_2D_3$，每日 0.25 ~0.5μg。治疗过程中应定期监测血钙水平，调整维生素 D 的剂量。

4. 健康教育　宣传育儿知识，鼓励母乳喂养，多参加户外活动。在不允许母乳喂养的情况下，应给予配方奶喂养，保证钙的摄入。或在牛乳喂养期间，注意补充钙剂和维生素 D。

答案解析

目标检测

一、简答题

1. 简述新生儿分类。
2. 简述新生儿常见特殊生理状态。如何处理？
3. 简述新生儿缺氧缺血性脑病护理措施。
4. 简述新生儿寒冷损伤综合征的治疗要点。

二、案例分析

早产儿，男性，生后 20 小时出现皮肤黄染，呈进行性加重。生后 30 小时测量血清胆红素为 328μmol/L。血型检查母亲为 O 型血，孩子为 B 型血。

请问：

（1）生理性黄疸与病理性黄疸主要从哪些方面进行鉴别？

（2）目前最主要的护理问题是什么？

（3）针对该患儿应采取哪些护理措施？

（周良燕）

书网融合……

本章小结　　　　　　微课1　　　　　　微课2　　　　　　题库

第六章 营养与营养障碍性 疾病患儿的护理

PPT

学习目标

1. 通过本章学习，重点把握母乳喂养的优点与喂养指导；蛋白质－能量营养不良、维生素 D 缺乏性疾病患儿的临床表现与护理要点。

2. 学会运用所学知识，对蛋白质－能量营养不良、维生素 D 缺乏性疾病患儿进行护理评估，提出护理问题，制定并实施护理措施，具有良好的人文关怀品质和严谨、慎独的职业素养。

情境导入

情景描述 患儿，女，10 个月。因"无诱因哭闹、多汗、易惊 2 个月"就诊。患儿系人工喂养，尚未添加辅食。家长诉患儿夜间易惊醒，常摇头、擦枕头。查体：T 36.6℃，P 108 次/分，R 30 次/分，体重 7.5kg。表情淡漠，面色苍白，消瘦，前囟 2cm×2cm，头部出现"枕秃"，乳牙未出，轻度方颅。

讨论 1. 患儿可能的诊断是什么？

2. 如何指导家长预防该疾病的发生？

第一节 儿童营养基础

营养是人体获取与利用食物维持生命活动的全过程。食物在人体内经过消化、吸收和代谢，所产生的维持生命活动的物质，称为营养素，包括宏量营养素（蛋白质、脂类与糖类）、微量营养素（矿物质与维生素）和其他膳食成分（膳食纤维、水）。儿童生长发育迅速，营养需求相对较高，需每日摄入足够的营养素，以满足机体生长发育需求，预防营养障碍性疾病的发生。

一、能量的需要

人体所需的能量来源于三大宏量营养素，即碳水化合物、脂肪和蛋白质。儿童能量的需要包括基础代谢率、食物热力作用、生长发育、活动与排泄 5 个方面。能量以千卡（kcal）或千焦耳（kJ）为单位，1kcal = 4.184kJ，1kJ = 0.239kcal。

1. 基础代谢率 年龄越小，基础代谢率相对越高。婴幼儿基础代谢率所需能量约占总能量的 50% ~ 60%。婴儿每日基础代谢率为 55kcal/kg（约 230kJ/kg），7 岁时每日为 44kcal/kg（约 184kJ/kg），12 岁时每日为 30kcal/kg（约为 125kJ/kg）。

2. 食物的热力作用 食物消化、吸收所消耗的能量称为食物的热力作用，与食物组成成分有关。碳水化合物、脂肪、蛋白质的热力作用依次为本身产能的 6%、4% 和 30%。婴儿食物中蛋白质含量较高，其热力作用约占总能量的 7% ~ 8%。年长儿食物热力作用约占 5%。

3. 活动消耗 儿童活动消耗的能量具有明显的个体差异性，与身体大小、活动强度、活动持续时间和活动类型等相关。当能量摄入不足时，儿童活动减少，以维持身体基本功能和重要脏器代谢的能量需求。

4. 排泄消耗 正常情况下，尚未消化吸收便排出体外的食物，其损失的能量约占总能量的 10%，腹泻时明显增加。

5. 生长所需 机体生长所消耗的能量是儿童时期特有的，生长速度越快，需要的能量则越多。婴儿期生长速度最快，生长耗能占总能量的25%~30%，之后逐渐降低，到青春期时再次升高。

以上5项能量的总和即为儿童能量的总需要量。1岁以内婴儿平均每日所需总能量为100kcal/kg（418.4kJ/kg），年龄每增长3岁，每日所需能量减少10kcal/kg。

二、营养素的需要

（一）宏量营养素

1. 蛋白质 蛋白质不仅是组成机体组织和器官的重要成分，也是供能物质，1g蛋白质能提供4kcal能量。每日摄入的蛋白质所提供的能量占总能量的8%~15%。氨基酸模式与人体蛋白质氨基酸模式接近的蛋白质称为优质蛋白，其生物利用率较高，主要包括大豆及动物蛋白质。1岁以内婴儿每日蛋白质的推荐摄入量为1.5~3g/kg。婴幼儿生长发育迅速，保证优质蛋白质的供给十分重要，其每日摄入的优质蛋白应占所有蛋白质的50%以上。此外，应注意食物的搭配和加工方式，以提高蛋白质的生物利用价值。

2. 脂类 脂类是脂肪、胆固醇与磷脂的总称，是机体的第二大供能物质。1g脂类能提供9kcal能量。6个月以下婴儿食物中的脂类供能占总能量的45%~50%，年长儿为25%~30%。

3. 糖类 糖类是最主要的供能物质，主要来源于谷类食物，包括单糖、双糖和多糖，所有糖类均需分解为葡萄糖才能被机体吸收利用。糖类供能占每日所需总能量的55%~65%。

为满足儿童生长发育的需要，三大宏量营养素的供给应保持平衡，首先应保证能量的供给，其次是蛋白质的供应，尤其是优质蛋白质，从而预防代谢紊乱的发生。

（二）微量营养素

1. 矿物质 包括常量元素与微量元素，常见矿物质的主要来源和作用见表6-1。

（1）常量元素 在人体内含量超过体重的0.01%的元素称为常量元素，如钙、磷、镁、钠等。钙和磷是构成牙齿、骨骼等组织的主要成分，在体内含量接近体重的6%。婴儿期钙的沉积最高，2岁以下儿童每日钙在骨骼中增加约200mg，因此保证钙的摄入十分重要。但钙摄入过量也可能对身体造成危害，0~6月龄的婴儿钙摄入量不超过1000mg/d，7~12月龄不超过1500mg/d。乳类是钙最好的来源，其次是大豆。

（2）微量元素 在人体内含量低于体重的0.01%，如铁、碘、锌、硒等。不同微量元素在体内分布有较大差异，但具有非常重要的生理功能。微量元素需要通过食物摄入。目前铁、碘、锌缺乏症仍是全球普遍的微量营养素缺乏症。

表6-1 常见矿物质的主要来源和作用

元素种类	主要来源	作用
钙	乳类、豆类、绿叶蔬菜	凝血因子，能降低神经-肌肉的兴奋性，是构成骨骼和牙齿的主要成分
磷	乳类、肉类、豆类、五谷类	参与缓冲系统，维持酸碱平衡，是骨骼、牙齿、细胞核蛋白及各种酶的主要成分
铁	肝脏、动物血、肉类、豆类、绿色蔬菜	帮助运输氧气，是血红蛋白、肌红蛋白、细胞色素及其他酶系统的主要成分
碘	各类海产品	甲状腺激素的主要成分
锌	贝类海产品、红肉、内脏、干果类、全谷、麦麸	多种酶的组成成分
硒	肉类、肝脏、肾脏、海带	维护心肌健康、保护血管、保护视觉
镁	谷类、肉类、豆类、乳类	与神经-肌肉兴奋性有关，参与细胞代谢过程，是构成骨骼和牙齿的成分

2. 维生素 是维持人体正常生理功能所必需的有机物质，虽然在人体内含量极微，但在机体的各种酶或辅酶中发挥核心作用。维生素可分为脂溶性（维生素 A、D、E、K）和水溶性（B 族维生素和维生素 C）两大类。其中维生素 A、D、C、B、K 和叶酸是儿童最易缺乏的维生素。常见维生素的主要来源和作用见表 6 - 2。

表 6 - 2 常见维生素的主要来源和作用

维生素种类	主要来源	作用
维生素 A	鱼肝油、肝脏、乳汁、胡萝卜素	维持正常视觉功能，维护上皮组织细胞的完整性，促进生长发育，抑制肿瘤生长
维生素 D	人皮肤日光照射合成、鱼肝油、肝脏、蛋黄	调节钙磷代谢，促进肠道对钙的吸收，维持血液钙浓度，有利于骨骼钙化
维生素 C	各种新鲜蔬菜及水果	参与人体的羟化和还原过程，对胶原蛋白、神经递质、细胞间黏合质的合成，类固醇羟化，氨基酸代谢，抗体及红细胞的生成等具有重要作用
维生素 K	肝脏、豆类、蛋、青菜，肠内细菌可合成部分	合成凝血酶原
维生素 E	豆类、蔬菜、麦胚油	抗氧化剂，促进细胞成熟与分化
维生素 B$_{12}$	肉类、肝脏、肾脏	参与核酸合成，促进细胞及细胞核成熟，对造血和神经组织代谢具有重要作用
叶酸	肝脏、肾脏、绿叶蔬菜、豆类、酵母	其活性形式四氢叶酸参与核苷酸的合成，胎儿期缺乏可引起神经管畸形

（三）其他膳食成分

1. 膳食纤维 指不能被小肠消化吸收，进入结肠发酵的碳水化合物，至少包括纤维素、半纤维素、木质素、黏胶及果胶等 5 种构成物。其主要功能为吸收大肠内的水分、软化大便、增加大便体积、促进肠蠕动。婴儿的膳食纤维主要来源于乳汁中未完全消化吸收的乳糖、低聚糖或食物中未消化吸收的淀粉；儿童的膳食纤维主要来源于谷类、新鲜蔬菜和水果。

2. 水 水参与体内所有新陈代谢和体温调节。婴儿新陈代谢旺盛，需水量相对较多，约为 150ml/（kg·d），年龄每增长 3 岁，需水量减少 25ml/（kg·d）。

第二节 婴儿喂养

合理喂养是儿童健康成长的基础。婴儿的喂养方式有母乳喂养、部分母乳喂养及人工喂养 3 种方式。

一、母乳喂养 微课 1

母乳是婴儿最理想的天然食物，能满足婴儿生理和心理发育需求，并可提供足月儿正常生长到 4 ~ 6 个月所需的营养素、能量与液体量。母乳中含有的免疫物质 SIgA 是任何配方奶粉都无法替代的，母乳喂养是全世界大力提倡的婴儿健康喂养方式。

（一）母乳的特点

1. 营养丰富，易消化吸收

（1）蛋白质 母乳中含有的必需氨基酸比例适宜；所含酪蛋白为 β-酪蛋白，含磷少、乳凝块小，易于消化；所含白蛋白为乳清蛋白，能促进乳糖蛋白形成；酪蛋白与乳清蛋白的比例为 1∶4，易被消化吸收。

（2）糖类 母乳中乙型乳糖含量丰富，有助于大脑发育；也有利于双歧杆菌、乳酸杆菌的生长并产生 B 族维生素，还能促进肠蠕动及小肠对钙的吸收。

（3）脂肪　母乳中不饱和脂肪酸较多，尤其是初乳，有利于大脑发育。母乳中含脂肪酶，有利于脂肪颗粒的消化吸收。

（4）维生素　母乳中维生素 D 含量较低，因此母乳喂养的婴儿除需额外补充维生素 D，还应指导家长多带婴儿进行户外活动，以促进维生素 D 的合成。母乳中维生素 K 的含量也较低，乳母可通过改善饮食及补充维生素 K 制剂来提高乳汁中维生素 K 的含量。

（5）矿物质　母乳中的钙、磷比例适当（2∶1），易吸收；铁含量（0.05mg/dl）虽与牛乳相似，但母乳中铁的吸收率（49%）远高于牛乳（4%）；母乳中锌的利用率也较高。

母乳中宏量营养素产能比例适宜，详见表 6 - 3。

表 6 - 3　人乳与牛乳宏量营养素产能比（100ml）

	母乳	牛乳	理想标准
蛋白质	9%	19%	11%
脂肪	50%	52%	50%
糖类	41%	29%	40% ~ 50%
能量	67kcal	69kcal	

2. 增强婴儿免疫力

（1）初乳中含有丰富的 SIgA，具有抗感染和抗过敏作用；还含有少量的 IgG、IgM 和特异性抗体。

（2）母乳中含有丰富的乳铁蛋白，初乳中含量更丰富。乳铁蛋白能夺走大肠埃希菌、白念珠菌及大多数需氧菌赖以生长的铁，从而抑制细菌生长。

（3）免疫活性细胞　母乳中大量的巨噬细胞及少量淋巴细胞均能释放补体、干扰素、溶菌酶等多种细胞因子，从而发挥免疫调节作用。

3. 其他　母乳喂养可以增进母婴感情，促进婴儿心理健康发展。母乳喂养简单、方便、经济。母乳喂养还能促进乳母产后子宫复旧，降低乳腺癌、卵巢癌等疾病风险。

（二）母乳成分的变化

1. 不同时期母乳的成分及量　分娩后 4 ~ 5 天内的乳汁称为初乳，5 ~ 14 天的乳汁称为过渡乳，14天以后的乳汁称为成熟乳。初乳量少，呈淡黄色，含有丰富的免疫球蛋白、维生素 A、牛磺酸及矿物质，有助于新生儿的生长发育及增强抗感染能力。过渡乳和成熟乳呈乳白色，乳糖含量较为恒定，但所含蛋白质与矿物质逐渐减少。正常乳母平均每日泌乳量随时间逐渐增加，成熟乳量可达 700 ~ 1000ml/d，到产后 6 个月泌乳量逐渐下降。不同时期母乳中的主要成分含量见表 6 - 4。

表 6 - 4　母乳中主要成分含量表（g/L）

	初乳	过渡乳	成熟乳
蛋白质	22.5	15.6	11.5
脂肪	28.5	43.7	32.6
糖类	75.9	77.4	75.0
矿物质	3.08	2.41	2.06

2. 哺乳过程中乳汁成分的变化　每次哺乳过程中，乳汁成分也在发生变化，刚开始哺乳阶段分泌的乳汁，其蛋白质含量高而脂肪含量低，质地较清淡；之后脂肪含量逐渐升高而蛋白质含量逐渐降低，质地较浓稠。

（三）母乳喂养的护理

建立有效母乳喂养需具备 3 个条件，即乳母能分泌充足的乳汁、哺乳时存在有效的射乳反射及婴儿有效的吸吮。其中婴儿有效的吸吮是母乳喂养成功的根本。

1. 产前准备　孕妇在产前需要做好身体和心理两方面的准备，建立母乳喂养的信心，合理营养，孕期适当增重 12～14kg，储存足够的脂肪，保障哺乳所需能量。

2. 乳头保健　妊娠后期每天用清水（忌用酒精或肥皂水）擦洗乳头；乳头内陷者可用拇指和示指从不同角度牵拉乳头，每天 1 次至数次；乳汁中的蛋白质和抑菌物质可以保护乳头表皮，每次哺乳后可挤出少许乳汁涂抹在乳头上，预防乳头皲裂。

3. 尽早开奶，按需哺乳　有力的吸吮能使催乳素在血中维持较高的浓度，是成功母乳喂养的关键。新生儿出生后即可与母亲进行皮肤接触，吸吮双侧乳头，以促进乳汁的分泌。早开奶有助于减轻新生儿黄疸，同时还可以减少生理性体重下降和低血糖的发生。2 月龄以下的婴儿提倡按需哺乳。

4. 促进乳汁分泌　每次哺乳前可先热敷乳房 2～3 分钟，热敷后从乳房外侧缘向乳头方向按摩乳房。双侧乳房交替哺乳，若一侧乳房的奶量已能满足婴儿需要量，则可将另一侧乳房的乳汁用吸奶器吸出，以排空乳房，刺激乳汁分泌，同时避免乳腺炎的发生。下丘脑可以调节与泌乳相关激素的产生，因此乳母需保持心情愉悦，避免情绪波动。

5. 哺乳技巧　哺乳姿势选取的原则为使母亲与婴儿均感到舒适。一般多采用坐位，一手怀抱婴儿，使其头肩部枕于哺乳侧手肘弯部，另一手拇指和其余四指呈 "C" 字形托住乳房；剖宫产产妇可取侧卧位。衔乳时先用乳头正对婴儿鼻尖，然后用乳头轻触婴儿嘴唇，待婴儿嘴张大时顺势将乳头和大部分乳晕送入口中，使婴儿能正常用鼻呼吸即可。哺乳结束，用示指轻压婴儿下颌退出乳头，竖抱婴儿拍背，帮助其排出吞入胃内的空气，然后将婴儿放在床上，取右侧卧位。

（四）不宜哺乳的情况

母亲感染 HIV 或患严重疾病时应停止哺乳，如精神病、癫痫、恶性肿瘤、严重心力衰竭等。若母亲感染结核病，经治疗无临床症状后可继续哺乳。乙肝病毒携带者并非哺乳的禁忌证，但 HBeAg（＋）的母亲应暂停哺乳。

（五）断乳

随着小儿年龄增长，母乳的量和质不能满足婴儿营养所需，同时婴儿的消化功能日趋成熟，乳牙萌出，咀嚼能力增强，已可适应半固体和固体食物。对 6 个月及以上的婴儿在逐渐添加转乳期食物的同时，减少哺乳的次数为断乳作准备，一般 10～12 个月可断乳。遇夏季炎热或婴儿体弱多病，而乳母体质好，泌乳量仍旺盛时，可适当推迟断乳时间。世界卫生组织建议母乳喂养可延至 2 岁。

二、部分母乳喂养

同时采用母乳与兽乳或配方奶粉喂养的方式称为部分母乳喂养，主要有以下两种方式。

1. 补授法　因母乳不足而采用配方奶或兽乳补充喂养的方式。母乳喂养次数不变，每次先喂母乳，待双侧乳房吸空后再根据婴儿的需要量进行补喂，缺多少补多少。

2. 代授法　用配方奶或兽乳代替一次或数次母乳喂养的方式，主要用于断离母乳前的准备。

三、人工喂养

用配方奶或兽乳完全替代母乳喂养的方式称人工喂养。市面常售的兽乳有牛奶、羊奶、骆驼奶等。配方奶是婴儿除母乳外优先选择的乳类，需按年龄段选用。

（一）兽乳的特点（以牛奶为例）

1. 脂肪　含量与母乳相似，但不饱和脂肪酸含量比母乳低；脂肪颗粒大，且缺乏脂肪酶，不易消化。

2. 蛋白质　含量虽高，但主要是酪蛋白，在胃内形成的乳凝块较大，不易消化；牛血清蛋白和 β - 乳白蛋白可能导致婴儿过敏、腹泻。

3. 乳糖　含量较低，且主要为甲型乳糖，有利于大肠埃希菌生长，易使小儿腹泻。

4. 矿物质　含量高，增加肾脏负荷；磷含量高，不利于钙的吸收。

牛奶中缺乏免疫因子，牛奶喂养的婴儿患感染性疾病的风险增加。羊奶的成分与牛奶相似，但叶酸含量较少，长期羊奶喂养的婴儿易患营养性巨幼细胞贫血。

（二）配方奶粉

配方奶粉是以牛奶或羊奶等兽乳为基础改造成尽量接近母乳成分的奶制品。配方奶粉主要有以下几类。

1. 婴幼儿配方奶粉　是根据婴幼儿生长发育特点和营养需求而制成的，包含适用于 0～6 月龄的婴儿配方奶粉（1 段）、6～12 月龄的较大婴儿配方奶粉（2 段）和 1～3 岁幼儿配方奶粉（3 段）。

2. 特殊医学用途配方奶粉　指为了满足进食受限、消化吸收障碍、代谢紊乱或特定疾病状态的婴幼儿对营养素的特殊需求而制成的配方奶粉，包括无乳糖或低乳糖配方奶粉、乳清蛋白部分水解或深度水解奶粉、氨基酸配方奶粉、早产儿或低出生体重婴儿配方奶粉等。

（三）全牛奶的家庭改造

1. 稀释　仅用于新生儿，2 周以内的新生儿可采用 2：1 奶（即 2 份牛奶中加 1 份水），之后逐渐过渡到 3：1 或 4：1 奶，满月后即可喂全奶。通过稀释可以降低牛奶中蛋白质和矿物质的浓度，从而减轻婴儿消化道及肾脏的负担。

2. 加糖　100ml 牛奶中可加入 5～8g 蔗糖，加糖可以调整牛奶中宏量营养素的比例，促进吸收和排便。

3. 加热　通过煮沸不仅能达到灭菌的目的，还可使牛奶中的蛋白质变性，有利于婴儿消化。

（四）摄入量估计

1. 配方奶粉　婴儿每天需要的总能量约为 100kcal/kg，市售婴儿配方奶粉 100g 可提供 500kcal 能量，因此婴儿每日需配方奶粉约 20g/kg 即可满足其总能量需求。

2. 牛奶　100ml 全牛奶可供能 67kcal，100ml 8% 糖牛奶可供能约 100kcal，因此婴儿每日需 8% 糖牛奶 100ml/kg 即可满足其总能量需求。采用牛奶喂养时，应给婴儿补喂一定量的水，饮水量为总需水量减去进奶量，即牛乳以外每日需水量 50ml/kg。

（五）人工喂养的注意事项

1. 根据婴儿的月龄大小挑选合适的奶瓶与奶嘴。
2. 哺喂前需将奶液滴到成人手腕内侧试温。
3. 根据婴儿的体重增长情况、食欲及大小便，及时调整奶量。
4. 哺乳时应使奶嘴前部分充满奶液，减少空气吸入；哺喂完毕，应竖抱婴儿轻轻拍背，然后将婴儿置于右侧卧位休息。
5. 奶液应现配现用，奶具用完后及时清洗和消毒，并定期更换。

四、婴儿食物的转换

婴儿 4～6 月龄后，随着生长发育的逐渐成熟，纯乳类喂养不能满足其需要（此时婴儿一般每天乳量已达 800～1000ml 或每次哺乳量超过 200ml），故需向固体食物转换，以保障婴儿的健康。此期为婴儿食物的转换期，又称换乳期。

1. 不同喂养方式婴儿的食物转换　食物转换是由乳类食物逐渐过渡到固体食物的过程，目的是帮助婴儿逐渐适应各种食物的味道，培养其对不同食物的兴趣，补充乳类营养的不足，逐步培养婴儿良好的饮食习惯。纯母乳喂养婴儿的食物转换方法是帮助婴儿逐渐适应配方奶或兽乳，进而完全代替母乳，同时引入其他食物。人工喂养和部分母乳喂养婴儿的食物转换方法是逐渐引入其他食物。

2. 食物转换的步骤　婴儿食物转换的步骤见表 6-5。

表 6-5　食物转换的步骤

月龄	食物形状	引入的食物
6 月龄	泥状食物	含铁配方米粉、配方奶、蛋黄、菜泥、水果泥
7～9 月龄	末状食物	粥、烂面、烤馒头片、饼干、全蛋、鱼、肝泥、肉末
10～12 月龄	碎食物	厚粥、软饭、面条、馒头豆制品、碎菜、碎肉、带馅食品

3. 食物转换的原则　引入食物的量和质应遵循循序渐进原则。由少到多、由稀到稠、由细到粗、由一种到多种食物，逐步过渡到固体食物。婴儿患病或天气炎热时暂停添加。

第三节　蛋白质-能量营养障碍

一、蛋白质-能量营养不良 🅔 微课 2

蛋白质-能量营养不良（protein-energy malnutrition，PEM）是由多种原因引起的能量和（或）蛋白质长期摄入不足而导致的慢性营养缺乏症，多见于 3 岁以下的婴幼儿。根据临床表现可分为消瘦型、水肿型、消瘦-水肿型（又称混合型），其中以消瘦型最常见。

【病因】

1. 摄入不足　是营养不良最主要的原因。主要由喂养不当引起，如长期母乳摄入量不足，突然断奶但未及时引入其他食物，奶粉配制过稀，先天营养不足婴儿（早产儿、多胎儿、低出生体重儿等）在追赶性生长阶段未给予足够能量，年长儿挑食偏食等。

2. 疾病影响　主要受消化系统疾病、急慢性传染病、肿瘤、糖尿病以及严重肝、肾疾病影响。

💡 **素质提升**

"大头娃娃"事件带来的思考

从 2003 年开始，某市 100 多名婴儿陆续患上一种怪病，脸大如盘，四肢短小。2004 年 3 月下旬，有关媒体报道引起社会关注。不法分子用淀粉、蔗糖等价格低廉的食品原料全部或部分替代乳粉，再用奶香精等添加剂进行调香调味，制造出劣质奶粉，婴儿生长发育所必需的蛋白质、脂肪以及维生素和矿物质含量远低于国家相关标准。虽然国家采取了一系措施打击不法商家，保证奶制品的质量，但类似事件仍有发生。要想杜绝此类事件，除了企业、监管部门努力外，我们每个人都应该具有高度的社会责任感，坚决抵制制假、售假。

【临床特征】

1. 体重改变　最先表现为体重不增，继而出现体重下降，外观消瘦。

2. 皮下脂肪减少 皮下脂肪厚度是评估营养不良程度的重要指标。皮下脂肪减少的顺序依次为腹部、躯干、臀部、四肢、面颊。重度营养不良患儿皮下脂肪消失，呈"皮包骨"状态。

3. 体格生长发育落后 营养不良初期患儿身高可不受影响，随着病情加重，骨骼生长速度减慢，患儿身高低于正常值范围。

4. 各系统功能下降 重度营养不良患儿表现为精神萎靡、反应迟钝、体温偏低、血压降低、心率减慢、肌肉萎缩、四肢发凉、免疫力低下、食欲降低、腹泻与便秘交替，甚至伴发重要脏器功能损害。

5. 水肿 血浆白蛋白明显降低时出现凹陷性水肿，严重者皮肤感染导致慢性溃疡。

6. 营养不良的分度与分型 营养不良的分度见表 6-6。

表 6-6 营养不良的分度

评估指标	轻度（Ⅰ度）	中度（Ⅱ度）	重度（Ⅲ度）
腹部皮下脂肪厚度（cm）	0.4~0.8	<0.4	0
体重低于正常均值（%）	15~25	25~40	>40
精神状态	正常	烦躁不安	萎靡、抑郁与烦躁交替
肌肉	正常	肌肉松弛	肌肉萎缩
肌张力	正常	降低	明显降低
身高（身长）	正常	低于正常	明显低于正常
皮肤弹性	基本正常	差	消失
皮肤颜色	正常或稍苍白	稍苍白	苍白、干皱

根据患儿的身高（身长）、体重减少情况，将 5 岁以下儿童营养不良分型如下。

（1）**生长迟缓型** 指身高（身长）低于同年龄、同性别参照人群值的均值减 2SD，反映患儿存在长期慢性营养不良，是我国 5 岁以下儿童营养不良最常见的类型。

（2）**体重低下型** 指体重低于同年龄、同性别参照人群值的均值减 2SD，反映患儿存在急性或慢性营养不良。

（3）**消瘦型** 指体重低于同性别、同身高（身长）参照人群值的均值减 2SD，反映患儿近期存在急性营养不良。

7. 并发症

（1）**贫血** 以营养性缺铁性贫血最常见。

（2）**感染** 包括上呼吸道感染、肺炎、腹泻等，感染会进一步加重营养不良。

（3）**多种微量元素及维生素缺乏** 以维生素 A 缺乏最常见，其次是锌缺乏，恢复期可能出现维生素 D 缺乏。

（4）**自发性低血糖** 表现为患儿突然出现神志不清、面色灰白、出冷汗、呼吸暂停、脉搏减弱等症状。

【辅助检查】

1. 胰岛素样生长因子 1（IGF-1） 是早期诊断营养不良的灵敏、可靠的指标。

2. 血清白蛋白 是营养不良的特征性改变，但灵敏度不高。

3. 酶活性测定 血清淀粉酶、胰酶、脂肪酶、转氨酶等多种酶活性均降低。

4. 其他 各种电解质及微量元素浓度降低，血糖降低，生长激素水平升高。

【治疗要点】

1. 一般治疗 主要是去除病因，治疗原发病，提倡母乳喂养，保证摄入足够量的优质蛋白质。饮食调整应遵循个体化、循序渐进的原则。

2. 药物治疗 给予患儿各种消化酶促进其消化吸收功能；补充维生素及微量元素；肌注蛋白质同化类固醇制剂（如苯丙酸诺龙），促进机体对蛋白质的合成，增进食欲；进食极少或拒绝进食者可注射胰岛素增进其食欲，但应注意在注射胰岛素前需静脉注射葡萄糖，预防发生低血糖。

3. 中医治疗 针灸、推拿、捏脊等方法可促进食欲，还可服用健脾补气的中药。

4. 其他 病情严重者可采用要素饮食或胃肠外营养。严重贫血者可少量多次输注全血或血浆，低蛋白血症者可输注白蛋白。

【护理评估】

1. 健康史 详细评估患儿的出生史、喂养史、生长发育情况、饮食习惯、疾病史等。

2. 身体状况 测量患儿的体重、身高（身长）、皮下脂肪厚度，检查患儿有无肌张力下降、精神改变、水肿等。

3. 心理－社会状况 评估患儿家长喂养知识及对本病的认识程度，了解患儿家庭经济状况等。

【护理诊断/护理问题】

1. 营养失调：低于机体需要量 与能量、蛋白质摄入不足或消耗增加有关。

2. 生长发育迟缓 与营养物质长期缺乏，不能满足生长发育所需有关。

3. 有感染的危险 与机体免疫力下降有关。

4. 潜在并发症：贫血、低血糖、维生素 A 缺乏等。

5. 知识缺乏 患儿家长缺乏科学喂养知识。

【护理措施】

1. 调整饮食 根据患儿营养不良的程度、消化功能及对食物的耐受程度等进行个体化的饮食调整，遵循由少到多、由稀到稠、循序渐进的原则，直至恢复正常。

（1）宏量营养素的供给 轻度和中度营养不良的患儿，从每日供给热量 60 ~ 80kcal/kg、蛋白质 3g/kg 起，逐渐增加至每日热量 150kcal/kg、蛋白质 3.5 ~ 4.5g/kg。重度营养不良患儿，从每日补充热量 40 ~ 60kcal/kg、蛋白质 1.5 ~ 2g/kg、脂肪 1g/kg 起，逐步少量增加。各种程度营养不良的患儿体重接近正常后，饮食摄入量均应恢复至生理需要量。

（2）维生素及微量元素的补充 每日给予新鲜蔬菜和水果，由少到多，逐步补充。

（3）倡导母乳喂养 能母乳喂养的患儿，应在保证母乳喂养的基础上添加其他食物。不宜母乳喂养的应指导家长人工喂养的方法。

（4）养成良好的饮食习惯 协助家长纠正患儿挑食、偏食等不良饮食习惯。

2. 促进消化，改善食欲 遵医嘱给予各种消化酶和 B 族维生素，给予蛋白类固醇制剂、胰岛素、锌剂等。

3. 预防感染 做好皮肤和口腔护理，预防呼吸道和消化道感染，保持室内空气流通，避免受凉。

4. 病情观察 密切观察患儿病情变化，夜间和清晨是低血糖的高发时期，一旦发现应立即遵医嘱静脉注射 25% ~ 50% 葡萄糖溶液。注意观察患儿是否有贫血、维生素 A 缺乏等表现，及时补充缺失的营养素等。治疗及护理过程中应每日记录进食情况，定期测量体重、身高（长）及皮下脂肪厚度，以判断治疗效果。

5. 健康教育 向患儿家长讲解科学喂养知识；鼓励家长经常带孩子参加户外活动，保证睡眠充足；按时进行预防接种，预防感染；定期监测体格生长发育情况，发现问题及时纠正；积极治疗各种原发疾病。

二、儿童单纯性肥胖

儿童单纯性肥胖是由于长期能量摄入超过消耗量，导致体内脂肪过度累积，体重超过参考值范围的营养障碍性疾病。目前儿童超重与肥胖发病率在发达国家和国内大城市较高，且在发展中国家和国内农村儿童中呈上升趋势。肥胖不仅影响儿童健康，还会增加其成年期代谢综合征的发病率，是影响公共健康的主要根源。

【病因】

1. 能量摄入过多 是肥胖最主要的原因。高能量及含糖饮料的大量摄入、受父母不良饮食习惯的影响、母亲妊娠期糖尿病或体重增长过多等因素均可能导致儿童肥胖发生率增加。

2. 活动量减少 久坐、缺乏体育锻炼、活动量过少是引起肥胖的重要因素，即使摄入食物不多也会引起肥胖。

3. 遗传因素 遗传因素对肥胖发生的影响大于环境因素，肥胖具有家族遗传性，父母均肥胖的儿童肥胖发生率高达 70% ~ 80%。

4. 其他 精神创伤、心理异常、饱食中枢与饥饿中枢调节失衡等导致过量进食，也可引起肥胖。

【临床特征】

肥胖可发生在任何年龄，最常见于婴儿期、5~6 岁和青春期，男孩较多见。

1. 症状 食欲旺盛，喜食高脂肪食物和甜食；活动量明显减少，常伴疲劳感，用力时气短或腿痛；严重肥胖者出现肥胖–换氧不良综合征，表现为低氧血症、发绀、红细胞增多、气急、心脏扩大、充血性心力衰竭甚至死亡，发生原因是脂肪过度堆积使胸廓和膈肌运动受限，导致肺通气量不足、呼吸浅快、肺泡换气量减少。

2. 体征 皮下脂肪丰满、分布均匀，腹部膨隆下垂，严重肥胖者胸腹、臀部和大腿皮肤出现皮纹，双下肢负荷过重导致膝外翻和扁平足。肥胖儿童常出现性早熟，因此身高低于正常值范围。

3. 肥胖诊断 主要有以下两种诊断标准。

（1）体重指数 儿童的体质指数在同性别、同年龄段参考值的 P_{85} ~ P_{95} 时为超重，超过 P_{95} 时为肥胖。

（2）身高（身长）比体重 身高（身长）比体重在同性别、同年龄段的 P_{85} ~ P_{97} 为超重，超过 P_{97} 为肥胖。

【辅助检查】

肥胖患儿的血压、血糖、糖耐量、腹围、甘油三酯、胆固醇等指标会有不同程度的升高，肝脏超声常有脂肪肝，生长激素水平降低。

【治疗要点】

治疗原则为减少产热食物摄入、增加机体能量消耗、降低体脂至理想状态、不影响生长发育和健康。主要采用饮食疗法和运动疗法，必要时可在专业医护人员指导下采用药物治疗和手术治疗。

1. 饮食疗法 推荐低脂、低糖、高蛋白、高维生素、适量纤维的食物组合。培养患儿良好的饮食习惯，家庭成员发挥榜样作用。

2. 运动疗法 选择患儿喜欢且易于坚持的运动项目，活动量以运动后不感到疲劳为宜，每天至少坚持运动 30 分钟。

【护理评估】

1. 健康史 询问患儿饮食习惯及活动量，有无心理障碍和精神创伤，有无肥胖家族史等。

2. **身体状况**　通过体格测量及相关实验室检查评估患儿肥胖程度。

3. **心理－社会状况**　评估患儿是否因肥胖产生自卑、焦虑、孤僻等心理障碍。

【护理诊断/护理问题】

1. **肥胖**　与体内能量累积过剩有关。

2. **活动耐力减弱**　与脂肪过度堆积使胸廓和膈肌运动受限、肺通气量不足有关。

3. **自我形象紊乱**　与肥胖引起体型改变有关。

4. **潜在并发症**：高血压、糖尿病、高血脂。

5. **知识缺乏**　患儿及家长缺乏科学饮食相关知识。

【护理措施】

1. **饮食护理**　给予患儿低糖、低脂、高蛋白、富含维生素和矿物质的食物，嘱患儿少食多餐、细嚼慢咽，避免进食过饱，不吃零食和宵夜。推荐患儿食用体积大、饱腹感强、能量低的蔬菜和水果，如苹果、番茄、胡萝卜、番石榴等。

2. **运动护理**　鼓励患儿根据自身喜好选择简单有效的有氧运动，如跳绳、游泳、慢跑等。

3. **心理护理**　引导患儿正确认识形体变化，积极参加集体活动；鼓励患儿坚持饮食和运动控制体重，通过成功案例帮助患儿树立减肥的信心；动态评估患儿的心理状态，及时疏导其负面情绪。

4. **健康指导**　向家长及年长患儿讲解科学饮食、合理运动的重要性；指导家长定期带患儿进行生长发育监测；关注患儿的情绪变化，避免责备、歧视患儿。

第四节　维生素 D 缺乏性疾病

一、维生素 D 缺乏性佝偻病 📱微课3

维生素 D 缺乏性佝偻病是由于体内维生素 D 不足，引起钙、磷代谢紊乱，形成以骨骼改变为主要特征的全身慢性营养性疾病。是我国儿童重点防治的"四病"之一，好发于 2 岁以下婴幼儿，北方患病率高于南方。随着社会经济文化水平的提高，该病的发病率及病情严重程度均呈下降趋势。

【维生素 D 的生理功能、来源、转化及代谢】

1. **维生素 D 的生理功能**　通过作用于肠道、肾脏、骨骼等靶器官调节体内钙磷代谢平衡，具体如下。

（1）促进肠道对钙、磷的吸收和磷的转运。

（2）增加肾小管对钙、磷的重吸收，提高血磷浓度，促进骨矿化作用。

（3）与甲状旁腺协同促进成骨细胞成熟和破骨细胞分化，调节骨骼和血液中的钙盐。

此外，维生素 D 还参与全身多种细胞的增殖、分化及凋亡，对神经－肌肉功能和免疫功能具有调控作用。

2. **维生素 D 的来源**　维生素 D 是一组具有生物活性的脂溶性类固醇衍生物，包括维生素 D_2（又称麦角骨化醇，主要存在于植物中）和维生素 D_3（又称胆骨化醇，主要由皮肤中的 7－脱氢胆固醇经紫外线照射后形成）。

（1）**皮肤中的 7－脱氢胆固醇**　人体内维生素 D 生物合成的前体物质是 7－脱氢胆固醇，经日光中紫外线照射后变成胆骨化醇，即内源性维生素 D_3，是维生素 D 最主要的来源。

（2）**食物中的维生素 D**　母乳及各种天然食物中所含维生素 D 均较少。含维生素 D 相对较多的食物：动物肝脏、蛋黄、鱼肝油等含维生素 D_3，酵母、植物油含维生素 D_2（麦角骨化醇）；还有强化了维生素 D 的配方奶粉、米粉等婴儿食品。

（3）母体－胎儿的转运　胎儿从母体中获得的维生素 D 可供其出生后一段时间的生长需要，新生儿体内维生素 D 的含量受母体维生素 D 的营养状况、胎龄、胎儿数目等影响。

3. 维生素 D 的转化　维生素 D_2 和 D_3 均无活性，进入血液循环后与血浆中的维生素 D 结合蛋白相结合转运到肝脏，进行第一次羟化作用，形成 25－羟维生素 D_3，即 25－$(OH)D_3$，这是循环中维生素 D 的主要形式。25－$(OH)D_3$ 被 α－球蛋白转运到肾脏，经过再次羟化作用后，生成具有较强生物活性的 1,25－二羟维生素 D，即 1,25－$(OH)_2D_3$（图 6-1）。

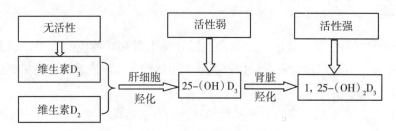

图 6-1　维生素 D 经肝肾的转化过程

4. 维生素 D 的代谢

（1）自身反馈调节　当机体生成的 1,25－$(OH)_2D_3$ 达到一定量时，可抑制维生素 D 在肝脏和肾脏的羟化作用，从而调节体内维生素 D 的储存量。

（2）血钙、血磷浓度与甲状旁腺素、降钙素的调节　当血钙过低时，甲状旁腺素（PTH）分泌增加，刺激肾脏合成更多的 1,25－$(OH)_2D_3$；PTH 与 1,25－$(OH)_2D_3$ 共同作用于骨组织，增加破骨细胞活性，降低成骨细胞功能，使血钙升高。当血钙过高时，降钙素（CT）分泌增加，抑制 1,25－$(OH)_2D_3$ 生成。血磷降低可直接促进 1,25－$(OH)_2D_3$ 的合成增加。

【病因】

1. 日光照射不足　是引起佝偻病最主要的原因。因紫外线不能透过玻璃，婴幼儿长期在室内活动，可造成内源性维生素 D 生成不足。城市高楼林立，阻挡了日光照射；大气污染使部分紫外线被烟雾、尘埃吸收；冬季日照时间短、紫外线较弱；户外活动时使用防晒霜或物理遮挡等均可影响内源性维生素 D 的生成。

2. 围生期维生素 D 不足　孕妇在妊娠期，尤其是妊娠晚期维生素 D 摄入不足、严重营养不良、慢性腹泻等造成胎儿无法从母体获取足够的维生素 D；早产、双胎、多胎等均可使婴儿在围生期维生素 D 储存不足。

3. 生长速度快，需求量增加　早产、低出生体重儿等在追赶性生长阶段需要更多的维生素 D，但因其体内维生素 D 贮存不足，若未及时额外补充，则可能导致本病。

4. 饮食中维生素 D 的摄入不足　天然食物中和母乳中的维生素 D 含量均较少，若未给婴幼儿额外补充维生素 D 制剂则易导致本病。

5. 疾病及药物影响　胃肠道和肝胆疾病影响维生素 D 的吸收；肝肾功能不全影响维生素 D 的羟化过程，导致 1,25－$(OH)_2D_3$ 生成不足；长期服用抗惊厥药物会加速维生素 D 分解为无活性的代谢产物；糖皮质激素有对抗维生素 D 对钙的转运作用。

【发病机制】

维生素 D 缺乏使肠道钙、磷吸收减少，导致血钙、血磷的下降。此时甲状旁腺代偿调节反应灵敏，分泌升钙素增加，促使旧骨溶解脱钙，使血钙维持正常；同时抑制肾小管重吸收磷，使血磷降低。故患儿可以血钙正常，血磷明显降低，钙、磷乘积下降，使新骨钙化受阻，骨质软化，成骨细胞代偿性增生，未钙化的骨样组织堆积于骨骺软骨处，临床出现一系列佝偻病症状和血液生化改变。

【临床特征】

临床上将维生素 D 缺乏性佝偻病分为四期，具体如下。

1. 初期（早期） 多见于 6 个月以内的婴儿，主要表现为非特异性神经肌肉兴奋性增高，如烦躁、易激惹、夜哭、易惊、多汗、枕秃（因汗液刺激头部，常摇头擦枕致枕后脱发形成）等。

2. 激期（活动期） 初期患儿若未及时干预，可发展为激期。此期以骨骼改变为特征性表现，出现骨样组织堆积和骨质脱钙软化的相应症状。

（1）颅骨 6 个月以内的婴儿可见颅骨软化，按压顶骨后部或枕骨中央部有"乒乓球"感。7～8 月龄时可出现"方颅"，即额骨和顶骨双侧骨样组织增生，逐渐对称隆起呈"方盒状"头型，严重者呈十字状或马鞍状。前囟闭合延迟。

（2）牙齿 患儿出牙晚，满 13 月龄尚无乳牙萌出或 2.5 岁时乳牙仍未出齐。牙釉质缺失，易患龋齿。

（3）胸廓 胸廓畸形多见于 1 岁左右的婴儿。因骨样组织堆积，造成骨骺端膨大，在肋骨和肋软骨交界处可扪及圆形隆起，从上到下看起来似串珠样突起，以 7～10 肋间最明显，称佝偻病串珠。胸骨与邻近软骨向前突起，形成"鸡胸样"畸形；胸骨剑突部向内凹陷，形成漏斗胸。严重者膈肌附着处的肋骨受牵拉而内陷，在胸廓下缘形成水平凹陷，称为肋膈沟或郝氏沟。

（4）四肢、脊柱和骨盆 手腕、脚踝部形成钝圆形环状隆起，称手镯征或脚镯征。因骨质软化，肌肉关节松弛，婴儿长时间站立和过早行走，使双下肢负重，胫骨、腓骨和股骨弯曲，造成"O"形腿或"X"形腿。患儿韧带松弛，脊柱也可能出现后突或侧弯。重症患儿呈扁平骨盆，可造成育龄期难产。

（5）其他症状 患儿还伴随运动功能和神经精神发育迟缓，免疫功能低下，感染风险增加。

3. 恢复期 经积极治疗后，患儿各项临床症状和体征逐渐减轻或消失。

4. 后遗症期 多见于 2 岁以上的儿童，通常遗留不同程度的骨骼畸形。

【辅助检查】

1. 血生化检查 见表 6-7。

表 6-7 佝偻病不同临床分期血生化改变

血生化指标	初期	激期	恢复期	后遗症期
血钙	正常或稍低	稍降低	渐正常	正常
血磷	降低	明显降低	渐正常	正常
钙磷乘积	30～40	<30	渐正常	正常
碱性磷酸酶	升高或正常	明显升高	渐正常	正常
25-(OH)D$_3$	降低	明显降低	渐正常	正常

2. X 线检查 见表 6-8。

表 6-8 佝偻病不同临床分期骨骼 X 线改变

临床分期	X 线表现
初期	正常
激期	骨骺端钙化带消失，呈杯口状、毛刷样改变，骨骺软骨盘增宽大于 2mm，骨皮质变薄，骨质疏松
恢复期	长骨干骺端临时钙化带重现、增宽、密度增加，骨骺软骨盘小于 2mm
后遗症期	干骺端病变消失，遗留骨骼畸形

【治疗要点】

治疗目的是控制活动期，避免骨骼畸形。

1. **一般治疗** 合理饮食，注意添加富含维生素 D 和钙的食物，坚持每天进行户外活动，增加日光照射时间（6 月龄以下婴儿需避免直晒）。

2. **补充维生素 D 制剂** 推荐口服维生素 D 制剂 2000 ~ 4000IU/d（50 ~ 100μg/d），连服 1 个月后改为维持剂量 400 ~ 800IU/d。若患儿口服困难或出现腹泻，可采用突击疗法，给予维生素 D 15 万~ 30 万IU（3.75 ~ 7.5mg）一次性肌注，1 个月后再以 400 ~ 800IU/d 口服维持。用药期间应加强随访，定期监测血钙、血磷、碱性磷酸酶、25 -（OH）D$_3$ 等指标，复查骨骼 X 线。

3. **手术治疗** 严重骨骼畸形的患儿可采用手术矫正。

【护理评估】

1. **健康史** 评估患儿母亲在孕期有无维生素 D 缺乏，询问患儿的胎龄、胎次、喂养方式、辅食添加情况、户外活动和生长发育情况等，了解患儿的疾病史和用药史。

2. **身体状况** 询问患儿有无易激惹、睡眠不安、夜惊、多汗、烦躁等神经精神症状，检查患儿有无枕秃、骨骼畸形、肌肉松弛、动作发育落后、生长发育迟缓等，了解患儿血生化和 X 线检查结果。

3. **心理 - 社会状况** 了解患儿家长对本病的认知程度及是否存在焦虑紧张情绪，评估年长儿有无因骨骼畸形出现自卑心理。

【护理诊断/护理问题】

1. **营养失调：低于机体需要量** 与维生素 D 摄入不足和日光照射不足有关。

2. **有感染的危险** 与免疫功能下降有关。

3. **生长发育迟缓** 与钙磷代谢异常引起骨骼、神经、运动发育延迟有关。

4. **潜在并发症：维生素 D 中毒、骨骼畸形。**

5. **知识缺乏** 患儿家长缺乏佝偻病的预防和护理知识。

【护理措施】

1. **补充维生素 D** 遵医嘱补充维生素 D 制剂，并警惕患儿有无厌食、恶心、烦躁、呕吐、顽固性便秘、体重下降等维生素 D 中毒的症状。提倡母乳喂养，合理添加辅食，注意选取富含维生素 D、钙、磷和蛋白质的食物。

 知识链接

维生素 D 中毒

引起维生素 D 中毒的常见原因有：①短期内多次给予大剂量维生素 D 治疗佝偻病；② 预防量过大，即每日摄入维生素 D 过多；③将其他骨骼代谢性疾病或内分泌疾病误诊为佝偻病而长期大剂量摄入维生素 D。由此可见，维生素 D 大剂量摄入是导致维生素 D 中毒的主要原因。佝偻病是小儿重点预防的四病之一，通过广泛宣传，家长普遍了解补充维生素 D 的重要性，但在维生素 D 制剂的选择，尤其是需补充的剂量方面仍存在知识缺乏。健康教育者是护士的重要角色之一，护士应以爱心呵护儿童，以耐心指导家长，在工作中发扬严谨、慎独的职业素养，将健康教育工作落到实处，与家长携手做好儿童成长道路上的健康护航者。

2. **增加户外活动** 婴儿出生后 2 ~ 3 周即可进行适当的户外活动，活动时间由数分钟逐渐增加至 2 小时。户外活动时尽量暴露皮肤，但应避免在阳光下暴晒。室内活动需开窗，避免阻挡紫外线。

3. 防治骨骼畸形和骨折 患儿衣着宽松、柔软；护理患儿时动作轻柔，避免强力拉拽；避免让患儿过早或过久站立、行走。对于有骨骼畸形的患儿，指导家长正确使用矫形器具，必要时手术治疗；有胸廓畸形的患儿，可多做俯卧位抬头展胸运动；"O"形腿或"X"形腿的患儿多做下肢肌肉按摩（"O"形腿按摩外侧肌群，"X"形腿按摩内侧肌群），增强肌张力促使畸形矫正。

4. 预防感染 加强生活护理，保持室内空气清新，避免去人多的公共场所，保持皮肤清洁干燥。

5. 健康教育 向家长讲解佝偻病的预防及护理知识，强调孕期补充维生素 D 的重要性，提倡母乳喂养，指导家长合理添加辅食，经常带儿童进行户外活动。新生儿出生后 2 周起每日口服维生素 D 制剂 400IU；早产儿、低出生体重儿、双胎或多胎儿等每日需补充 800IU，3 个月后改为每日口服 400IU。维生素 D 的补充量可根据年龄、季节和地域进行适当调整。

二、维生素 D 缺乏性手足搐搦症 微课4

维生素 D 缺乏性手足搐搦症是维生素 D 缺乏性佝偻病的伴发症状之一，多见于 6 月龄以内的婴儿。目前我国广泛开展维生素 D 缺乏预防工作，该病的发生率已逐年降低。

【病因】

体内维生素 D 缺乏，导致血钙下降，甲状旁腺不能代偿性分泌增加，使血钙继续降低，当血清钙离子低于 1.0mmol/L（4mg/dl）或血清总钙低于 1.75～1.88mmol/L（7～7.5mg/dl）时，导致神经肌肉兴奋性增高，出现相应症状。也可因接受日光照射骤然增多、服用大剂量维生素 D 制剂，骨骼钙化加速致血钙下降所致。

【临床特征】

主要表现为惊厥、喉痉挛和手足搐搦，并伴随不同程度的佝偻病表现。

1. 典型发作 当血清总钙低于 1.75mmol/L 时，可出现惊厥、手足搐搦、喉痉挛等典型表现。

（1）惊厥 是最常见的表现。患儿突然出现四肢抽动、双眼上翻、面肌颤动、神志不清，持续数秒至数分钟。长时间发作者出现口周发绀，发作停止后患儿意识恢复、精神萎靡，多可入睡，醒后活泼如常。一般不发热。每日发作次数不等，少则数日 1 次，多则每日数十次。轻微发作者仅有短暂的面肌抽动和眼球上翻，但意识清楚。

（2）手足搐搦 主要见于较大的婴幼儿。发作时手足痉挛呈弓状。双手腕部屈曲，手指伸直，拇指内收于掌心似"助产士手"；足部踝关节伸直，脚趾同时向下弯曲似"芭蕾舞足"。

（3）喉痉挛 是最危险的症状，婴儿多见。患儿喉部肌肉及声门痉挛，导致呼吸困难，是患儿窒息甚至死亡的主要原因。

2. 隐匿型 通常血清总钙为 1.75～1.88mmol/L，不会出现典型发作症状，但刺激神经肌肉可出现以下体征。

（1）陶瑟征 用血压计袖带包裹上臂，充气使血压维持在收缩压与舒张压之间，5 分钟内出现该手抽搐即为阳性。

（2）面神经征 用指尖或叩诊锤轻扣患儿颧弓与口角之间的面颊部，出现眼睑和口角抽动为阳性。新生儿可出现假阳性。

（3）腓反射 用叩诊锤叩击膝下外侧腓骨小头上腓神经处，出现足外展即为阳性。

【辅助检查】

血清总钙 <1.75～1.88mmol/L，钙离子 <1.0mmol/L。甲状旁腺素降低，血磷升高。

【治疗要点】

1. 急救处理 就地抢救，保持呼吸道通畅，立即吸氧。遵医嘱地西泮（0.1～0.3mg/kg）静脉注射或肌注，迅速控制惊厥，严重者可合用10%水合氯醛（40~50mg/kg）保留灌肠。出现喉痉挛者必须立即将舌头拉出口外，并加压给氧或行人工呼吸，必要时气管切开。

2. 钙剂治疗　将10%葡萄糖酸钙5~10ml用10%葡萄糖溶液5~20ml稀释后，缓慢静脉推注或滴注。

3. 维生素D治疗　紧急症状控制后，按维生素D缺乏性佝偻病给予维生素D制剂。

【护理评估】

1. 健康史　详细询问有无诱发患儿血钙降低的因素，如维生素D缺乏、近期接受日光照射骤然增多、服用大剂量维生素D制剂等。询问患儿近期有无发热、感染等病史。

2. 身体状况　询问患儿有无出现惊厥、手足搐搦等表现，检查患儿是否存在隐性体征，了解患儿血钙水平。

3. 心理-社会状况　了解患儿家长是否因担心患儿病情及预后出现焦虑、恐惧心理。

【护理诊断/护理问题】

1. 有窒息的危险　与惊厥及喉痉挛有关。

2. 有受伤的危险　与惊厥发作有关。

3. 营养失调：低于机体需要量　与维生素D缺乏有关。

4. 知识缺乏　家长缺乏应对患儿惊厥及喉痉挛的急救知识。

【护理措施】

1. 控制惊厥和喉痉挛，预防窒息和受伤　专人守护，尽量卧床休息。患儿惊厥发作时，移开周围一切硬物，切勿强行按压或牵拉患儿肢体；松解患儿衣领，将患儿平卧，头偏向一侧，清除口鼻分泌物，保持呼吸道通畅；喉痉挛时将舌头拉出口外，已出牙者在上下齿间放置牙垫，防止舌咬伤，若患儿牙关紧闭则切勿强行撬开。遵医嘱吸氧、给予镇静剂和钙剂，密切监测生命体征，做好气管插管和气管切开的准备。

2. 健康教育　向家长讲解本病治疗和护理相关知识，教会家长惊厥、喉痉挛的急救方法。指导家长合理喂养，注意添加富含维生素D和钙的食物。经常带儿童进行户外活动，加强体育锻炼，增强体质。

目标检测

答案解析

一、简答题

1. 请简述儿童能量需求的组成。

2. 请简述母乳的特点。

3. 请简述婴儿食物转换的原则。

4. 请简述蛋白质-能量营养不良的临床特征。

二、案例分析

患儿，男，11个月。因哭闹、多汗、易惊2个月来院就诊。入院前2个月家长发现患儿经常无诱因哭闹，夜间惊醒，常摇头擦枕，至今不能站立，尚未出牙。患儿系人工喂养，未添加辅食。查体：T 36.8℃，P 110次/分，R 32次/分，体重7.2kg。表情淡漠，面色苍白，消瘦，前囟2cm×2cm，枕突，乳牙未出，轻度方颅、肋骨串珠。心肺无异常，腹软，肝右肋下2cm，四肢肌张力低下。血生化检查：血钙1.9mmol/L，钙磷乘积25，碱性磷酸酶增高。腕部X线检查：钙化带消失，骨骺端增宽，骨密度降低。

请问：

（1）该患儿最可能的诊断是什么？

（2）该患儿处于该疾病的哪一期？

（3）患儿目前存在哪些护理问题？

（4）如何对该患儿进行护理？

（刘　莹）

书网融合……

本章小结　　　微课1　　　微课2　　　微课3　　　微课4　　　题库

第七章 消化系统疾病患儿的护理

PPT

◎ 学习目标

1. 通过本章学习，重点把握口炎、腹泻病的临床特征及护理措施，把握小儿液体疗法及护理。

2. 学会运用所学知识，评估口炎、腹泻患病儿的病情，提出护理诊断，制定并实施护理措施，具有良好的人文关怀精神和精益求精的良好品德。

》 情境导入

情景描述 患儿，女，1 岁。昨日始出现发热、频繁呕吐，排黄色稀水便十余次，尿量减少，门诊以"腹泻病"为诊断收入院。查体：体温 38.9℃，脉搏 135 次/分，呼吸 38 次/分，体重 10kg，心律齐，患儿精神萎靡，呼吸急促，哭时无泪，前囟及眼窝深度凹陷，口腔黏膜极度干燥。辅助检查：WBC 12.0×10^9/L，血清 Na^+ 127mmol/L，血清 K^+ 3.1mmol/L。

讨论 1. 患儿主要的护理诊断有哪些？可采取哪些护理措施？

2. 为纠正患儿的脱水，补液过程中应如何观察病情？

第一节 儿童消化系统解剖生理特点

消化系统疾病是儿科的常见病、多发病，其中腹泻病是儿童时期发病率最高的疾病之一。在我国，据相关资料统计，5 岁以下儿童腹泻病平均每年每个儿童发病次数约为 3.5 次，死亡率约为 0.51%。因此，对儿童腹泻病的防治十分重要。各年龄时期儿童消化系统解剖生理特点不同，使疾病的发生、发展、预后及护理等方面各具特点。

【解剖特点】

1. 口腔 口腔是消化道的起始，正常足月儿出生时已经具备较好的吞咽和吸吮功能，早产儿吞咽和吸吮功能较差。由于婴幼儿口腔黏膜薄嫩，血管丰富，同时唾液腺发育不成熟，口腔黏膜干燥，因此容易受到损伤、发生口腔感染。

3~4 个月时唾液分泌开始增加，5~6 个月时显著增多，由于婴儿口底浅，又不能及时吞咽所分泌的唾液，常会发生生理性流涎。3 个月以下婴儿由于唾液分泌较少，唾液淀粉酶含量低，因此，不宜喂淀粉类食物。

2. 食管 儿童食管的长度与其年龄及身长有关，新生儿时为 8~10cm，1 岁时约为 12cm，5 岁时约为 16cm，学龄儿童为 20~25cm，成人为 25~30cm。儿童食管横径，婴儿为 0.6~0.8cm，幼儿约 1cm，学龄儿童为 1.2~1.5cm。婴儿食管呈漏斗状，黏膜组织薄嫩，腺体缺乏，弹力组织及肌层不发达，食管下段贲门括约肌功能不完善，控制能力弱，易出现胃食管反流。若在吸食奶液过程中吞咽过多空气，易出现溢乳。

3. 胃 儿童胃容量随着年龄的增长而逐渐增大，新生儿为 30~60ml，1~3 个月时为 90~150ml，

1 岁时为 250～300ml，5 岁时为 700～800ml，而成人大约为 2000ml。婴儿胃呈水平位，贲门括约肌及胃底部肌张力低下，幽门括约肌发育比较好，因此容易出现幽门痉挛从而导致呕吐，多数婴儿在 8～10 个月症状消失。食物种类不同，胃排空时间有所差异，正常足月儿水排空时间为 1.5～2 小时，母乳为 2～3 小时，牛乳为 3～4 小时。早产儿胃排空时间更长，容易发生胃潴留。

4. 肠　儿童肠管相对成人来讲较长，为身长的 5～7 倍。肠黏膜血管丰富，小肠绒毛发育较好，分泌面积以及吸收面积较大，因此，有利于食物的消化和吸收。肠壁薄，通透性高，屏障功能差，肠内毒素、消化不全的物质、过敏原等可经过肠黏膜进入到人体，容易引起变态反应性疾病和全身感染，尤其是早产儿。肠黏膜肌层发育较差，肠系膜长且柔软，结肠无明显脂肪垂和结肠带，活动度较大，易发生肠套叠和肠扭转。婴幼儿大脑皮质功能不完善，进食时易引起胃-结肠反射产生便意，因此大便次数多于成人。直肠相对较长，黏膜及黏膜下层固定较差，易发生脱肛。

5. 肝脏　儿童年龄越小，肝脏相对越大。婴幼儿在右肋下缘可触及 1～2cm，一般 6～7 岁后触不到。婴儿肝功能不成熟，结缔组织发育较差，解毒能力较差。肝细胞再生能力较强，但易受一些因素影响，例如缺氧、感染等可导致肝细胞肿胀、变性、坏死、纤维增生而发生肿大，使其正常生理功能受到影响。肝糖原储存较少，易发生低血糖。婴儿时期胆汁分泌较少，因此对脂肪的消化和吸收较差。

6. 胰腺　婴儿出生时胰腺功能发育不完善，胰液分泌量少，3～4 个月开始发育较快，胰液分泌增多。出生后 1 年，胰腺外分泌生长迅速，为出生时 3 倍。胰液内含有多种消化酶，最先出现的是胰蛋白酶，而后是糜蛋白酶、羧基肽酶、脂肪酶，最后是胰淀粉酶。婴幼儿时期胰液及消化酶的分泌易受到天气以及疾病的影响而受到抑制，因此易发生消化不良。

7. 肠道菌群　胎儿娩出前，肠道是无菌状态，出生后数小时细菌可从口、鼻、肛门侵入肠道，主要分布在结肠和直肠。肠道菌群受食物影响，纯母乳喂养的儿童肠道内以双歧杆菌为主，人工喂养和混合喂养的儿童肠道内大肠埃希菌、肠球菌、嗜酸杆菌及双歧杆菌所占比例几乎相同。婴幼儿肠道正常菌群脆弱，易受内外环境因素影响从而导致菌群失调，发生消化功能紊乱。

8. 健康儿童的粪便　胎粪一般生后 10～12 小时排出体外，墨绿色，无臭味，黏稠，持续 2～3 天，若出生后 24 小时仍未排胎粪，应注意检查有无消化道畸形。食物进入消化道至粪便排出时间与喂养食物有关，母乳喂养平均为 13 小时，人工喂养平均为 15 小时。

（1）母乳喂养儿粪便　粪便为黄色或金黄色，多为均匀膏状，偶有少许乳凝块或细小颗粒，有酸味，不臭，每日 2～4 次，添加辅食后次数将减少。

（2）人工喂养儿粪便　粪便为淡黄色或灰黄色，较干稠，多成形，含较大块的白色乳凝块，量多，较臭，每日 1～2 次，易发生便秘。

（3）混合喂养儿粪便　母乳和牛乳混合喂养儿粪便与人工喂养儿粪便相似，但较黄、软，每日约 1 次。随着添加辅食，粪便逐渐与成人相似。

第二节　口　炎

口炎是指由于各种感染引起的口腔黏膜的炎症，常由病毒、真菌、细菌引起，也可由于局部理化因素刺激而引起，此病多见于婴幼儿。根据炎症局限的部位，若局限于舌、牙龈、口角等，可称为舌炎、牙龈炎、口角炎等。可单独发病，也可继发于急性感染、腹泻、久病体弱、营养不良、B 族维生素缺乏、维生素 C 缺乏以及其他全身性疾病等。

【病因】

1. 鹅口疮　又称雪口病。由白念珠菌（假丝酵母菌）感染致病，在口腔黏膜表面形成白色斑膜。

新生儿及婴幼儿多见，腹泻、营养不良、长期使用激素或广谱抗生素等患儿易患本病。新生儿可通过产道或喂哺时食具污染而获得感染。

2. 疱疹性口腔炎 由单纯疱疹病毒Ⅰ型感染致病。此病传染性强，为自限性疾病，多见于1~3岁婴幼儿。

3. 溃疡性口腔炎 由肺炎链球菌、金黄色葡萄球菌等感染致病。好发于急性感染、慢性疾病等机体免疫功能低下者，多见于1~3岁婴幼儿。

【临床特征】 e 微课1

1. 鹅口疮 轻症患儿口腔黏膜表面有点状或片状白色乳凝块样物，可逐渐融合成大片，略高于黏膜表面，不易擦去，强行剥离后，可见局部黏膜粗糙潮红，可有溢血。患儿不痛、不流涎、不影响进食，一般无全身症状。重症患儿口腔黏膜表面可全部被白色斑膜覆盖，甚至可经呼吸道蔓延至肺，危及生命，也可蔓延至消化道，常伴有低热、拒食、吞咽困难等症状。

2. 疱疹性口腔炎 好发于颊黏膜、牙龈、舌、口唇及口周。发病时体温可达38~40℃，1~2天后口腔黏膜出现单个或成簇的疱疹，直径约2mm，周围红晕，迅速破溃后形成溃疡，表面出现黄白色纤维素性分泌物，多个溃疡可形成不规则的大溃疡。疼痛剧烈，患儿出现流涎、拒食、烦躁不安等症状。体温在3~5天后降至正常，病程在1~2周，周围淋巴结压痛、肿大持续2~3周。

3. 溃疡性口腔炎 发病初期口腔黏膜水肿、充血，而后出现大小不等的溃疡或糜烂，表面覆盖灰白色纤维素性分泌物的假膜，易擦去，擦拭后可见创面。局部疼痛感明显，患儿流涎、拒食、体温可达38~40℃，伴有颌下淋巴结肿大，病程持续1周左右。

【治疗要点】

1. 鹅口疮 一般情况下无需口服抗真菌类药物，可在哺乳前后使用2%碳酸氢钠清洁口腔，局部涂抹10万~20万U/ml制霉菌素鱼肝油混悬溶液，2~3次/日。

2. 疱疹性口腔炎 疼痛明显患儿进食前局部涂抹2%利多卡因。可用3%过氧化氢溶液清洗口腔，患处涂抹疱疹净抑制病毒，或喷洒西瓜霜等中药，有继发感染者可使用2.5%~5%金霉素鱼肝油。

3. 溃疡性口腔炎 口唇干裂患儿可涂抹石蜡油，可使用3%过氧化氢或0.1%依沙吖啶溶液清洗溃疡创面，年龄较大的儿童可含漱。患处涂抹5%金霉素鱼肝油、锡类散等药物。选用有效抗生素控制感染。

【护理评估】

1. 健康史 详细询问患儿发病情况、既往史、用药史，母亲身体情况，近期有无相关疾病接触史等，对于长期使用抗生素、免疫抑制剂、激素类药物的患儿应着重预防口腔菌群失调。

2. 身体状况 应注意评估口腔局部症状，是否出现黏膜改变、疱疹、溃疡、疼痛等症状，检查有无呼吸道症状、颌下淋巴结增大及压痛等。婴幼儿是否有高热、烦躁、哭闹等全身症状。是否出现恶心、呕吐、腹痛等消化道症状。

3. 心理－社会状况 口炎患儿始发症状通常不明显，家长未予足够重视，若出现严重症状时，患儿家长通常会出现焦虑、担心病情恶化等心理特点。因此，要评估家长对本病的重视程度及知晓程度。此外，对于疱疹性口炎患儿，应注意评估流行病学。

【护理诊断/护理问题】

1. 口腔黏膜受损 与抵抗力低下、口腔卫生不良导致感染有关。

2. 疼痛 与口腔黏膜破损、炎症有关。

3. 体温过高 与口腔黏膜炎症有关。

4. 潜在并发症 热性惊厥。

5. 知识缺乏 患儿家长缺乏口腔炎的护理与预防的相关知识。

【护理措施】

1. 促进口腔黏膜愈合

（1）口腔护理 保持口腔清洁卫生，多饮水，勤漱口，减少口腔细菌的繁殖。对于长期应用抗生素、激素类药物的患儿，加强口腔黏膜的观察，及时发现异常变化。患儿使用的餐具应专人专用，并使用压力蒸汽灭菌或煮沸消毒的方式以保证餐具清洁卫生。

（2）遵医嘱正确涂抹药物 清洁口腔后，涂抹药物。先将无菌棉球或纱布放置于唾液腺开口处阻断唾液，病变处黏膜表面保持清洁，再涂药，闭口 10 分钟，取出棉球或纱布，不可以立即进食、饮水、漱口。在清洁口腔、涂药时，不可以摩擦，可使用棉签滚动涂抹，以免引起疼痛加剧及扩大溃疡面。

2. 疼痛的护理 口腔疼痛的患儿在进食前局部涂抹 2% 利多卡因缓解疼痛，进食后漱口，减少食物在口腔内的残留。避免刺激性或粗硬的食物。

3. 高热的护理 高热患儿，采用正确、合理、综合的降温措施。

（1）适宜的室内环境 患儿应卧床休息，保持空气流通、清新，避免患儿直接吹风，保持室内温度在 18～22℃，湿度 50%～60%；患儿衣着、被子不宜过多，新生儿可以通过松包被的方式降温；鼓励患儿多喝水，保证摄入充足的水分，给予易消化、含维生素丰富的清淡食物。

（2）遵医嘱采用物理或药物降温措施 体温过高者可立即头部冷湿敷、枕冰袋，在颈部、腋下及腹股沟处放置冰袋，或冷盐水灌肠。遵医嘱使用退热剂。热退后应及时更换汗湿衣服，以免重复受凉。

（3）预防热性惊厥发作 应密切监测体温变化，患儿高热、烦躁或有惊厥先兆表现，可使用镇静剂，预防惊厥的发生。

4. 健康教育 指导患儿家属预防口腔炎的有效方法和要点。

（1）纠正患儿不良饮食习惯，避免挑食、偏食。提倡进食后漱口，避免过硬、过热、过酸的食物，以免损伤口腔黏膜。

（2）指导家属餐具的正确消毒方法，哺乳母亲的内衣每天更换清洗。鹅口疮患儿使用过的奶瓶可在 5% 碳酸氢钠溶液中浸泡 30 分钟后再煮沸消毒。

（3）讲解清洗口腔和涂药的正确方法，操作前后清洁双手，避免交叉感染。

第三节 腹泻病

腹泻病是一组由多病原、多因素引起，以大便次数增多和大便性状发生改变为特征的消化道综合征。严重者可伴有水、电解质紊乱和酸碱失衡，是我国婴幼儿最常见的疾病之一。好发于 6 个月～2 岁婴幼儿，其中 1 岁以内婴儿约占半数。

【分类】

1. 按病因分类 感染性腹泻（可由病毒、细菌、真菌、寄生虫等感染引起）、非感染性腹泻（与饮食因素、气候因素等有关）。

2. 按病情分类 轻型腹泻（以消化系统症状为主）、重型腹泻（除消化系统症状外，全身中毒症状重，常伴有水、电解质紊乱和酸碱失衡）。

3. 按病程分类 急性腹泻（病程短于 2 周）、迁延性腹泻（病程 2 周～2 个月）、慢性腹泻（病程 2 个月以上）。

【病因】

1. 易感因素

（1）消化系统发育不完善　胃酸及消化酶分泌少，且消化酶活性低，不能适应食物量及质的变化，容易出现消化功能的紊乱。

（2）生长发育快　需要营养物质相对多，消化道负担较重。

（3）机体防御功能较差　婴儿胃酸偏低，胃排空较快，对进入胃内的细菌杀灭能力较弱；加之血清免疫球蛋白和胃肠道 SIgA 均较低，对感染的防御能力差。

（4）肠道菌群失调　正常的肠道菌群对入侵的致病微生物具有拮抗作用，新生儿生后尚未建立正常肠道菌群或因使用广谱抗生素导致肠道正常菌群失调，引起肠道感染。

（5）人工喂养　母乳中含有大量的免疫因子，有很强的抗肠道感染作用，人工喂养乳类中上述成分在加热过程中被破坏，而且人工喂养的食物和食具易受污染，故人工喂养儿肠道感染发生率明显高于母乳喂养儿。

2. 感染性腹泻　病原微生物随污染的食物、水进入消化道，机体防御能力下降时，大量繁殖引起腹泻。

（1）病毒性肠炎　寒冷季节，80% 婴幼儿腹泻由轮状病毒感染引起，其次为星状病毒、杯状病毒、肠道病毒、诺沃克病毒等。轮状病毒主要侵袭肠绒毛的上皮细胞，导致其变性坏死，绒毛变短脱落，引起水、电解质吸收减少，导致腹泻。同时，继发的双糖酶分泌不足，导致食物中糖类消化不全滞留在肠腔，被细菌分解成短链有机酸，导致肠腔渗透压增高，进一步加重水和电解质的丢失。

（2）侵袭性细菌性肠炎　侵袭性细菌感染后，可出现渗出性腹泻，病原体可直接侵袭小肠或结肠肠壁，使肠黏膜充血、水肿、炎性浸润，引起渗出和溃疡等病变。排出的粪便可含有大量的白细胞和红细胞、脓血便或黏冻状大便，并出现全身中毒症状。一些致病菌还会产生肠毒素，也可出现水样便。例如志贺菌属、侵袭性大肠埃希菌、沙门菌属等。

（3）产毒性细菌性肠炎　病原体侵入肠道内，通常情况下在肠腔内繁殖，粘附于肠上皮细胞，不侵入肠黏膜，使电解质向肠腔内转移，引起分泌性腹泻，使小肠液量增加，排出水样便，出现脱水和电解质紊乱。例如霍乱弧菌、产肠毒素性大肠埃希菌等。

3. 非感染性腹泻

（1）喂养不当　多数由于饮食不当造成。当食物成分不恰当或食物过量，不能被充分的消化和吸收，积滞在小肠上部，使肠腔内 pH 升高，利于小肠下部的细菌繁殖并上移，导致食物发酵、腐败，分解后的产物使肠腔内渗透压增高，并刺激肠壁使肠蠕动增加，发生腹泻，引起水、电解质紊乱。

（2）过敏因素　部分患儿可由于对大豆、牛奶等过敏而引起腹泻。

（3）其他　少数患儿若有原发性或继发性乳糖酶缺乏也可出现腹泻。除此之外，肠道对糖类吸收不全也可导致腹泻。

【临床特征】　　微课2

（一）急性腹泻

1. 轻型腹泻　多由于饮食不当、气候改变及肠道外感染引起，以消化系统症状为主。主要表现为食欲不振或出现溢乳、呕吐等症状，排便次数增加，量不多，稀薄粪便或水样便，呈现黄色或黄绿色，带有酸味，可出现白色或者黄白色奶瓣、泡沫，大便镜检可见脂肪球。一般不伴有脱水及全身中毒症状，多数患儿在数日内痊愈。

2. 重型腹泻　通常肠道内感染导致，急性发病，也可由轻型腹泻发展而来。

（1）较重的胃肠道症状　明显的食欲低下，出现呕吐，严重患儿可出现咖啡样呕吐物；频繁腹泻，大便十余次甚至数十次，黄色水样便、蛋花样便，可伴有少量黏液。

（2）全身中毒症状　高热或体温不升、精神萎靡或烦躁不安、面色苍白、嗜睡、意识模糊甚至昏迷、休克等。

（3）伴有明显的脱水、酸碱失衡及电解质紊乱。

1）脱水：根据血清钠水平将脱水分为等渗性脱水、低渗性脱水和高渗性脱水三种性质。等渗性脱水常见于急性腹泻、营养状况良好的腹泻病患儿，水和电解质丢失的比例大致相等，丢失的体液主要以细胞外液为主，血钠值在 $130\sim150mmol/L$，血浆渗透压正常，精神萎靡，出现口渴症状，皮肤弹性稍差，血压常下降。低渗性脱水多见于营养不良的慢性腹泻病患儿，或腹泻时补充非电解质溶液过多而引起，电解质丢失的比例大于水，血钠值低于 $130mmol/L$，细胞外液呈低渗状态，水由细胞外转移至细胞内，口渴症状多不明显，皮肤弹性极差，血压明显下降，更容易发生低血容量性休克，严重的低钠血症可发生脑细胞水肿，神志差，出现嗜睡甚至惊厥、昏迷等神经系统症状。高渗性脱水多见于高热、大量出汗等不显性失水增多或者补充高钠液体过多的患儿，水丢失的比例大于电解质，血钠值高于 $150mmol/L$，水从细胞内转移至细胞外，细胞外液得到补充，脱水体征不明显，但由于细胞内缺水，患儿烦躁不安，出现惊厥、烦渴，皮肤弹性尚可，血压正常或稍低。

等渗性脱水根据脱水程度，分为轻度脱水、中度脱水和重度脱水，临床表现见表7-1。营养不良患儿因皮下脂肪少，皮肤弹性较差，易将脱水程度评估过高；肥胖患儿皮下脂肪多，脱水程度易评估过低，因此不能单纯凭皮肤弹性进行判断，需要综合考虑。

表7-1　不同程度脱水的区别

	轻度脱水	中度脱水	重度脱水
一般状态	略差	精神萎靡、烦躁不安	神志淡漠、昏睡甚至昏迷
心率	正常	略增快	明显加快
脉搏	可触及	可触及（减弱）	明显减弱
血压	正常	血压略低或直立性低血压	明显降低
呼吸	正常	加深、可略快	深而快
皮肤	干、弹性稍差	干、弹性差	干、弹性极差
前囟、眼窝	略凹陷	明显凹陷	极度凹陷、眼睑不能闭合
眼泪	有、减少	明显减少	无
尿量	略减少	明显减少	少尿或无尿
水占体重比例	不超过5%	5%~10%	超过10%
累计损失量（ml/kg）	30~50	50~100	100~120

2）代谢性酸中毒：是腹泻病患儿最容易出现的酸碱平衡紊乱。患儿由于大量碱性物质丢失、脂肪大量分解产生酮体、尿量减少导致酸性代谢产物潴留等原因引起。新生儿酸中毒症状不明显，根据 HCO_3^- 的测定结果将代谢性酸中毒分为轻度、中度和重度（表7-2）。

表7-2　代谢性酸中毒的分度、临床特征

	轻度	中度	重度
HCO_3^-（mmol/L）	18~13	13~9	<9
精神状态	尚可	精神萎靡、烦躁不安	昏睡甚至昏迷
呼吸	稍加快	深快	深快、节律不整、烂苹果味
口唇颜色	正常	呈现樱桃红色	紫绀

3）电解质紊乱：常因摄入不足排出过多所致，多出现于脱水、酸中毒纠正之后。最常见的电解质紊乱是低钾血症，表现为神经肌肉兴奋性减低（出现全身无力、腹壁反射及腱反射减弱或消失、严重患儿出现呼吸机麻痹或麻痹性肠梗阻）、心脏损害（出现心律失常、心肌收缩力下降、血压降低，严重者可发生心力衰竭，心电图表现 ST 段降低，T 波低平、出现 u 波、QT 间期延长等）、肾脏损害（低钾血症可导致肾脏浓缩功能下降，出现多尿，严重者可出现碱中毒症状）。低钙血症，表现为手足抽搐、惊厥等症状。低镁血症，很少出现，表现为肌肉震颤、抽搐等症状，应用钙剂治疗无效时考虑出现此种情况。

（二）几种常见类型肠炎的临床特征（表 7-3）

表 7-3 几种常见类型肠炎的临床特征

项目	轮状病毒肠炎	产毒素性肠炎	侵袭性肠炎	出血性大肠埃希菌性肠炎
好发季节	秋、冬季节	四季，夏季居多	四季，夏季居多	四季，夏季居多
伴随症状	伴发热、上感症状 先吐后泻	常伴随呕吐	伴随恶心、呕吐 腹痛、里急后重	伴随明显腹痛
大便改变	次数增多、量增多 黄色水样或蛋花汤样 无腥臭味	次数繁多、量增多 蛋花汤样或水样便 混有黏液	次数繁多、量增多 痢疾样黏液脓血便 腥臭味	黄色水样便转变为 血水样 特殊臭味
脱水、酸中毒	常有	常有	少见 全身中毒症状明显、休克	常有

（三）迁延性腹泻和慢性腹泻

人工喂养儿、营养不良患儿患病率高。多由于急性腹泻病患儿未彻底治疗或者治疗不当、迁延不愈而引起，或长期滥用广谱抗生素引起肠道内菌群失调所导致。表现为腹泻迁延不愈、病情反反复复，常伴随消瘦、贫血、生长发育迟缓、维生素及矿物质缺乏、营养不良程度加重等。

（四）生理性腹泻

常见于 6 个月以下的婴儿。临床特征为外观虚胖，常伴有湿疹，表现为出生后不久即出现腹泻症状，大便呈黄绿色稀水便，次数 4~5 次/日或者更多，但不伴随其他症状，食欲良好、睡眠佳，不影响生长发育，添加转换期食物后大便逐渐转为正常。

【辅助检查】

1. 血常规 细菌感染者可见白细胞总数、中性粒细胞增多。

2. 大便常规 侵袭性细菌感染引起的腹泻病患儿，大便内可出现白细胞、脓细胞、红细胞等。

3. 大便培养 培养出致病菌。

4. 血生化检查 根据血清中电解质浓度的变化判断脱水的性质、电解质紊乱情况；根据血液二氧化碳结合力以及其他相关检查判断有无酸碱失衡。

【治疗要点】

治疗的总原则为调整饮食，控制感染，合理用药，预防及纠正水、电解质紊乱和酸碱失衡。

1. 病毒、非侵袭性细菌所致而出现水样便的腹泻病患儿，常规不使用抗生素，通过液体疗法、微生态黏膜保护剂、生物制剂纠正。

2. 侵袭性细菌感染所致黏液脓血便的腹泻病患儿，结合便常规、便培养结果及药敏试验，选择适当的抗生素。患病早期尽量避免使用止泻剂。

💡 **素质提升**

弘扬中医传统文化

我国中医文化博大精深，腹泻病属于中医学"泄泻"范畴，利用中医学治疗本病历史悠久。《素问·阴阳应象大论篇》曰："湿胜则濡泄。"《杂病源流犀浊·泄泻源流》言："湿胜则飧泄，乃独由于湿耳……"

中药穴位贴敷方中葛根升阳止泻；黄芩、黄连、金银花、马齿苋清热燥湿；神曲健脾和胃、消食化积；茯苓健脾和胃、利水渗湿；车前子清热除湿；郁金、白芍行气解郁、缓急止痛；甘草缓急止痛、调和诸药。上药制成药丸贴敷于关元、神厥穴，可培元固本、健运脾胃、理肠止泻。

运脾推拿法属于中医外治法，是以经络学说为基础，通过推揉板门穴、分推腹阴阳穴、摩腹、捏脊等手法，以健运脾胃、升阳止泻，从而改善患儿腹泻症状。

综上所述，中药穴位贴敷联合运脾推拿法和常规疗法治疗小儿渗透性腹泻湿热中阻证能够明显改善症状，缩短症状缓解时间，疗效显著。

【护理评估】

1. 健康史 询问患儿喂养史，如喂养方式、喂哺次数、奶粉冲调浓度；患病前有无不洁饮食史或过敏史；患儿有无长期使用激素类药物、抗生素等情况；患儿有无营养不良、先天性疾病、免疫系统疾病、佝偻病等相关疾病。

2. 身体状况 评估患儿消化道症状，观察呕吐物及大便性状、量、颜色等，有无黏液、脓血等；评估患儿有无脱水症状，如眼窝及前囟凹陷、皮肤黏膜干燥、尿量变化、神志改变、口渴等；评估患儿呼吸节律、频率以及有无深大呼吸等；评估有无腹胀、抽搐、痉挛等症状。

3. 心理-社会状况 病情较重的患儿，常由于住院时间较长，产生焦虑和恐惧心理；患儿家长亦因对疾病的恐慌及家庭正常生活秩序的打乱而产生焦虑不安、抱怨等心理反应。应注意评估患儿和家长的心理状态，了解其对疾病防治知识的认识程度以及家庭的经济情况等。

【护理诊断/护理问题】

1. 腹泻 与肠道感染或非感染性因素有关。

2. 体液不足 与呕吐、腹泻导致体液丢失过多以及食物摄入不足有关。

3. 营养失调：低于机体需要量 与呕吐、腹泻导致体液丢失过多以及摄入不足有关。

4. 体温过高 与致病微生物引起肠道感染有关。

5. 有皮肤完整性受损的危险 与大便次数增多、排泄物刺激肛周皮肤有关。

6. 知识缺乏 家长缺乏有关腹泻病预防及护理相关知识。

【护理目标】

1. 患儿大便次数及大便性状恢复正常。

2. 患儿脱水和电解质紊乱得以纠正。

3. 患儿在住院期间获得充足的营养。

4. 患儿体温恢复正常。

5. 患儿皮肤未受到损伤或发生损伤后得到及时的发现和护理。

6. 患儿家属知晓腹泻病预防及护理的相关知识，并积极配合治疗和护理。

【护理措施】

1. 调整饮食，合理喂养

（1）轻型腹泻患儿，可继续母乳喂养，暂停辅食添加。

（2）严重呕吐患儿禁食4~6小时，不禁水，待患儿病情好转后继续喂哺。

（3）人工喂养的患儿可以使用等量的稀释的牛乳、米汤或其他代乳品喂养，腹泻病情好转后，给予流质或半流质食物，提倡少量多餐，病情稳定后再给予正常饮食。

（4）病毒性肠炎患儿常伴有乳糖酶的缺乏，可暂停乳类的喂养，使用代乳品、发酵乳或去乳糖配方奶粉代替。腹泻症状好转后逐渐恢复正常饮食。

2. 补充液体 根据患儿脱水情况进行补液（详见本章第四节液体疗法）。

3. 控制感染，维持正常体温 对于感染性腹泻患儿采取消化道隔离，患儿的排泄物、常规物品、标本等按规定处理，严格执行消毒隔离制度，护理患儿前后认真洗手。监测体温变化，采取相应的降温措施。

4. 保证皮肤完整性 选择柔软的尿布，勤更换。每次大便后使用温水清洗臀部，保持干燥、清洁，避免使用不透气的塑料布或橡胶单。局部皮肤发红可以使用5%鞣酸软膏或植物油涂抹，促进血液循环。若皮肤糜烂或溃疡的患儿，可采用暴露法、红外线灯照射疗法，促进创面干燥、愈合。照射过程中，专人看护，避免烫伤。

 知识链接

尿布皮炎的分度

尿布皮炎俗称臀红，婴儿皮肤长时间受到尿液、粪便、湿尿布刺激及摩擦、湿热等因素刺激，导致皮肤潮红、破溃、糜烂甚至表皮剥脱，多发生于肛周、臀部、会阴部、大腿内侧等部位。分度如下。

分度		临床特征
轻度		血管充血，皮肤发红
重度	Ⅰ度	局部潮红，伴有少量皮疹
	Ⅱ度	皮疹破溃，伴有脱皮
	Ⅲ度	局部发生较大面积糜烂或表皮部分脱落，皮疹面积增大

5. 密切观察病情变化

（1）观察大便颜色、性状、量的变化，大便标本及时送检。

（2）监测生命体征的变化，注意腹部保暖。腹痛患者轻轻按摩腹部、热敷，使用解痉药物。腹胀患儿采取肛管排气、针灸等方式促进排气。

（3）监测患儿的精神状态及补液效果。

6. 健康教育 向患儿家属讲解有关腹泻病相关知识、发病因素、治疗及护理要点，指导患儿家属正确执行消毒隔离措施，避免交叉感染。注意饮食卫生，合理喂养，按时添加辅食，尽量避免在夏季断乳。加强体格锻炼，适当户外活动，注意气候变化，防止受凉。避免长期使用抗生素，防止发生菌群失调。

【护理评价】

1. 评价患儿大便次数及性状是否恢复正常。

2. 评价患儿脱水、电解质紊乱及酸碱失衡是得到纠正，尿量有无增加。

3. 评价患儿体重是否恢复正常。

4. 评价患儿体温能否维持在正常范围。

5. 评价患儿是否保持皮肤完整性，破溃的皮肤是否恢复正常。

6. 评价患儿家长有关腹泻病防治与护理的知识是否有所增加。

第四节　儿童体液紊乱的液体疗法及护理

【儿童体液平衡特点】

1. 体液总量及分布　人体体液由细胞外液和细胞内液组成，其中细胞外液由血浆、间质液构成，血浆和细胞内液的含量相对稳定。儿童年龄越小，体液总量所占的比例越大，同时间质液所占的比例越多（表7-4）。因此，急性脱水的患儿由于细胞外液首先丢失，在短时间内即可出现脱水症状。

表7-4　不同年龄儿童体液分布（占体重的%）

年龄	细胞内液	细胞外液		体液总量
		间质液	血浆	
新生儿	35	37	6	78
~1岁	40	25	5	70
2~14岁	40	20	5	65
成人	40~45	10~15	5	55~60

2. 体液调节的特点　年龄越小，肾脏功能发育越不完善，肾脏对体液平衡的调节功能越差。肾小管浓缩功能低下，尿量较多，容易出现高渗性脱水、代谢产物潴留；肾小球滤过功能较低，容易出现低钠血症、水肿。儿童年龄越小，越容易出现水电解质紊乱及酸碱平衡失调。

3. 水的摄入与排出　儿童年龄越小，新陈代谢越旺盛，需水量越多，不显性失水相对较多，对缺水的耐受力越差，在病理情况下越容易发生脱水。

4. 体液电解质的组成　与成人相似，细胞外液以 Na^+、Cl^-、HCO_3^- 为主，Na^+ 对维持细胞外液的渗透压起到主要作用；细胞内液以 K^+、Mg^{2+}、HPO_4^{2-} 和蛋白质为主，K^+ 对维持细胞内液的渗透压起到主要作用。

【常用溶液】

1. 口服补盐液（ORS）　ORS中各种电解质浓度为：Na^+ 75mmol/L，K^+ 20mmol/L，Cl^- 65mmol/L，可使用氯化钠2.6g，枸橼酸钠2.9g，氯化钾1.5g，葡萄糖13.5g，加水到1000ml配制而成，溶液张力接近1/2张。

2. 非电解质溶液　常用的溶液有5%和10%葡萄糖溶液。其中5%葡萄糖为等渗溶液。10%葡萄糖为高渗溶液。葡萄糖溶液输入体内后很快被氧化为二氧化碳和水，失去渗透压作用，主要用于补充水和部分热量，因此，视为无张力溶液。

3. 电解质溶液　为有张力液体，主要作用是补充液体、电解质，纠正酸碱失衡。

（1）生理盐水（0.9%氯化钠溶液）　溶液的渗透压与血浆离子渗透压近似，为等渗溶液。长时间或大量使用，应防止发生高氯性酸中毒。

（2）林格溶液（复方氯化钠溶液）　为等渗溶液，此种溶液的作用与氯化钠溶液的作用基本相同，不宜输注过多，容易发生低钾血症、低钙血症。

（3）碱性溶液 1.4%碳酸氢钠溶液为等渗溶液，市售的 5%碳酸氢钠溶液为高渗溶液，可用 5%或 10%葡萄糖溶液稀释 3.5 倍即为等渗液。急救过程中可直接静脉注射，但应控制好药物的量，防止使用过多引起细胞外液出现高渗状态。另外一种 1.87%乳酸钠溶液也为等渗溶液，而市售 11.2%的乳酸钠溶液为高渗溶液，稀释 6 倍为等渗液，此种溶液起效缓慢，肝功能不全、缺氧、休克患儿不宜使用。

（4）氯化钾 常用制剂浓度为 10%和 15%，用于纠正低钾血症。不可直接静推，静脉输入必须稀释为 0.2%~0.3%后进行使用，以免引起心肌抑制，导致心脏骤停。

4. 混合溶液 混合溶液为不同张力的几种液体混合配制而成，可减少各自溶液的缺点，根据患儿脱水情况不同选择恰当的混合溶液。常见的混合溶液有以下几种（表 7-5）。

表 7-5 常用混合溶液

混合溶液	生理盐水（0.9%氯化钠）	葡萄糖（5%或10%）	碱性溶液（1.4%碳酸氢钠）	总张力
2:1 溶液	2 份	1 份		等张
1:1 溶液	1 份	1 份		1/2
1:2 溶液	1 份	2 份		1/3
1:4 溶液	1 份	4 份		1/5
2:3:1 溶液	2 份	3 份	1 份	1/2
4:3:2 溶液	4 份	3 份	2 份	2/3

【液体疗法】

液体疗法是根据患儿脱水情况选择恰当的溶液进行补充，其目的是纠正水、电解质紊乱以及酸碱失衡，进而恢复机体正常生理功能，维持机体内环境的稳定。

（一）口服补液（ORS）

适用于轻、中度脱水而无严重呕吐者，新生儿或心、肾功能不全，休克及明显腹胀者不宜应用口服补液。

1. 补液量 累积损失量按轻度脱水 50ml/kg、中度脱水 80~100ml/kg 喂服，于 4~6 小时喂完；继续损失量根据排便次数和量而定。

2. 方法 一般每 1~2 分钟喂 5ml（约 1 小勺），稍大的患儿可以用杯子少量多次饮用。若呕吐，可停 10 分钟再喂，每 2~3 分钟喂 5ml。

3. 注意事项 ①服用 ORS 液期间应让患儿照常饮水，防止高钠血症的发生；②如患儿眼睑出现水肿，应停止服用 ORS 液，改用白开水；③如腹泻次数和量增加、脱水加重应改为静脉补液。

（二）静脉补液

适用于中度以上脱水、吐泻严重或腹胀的患儿。所补液体的成分、量、滴注持续的时间等必须根据患儿脱水的程度和性质决定，同时还应结合年龄、营养状况、自身调节功能等灵活掌握。遵循的原则为：三定，即定量、定性、定速；三先，即先快后慢、先盐后糖、先浓后淡；三补，即见尿补钾、见酸补碱、见惊补钙补镁。

第一天：

1. 定量 第一天补液总量包括累计损失量、继续损失量和生理需要量。

（1）累计损失量 由脱水程度决定，补液量的多少与体重有关。轻度脱水 30~50ml/kg，中度脱水 50~100ml/kg，重度脱水 100~120ml/kg。

（2）继续损失量 是指补液开始后，由于呕吐、腹泻等情况继续丢失的体液量。根据患儿脱水情况、临床症状、实际损失量予以补充，一般腹泻病患儿每天 10 ~ 40ml/kg。

（3）生理需要量 这部分液体主要供给基础代谢所需，患儿在禁食的情况下，一般每天 60 ~ 80ml/kg。

综合以上三部分的液体量，第一天补液总量：轻度脱水 90 ~ 120ml/kg，中度脱水 120 ~ 150ml/kg，重度脱水 150 ~ 180ml/kg。通常情况下，经过第一天补液后，水、电解质紊乱基本得到纠正。

2. 定性 根据脱水情况选择恰当的溶液，补充适当比例的水和电解质。

（1）累计损失量 根据脱水性质补充累计损失量，低渗性脱水补充 2/3 张的含钠液，等渗性脱水补充 1/2 张含钠液，高渗性脱水补充 1/3 ~ 1/5 张的含钠液。如果不明确脱水的性质，先按照等渗性脱水进行补充。

（2）继续损失量 根据继续损失的情况选择合适的液体，一般情况下补充 1/2 ~ 1/3 张的含钠液。

（3）生理需要量 一般补充 1/4 ~ 1/5 张的含钠液。

3. 定速 遵循先快后慢的原则，由脱水程度决定。

（1）累计损失量 此部分按照补液总量的 1/2 进行补充。一般于 8 ~ 12 小时内输完。对于重度脱水伴有外周循环衰竭以及休克患儿，首先进行扩容，快速输注 2：1 等张含钠液，总量为 20ml/kg（总量不超过 300ml），于 30 ~ 60 分钟内输完，增加循环血容量，改善肾功能。其余累计损失量在剩余时间内输完，速度为每小时 8 ~ 10ml/kg。

（2）继续损失量和生理需要量 为余下的一半总量，在 12 ~ 16 小时内输完，速度约为每小时 5ml/kg。

4. 纠正低钾血症 一般稀释为 0.2% ~ 0.3%（新生儿可 0.15% ~ 0.2%）的浓度静脉滴注，不可静推。见尿补钾，缓慢补钾，每日补钾总量静脉滴注时间不短于 6 ~ 8 小时，治疗低钾血症持续补钾 4 ~ 6 天或更长。使用过程中防止溶液外渗，情况允许可改为口服。

5. 纠正酸中毒 输注的混合溶液含有碱性成分，轻度的酸中毒可得到纠正，且随脱水休克纠正，有效循环血量增加，肾血流增加，肾功能得到改善，肾脏排酸增加，也有利于缓解酸中毒。根据患儿血气分析结果若仍存在酸中毒的情况，可以使用碱性溶液进行纠正。首选 1.4% 碳酸氢钠溶液，计算方法为 5% 碳酸氢钠（ml）= 剩余碱（- BE）× 体重 × 0.5。

6. 纠正低钙血症、低镁血症 对于严重腹泻、营养不良或患有其他疾病的患儿，补充较多溶液后，遵医嘱给予 10% 葡萄糖酸钙 5 ~ 10ml 与 5% 或 10% 葡萄糖溶液按照 1：1 比例稀释后缓慢静推，以免由于血容量增加导致低钙血症引起惊厥或抽搐。若患儿出现抽搐、肌肉震颤，在使用钙剂治疗无效的情况下，考虑是否出现低镁血症，可给予 25% 硫酸镁每次 0.1ml/kg 肌内注射，进而纠正低镁血症。

第二天及以后的补液：主要补充继续损失量 + 生理需要量，可改为口服。若腹泻严重或口服补液量不足的患儿，根据脱水情况静脉补液。继续损失量根据吐泻情况，按"丢多少补多少"原则，用 1/3 ~ 1/2 张含钠液补充，生理需要量用 1/5 张含钠液补充。12 ~ 24 小时匀速输入。继续补钾、纠酸等。

（三）几种特殊情况静脉补液

1. 婴幼儿肺炎 肺炎特别是重症肺炎因循环阻力加大，心脏负担加重，故一般情况下，尽量口服补液。当肺炎出现脱水、电解质紊乱必须静脉补液时，输液总量及钠量要相应减少约 1/3，一般控制在每日生理需要量，为 60 ~ 80ml/kg；速度要慢，一般控制在每小时 5ml/kg。

2. 重症营养不良伴腹泻 重症营养不良患儿，因皮下脂肪少，皮肤弹性差，体重低于同龄儿，故脱水程度容易估计过高。在估算补液量时，按现有体重计算后，减少总量的 1/3；伴腹泻时多为低渗性脱水，此时输入的液体含钠量应高些，以 2/3 张溶液为宜；补液速度应慢，一般每小时为 3 ~ 5ml/kg。

3. 新生儿液体疗法 新生儿心、肺功能发育不成熟，肾脏对水、电解质和酸碱平衡的调节功能差。

因此，应控制补液总量；适当减少电解质含量，补液种类以 1/5 张含钠液为宜；速度缓慢，全日总量应在 24 小时内匀速滴注。

【儿童液体疗法的护理】

1. 输液前 详细了解患儿病情，与患儿家长沟通，取得患儿及家长的配合，向其解释补液的目的及配合要点，严格无菌操作及消毒隔离。

2. 输液中

（1）控制输液速度 可使用输液泵控制，防止出现心衰、急性肺水肿。

（2）监测生命体征 观察患儿呼吸、脉搏、血压等变化，若出现烦躁不安、脉搏、呼吸加速等情况，警惕出现心衰或肺水肿等。

（3）观察脱水情况 若补液过程顺利、合理，患儿在补液后 3～4 小时开始排尿，说明血容量已经恢复；补液后 8～12 小时口唇颜色、呼吸深度、频率逐渐恢复正常，说明酸中毒情况基本纠正；补液后 12～24 小时，眼窝及前囟凹陷消失、皮肤弹性恢复、口唇湿润、口渴症状消失，可自行饮水，说明脱水已基本纠正；补液后若出现眼睑水肿，警惕是否钠盐输注过多；补液后尿量增多但脱水症状并未明显好转，警惕输注液体比例是否合理，葡萄糖是否输注过多，应增加混合溶液中电解质的比例。

（4）观察酸中毒、低钾血症表现 注意补液后酸中毒有无纠正，有无出现低钾表现。补充碱性液体时勿漏出血管外，以免引起局部组织坏死。严格掌握补钾的浓度和速度，绝不可直接静脉推注。

（5）低钙血症、低镁血症的监测 在补液过程中，尤其在脱水纠正后，由于大量补液容易引起 Ca^{2+}、Mg^{2+} 浓度降低，观察患儿的反应，是否有低钙血症、低镁血症出现。

（6）观察有无输液反应 包括发热反应、急性循环负荷过重反应、空气栓塞等。

（7）准确记录 24 小时液体出入量 液体入量包括静脉补充、口服液体以及食物中含有的水分；液体出量包括尿量、呕吐量、大便带走的水分以及不显性失水量等。准确记录，维持出入量的平衡。

3. 健康教育 指导患儿家属观察补液后效果以及不良反应，使其了解液体疗法的相关知识。

目标检测

答案解析

一、简答题

1. 鹅口疮患儿的临床特征有哪些？

2. 腹泻病患儿液体疗法有哪些原则？

3. 腹泻患儿体液紊乱进行液体疗法，常选用的混合溶液有哪些？

4. 腹泻患儿体液紊乱的液体疗法后，如何观察脱水情况？

二、案例分析

患儿，男，1 岁 2 个月。因发热、恶心、呕吐，昨日排暗绿色稀水便十余次而入院。查体：体温 39.5℃，脉搏 136 次/分，呼吸 40 次/分，患儿皮肤、黏膜极度干燥，前囟、眼窝深度凹陷，无尿 5 小时，四肢厥冷，皮肤发凉。实验室检查：白细胞 12.3×10^9/L。大便镜检见脂肪球 4～5 个/高倍视野。血清 Na^+ 122mmol/L，K^+ 3.0mmol/L，CO_2CP 18mmol/L。

请问：

（1）患儿可能的诊断是什么？

（2）目前患儿存在的主要护理问题有哪些?

（3）如何对患儿实施护理?

（李佳楠）

书网融合……

　　　　本章小结　　　　　　微课 1　　　　　　微课 2　　　　　　题库

第八章　呼吸系统疾病患儿的护理

PPT

▶▶ 情境导入

　　情景描述　患儿，女，4岁。3天前无明显诱因出现发热、鼻塞、流涕、喷嚏，多痰、咽喉部干燥、刺痒、异物感。声嘶，声音粗涩、低沉、沙哑逐渐加重，伴有咳嗽，夜间症状常见加重。不规则热，体温38℃。无寒战，无抽搐、无呻吟、无烦躁不安、无鼻翼煽动及呼吸困难，无乏力、消瘦。

　　讨论　1. 患儿可能的诊断是什么？

　　　　　　2. 患儿主要的护理诊断有哪些？可采取哪些护理措施？

第一节　儿童呼吸系统解剖生理特点

小儿呼吸系统的解剖生理特点与呼吸道疾病的发生、预后及防治有着密切的关系。

【解剖特点】 📱 微课1

呼吸系统以环状软骨下缘为界，分为上、下呼吸道，上呼吸道包括鼻、鼻窦、咽、咽鼓管及喉；下呼吸道包括气管、支气管、毛细支气管、肺泡管及肺泡。

1. 上呼吸道

（1）鼻和鼻窦　婴幼儿鼻腔特点是相对短小且狭窄，无鼻毛且鼻黏膜柔嫩、血管丰富，这将导致婴幼儿的鼻部容易受到病原体的侵袭引发局部感染。感染时鼻黏膜肿胀，堵塞鼻腔，引起呼吸困难，影响患儿吸吮。虽然鼻腔黏膜与鼻窦黏膜相连，且鼻窦口相对较大，增加了急性鼻炎累及鼻窦的概率，但由于婴幼儿鼻窦发育比较晚，婴幼儿发生鼻炎时，很少发生鼻窦炎。

（2）咽鼓管　婴幼儿咽鼓管较宽、直、短，呈水平位，故鼻咽炎时易致中耳炎。

（3）咽部　婴幼儿的咽部狭窄且垂直。咽扁桃体于6个月时开始发育，腭扁桃体于1岁末开始发育，4~10岁时发育到达高峰，14~15岁时逐渐退化，故扁桃体炎多见于年长儿，婴儿少见。

（4）喉　婴幼儿喉腔较窄，软骨柔软，黏膜柔嫩，富有血管及淋巴组织，轻微感染即容易引发喉头水肿，导致喉腔更为狭窄，患儿出现呼吸困难和声音嘶哑的临床表现。

2. 下呼吸道

（1）气管和支气管　婴幼儿气管和支气管管腔相对狭窄，黏膜血管丰富，纤毛运动差，不能及时清除吸入的微生物和有害物质，易因感染引发充血、水肿、分泌物增加导致呼吸不畅甚至阻塞。右支气管较左侧粗、短、垂直，因此，异物易进入右侧支气管，容易引发肺不张或肺气肿。

（2）肺 婴幼儿肺部弹力纤维发育差，间质发育旺盛，全肺含血量多而含气量相对较少，易感染，易引起间质性肺炎、肺不张或肺气肿。

（3）胸廓和膈肌 呈桶状，膈肌位置高，胸腔小，呼吸肌发育差，肺不能充分扩张，易发生缺氧和二氧化碳滞留。

【生理特点】

1. 呼吸频率和节律 小儿呼吸频率快，年龄愈小，频率愈快（表8-1），新生儿及生后数月的婴儿呼吸中枢调节能力差，易出现呼吸节律不齐、间歇呼吸及呼吸暂停等。

表8-1 各年龄小儿呼吸和脉搏频率（次/分）

年龄	呼吸	脉搏	呼吸：脉搏
新生儿	40~45	120~140	1:3
1岁以下	30~40	110~130	1:(3~4)
2~3岁	25~30	100~120	1:(3~4)
4~7岁	20~25	80~100	1:4
8~14岁	18~20	70~90	1:4

儿童呼吸频率受诸多因素的影响，如激动、哭闹、活动、发热、贫血、呼吸系统和循环系统的疾病等，均可使呼吸加快，因此，需在儿童安静或睡眠时测量呼吸频率。

2. 呼吸类型 婴幼儿呈腹式呼吸，原因是其胸廓活动范围受限，呼吸肌发育不全，故呼吸时肺向横膈方向移动。随着年龄增长，呼吸肌逐渐发育完善，膈肌和腹腔脏器下降，肋骨由水平位逐渐变为斜位，逐渐转化为胸腹式呼吸，7岁以后接近成人。

3. 呼吸功能 婴幼儿各项呼吸功能储备能力均较弱，当患呼吸系统疾病时易发生呼吸衰竭。

【免疫特点】

小儿呼吸系统的非特异性和特异性免疫功能均较差。年龄越小的小儿咳嗽反射和气管平滑肌收缩功能越差；纤毛运动功能亦差，难以有效地清除吸入的尘埃及异物颗粒；婴幼儿辅助性T细胞功能暂时性低下，分泌型IgA、IgG含量低。此外乳铁蛋白、溶菌酶、干扰素及补体等的数量和活性不足，故易患呼吸系统感染。

第二节 急性上呼吸道感染

急性上呼吸道感染（acute upper respiratory infection，AURI）简称上感，俗称"感冒"，当鼻、咽部、喉部及扁桃体等器官感染时，常称为"急性鼻炎""急性咽炎""急性扁桃体炎"等，是小儿最常见的急性感染性疾病。该病四季均可发生，以冬、春季节及气候骤变时多见。

【病因】

各种病原体均可引起，但90%以上由病毒所致，主要有鼻病毒、呼吸道合胞病毒、流感病毒、副流感病毒、腺病毒、柯萨奇病毒、埃可病毒、冠状病毒等；也可继发细菌感染，最常见的是溶血性链球菌，其次为肺炎链球菌、流感嗜血杆菌等；近年来肺炎支原体引起的上呼吸道感染呈上升趋势。

由于上呼吸道的解剖生理和免疫特点，婴幼儿时期易患上呼吸道感染。患有营养不良、维生素D缺乏性佝偻病、贫血、先天性心脏病等疾病，或环境不良如通风不良、阳光不足、空气污染、护理不当等因素往往容易诱发本病。

【临床特征】

1. **一般表现** 临床症状轻重不一，与年龄、病原体和机体抵抗力不同有关。年长儿全身症状较轻，以呼吸道局部症状为主，婴幼儿病情大多较重，常有明显的全身症状。

（1）局部症状和体征 主要是鼻部症状，如流涕、鼻塞、喷嚏、干咳、咽部不适和咽痛等，多于3~5天后自然痊愈。体检可见咽部充血、扁桃体可肿大，有时颌下淋巴结可肿大并有触痛，而肺部呼吸音正常。

（2）全身症状 发热，体温可达39~40℃，伴有畏寒、烦躁不安、头痛、全身不适、乏力等，甚至出现热性惊厥。还可伴有呕吐、腹泻、腹痛等消化道症状。部分患儿发病早期可有阵发性脐周疼痛，无压痛，与发热所致肠痉挛或肠系膜淋巴结炎有关。

2. **两种特殊类型上感**

（1）疱疹性咽峡炎 病原体为柯萨奇A组病毒，好发于夏秋季。表现为急起高热、咽痛、流涎、厌食、呕吐等。体检可见咽部充血，在咽腭弓、腭垂、软腭的黏膜上可见多个2~4mm大小灰白色的疱疹，周围有红晕，破溃后形成小溃疡。病程1周左右。

（2）咽-结合膜热 病原体为腺病毒3、7型，常发生于春夏季，散发或发生小流行。临床表现以高热、咽炎、结膜炎为特征，体检可见咽部充血、白色点片状分泌物，周围无红晕，一侧或两侧滤泡性结膜炎。病程1~2周。

3. **并发症** 上呼吸道感染可累及邻近器官或向下蔓延而并发中耳炎、鼻窦炎、咽后壁脓肿、扁桃体周围脓肿、颈淋巴结炎、喉炎、支气管炎、肺炎等，其中肺炎是婴幼儿最严重的并发症。年长儿若患A组β溶血性链球菌咽峡炎，可引起急性肾炎、风湿热等。

【辅助检查】

病毒感染时白细胞数偏低或正常，淋巴细胞数相对增高；细菌感染时白细胞数和中性粒细胞增高。

【治疗要点】

以支持疗法及对症处理为主，注意预防并发症。抗病毒药物常选用利巴韦林（三氮唑核苷）；若为流感病毒感染，可用磷酸奥司他韦口服。继发细菌感染者应加用抗生素；如证实为溶血性链球菌感染，或既往有风湿热、肾炎病史者，可用青霉素10~14天。

【护理评估】

1. **健康史** 评估患儿的发病情况有无"受凉"史，近期是否有类似疾病的接触史；有无营养不良、佝偻病、先天性心脏病等疾病。

2. **身体状况** 评估患儿呼吸道局部症状，是否出现流涕、鼻塞、喷嚏、咽部不适、干咳等症状。婴幼儿是否有高热、烦躁不安、哭闹甚至热性惊厥等全身症状，评估患儿有无食欲不振、呕吐、腹痛、腹泻等消化道症状。检查患儿有无咽部充血、扁桃体红肿、颌下淋巴结增大及压痛等。

3. **心理-社会状况** 本病症状多数较轻，家长在患儿起病初多不重视。但部分患儿起病急，出现高热甚至发生惊厥等严重表现。应注意评估家长对本病的认识程度，是否有担心病情恶化等焦虑现象。特殊类型上感可引起局部区域流行，应注意评估流行病学情况。

【护理诊断/护理问题】

1. **体温过高** 与上呼吸道炎症有关。

2. **舒适的改变** 与鼻塞、流涕、喷嚏、咽痛等有关。

3. **潜在并发症**：热性惊厥、中耳炎、肺炎等。

4. **知识缺乏** 患儿家长缺乏上呼吸道感染的护理与预防的相关知识。

【护理措施】

1. 发热的护理　采用正确、合理、综合的降温措施。

（1）做好散热工作　患儿应卧床休息，保持室内安静，保持室内空气清新，维持室内温度在18～22℃。患儿衣着、被子不宜过多、过厚。鼓励患儿多喝水，保证摄入充足的水分。给予易消化、含维生素丰富的清淡食物。

（2）及时进行降温处理　体温超过38.5℃时应给予降温处理。可采用冷敷或温水浴等物理降温措施，如头部冷湿敷、枕冰袋，在颈部、腋下及腹股沟处放置冰袋等。必要时遵医嘱使用对乙酰氨基酚或布洛芬等退热剂。退热处理半小时后复测体温。随时注意有无新的症状或体征出现。

2. 促进舒适　及时清除鼻腔及咽喉部分泌物和干痂。咽部不适时可给予润喉含片或雾化吸入。鼻塞者可酌情给予减充血剂，如婴儿因鼻塞而妨碍吸吮，可在哺乳前15分钟用0.5%麻黄碱液滴鼻，但不可连续使用3～4天或以上，以免出现黏膜损伤。注意观察咽部充血、水肿、化脓情况，及时发现病情变化。保持口腔清洁，避免进食过烫、辛辣刺激性食物。

3. 病情观察　密切观察体温的变化，备好急救物品和药品。高热患儿出现兴奋、烦躁、惊跳等惊厥先兆表现，可使用镇静剂预防热性惊厥的发生。注意咳嗽性质、口腔黏膜改变及皮肤有无皮疹等，以便早期发现麻疹、猩红热、百日咳、流行性脑脊髓膜炎等急性传染病。喉炎患儿要防止窒息缺氧，视病情轻重，可间断或持续吸氧，不仅可增加氧气吸入，且可减少喉痉挛，减轻呼吸困难和心脏负担。

4. 健康教育　指导家长掌握上呼吸道感染的预防知识是健康教育的关键。

（1）增强体质　多进行户外活动，多晒太阳，增强体质。穿衣要适当，以逐渐适应气温的变化，避免过热或过冷。建立合理的生活制度，保证充足的睡眠。

（2）合理喂养　饮食宜清淡、易消化，提倡母乳喂养。

（3）防止交叉感染　按时预防接种。避免去人多拥挤及通风不良的场所，保证室内空气的清新、流通。在集体儿童机构中如有呼吸道感染流行，应早期隔离、积极治疗患儿，也可用食醋熏蒸法消毒居室空气。

（4）防治慢性病　要积极防治各种慢性病如佝偻病、营养不良及贫血等。

第三节　急性感染性喉炎

急性感染性喉炎（acute infectious laryngitis）是指喉部黏膜急性弥漫性炎症，以犬吠样咳嗽、声嘶、喉鸣和吸气性呼吸困难为特征。多发生于冬春季节，婴幼儿多见。 微课2

【病因】

由病毒或细菌感染引起，有时可并发于麻疹、流感等急性传染病。常见的病毒为副流感病毒、流感病毒和腺病毒；常见的细菌为金黄色葡萄球菌、链球菌和肺炎链球菌。由于小儿喉腔狭小，黏膜血管丰富，炎症时易充血、水肿而出现喉梗阻。

【临床特征】

起病急，症状重，可有不同程度的发热、犬吠样咳嗽、声音嘶哑、吸气性喉鸣和三凹征。严重时可出现发绀、烦躁不安、面色苍白、心率加快等症状。体检可见咽部充血，间接喉镜检查可见喉部及声带充血、水肿。一般白天症状轻，入睡后加重。夜间入睡后因喉部肌肉松弛，分泌物阻塞而症状重。喉梗阻者若不及时抢救，可窒息死亡。按吸气性呼吸困难的轻重，将喉梗阻分为4度（表8-2）。

表 8 - 2　喉梗阻分度

分度	呼吸	体征
I	活动后出现吸气性喉鸣和呼吸困难	呼吸音及心率无改变
II	安静时有喉鸣和吸气性呼吸困难	可闻喉传导音或管状呼吸音，心率加快
III	喉鸣和吸气性呼吸困难，烦躁不安、口唇及指（趾）甲发绀，双眼睁大，头面部出汗	呼吸音明显降低，心率快，心音低钝
IV	逐渐衰竭，昏睡或昏迷状态，由于无力呼吸，三凹征可不明显，面色苍白发灰	呼吸音几乎消失，仅有气管传导音，心音低钝，心律不齐

【辅助检查】

病毒感染时白细胞数偏低或正常，淋巴细胞数相对增高；细菌感染时白细胞数和中性粒细胞增高。

【治疗要点】

1. 吸氧　保持呼吸道通畅，缺氧者给予吸氧。

2. 镇静　烦躁不安者及时予镇静剂如异丙嗪等。

3. 祛痰　痰多者选用祛痰剂。

4. 抗感染　病毒感染者可选用利巴韦林等药物。细菌感染者及时给予抗生素，可选用青霉素、大环内酯类或头孢菌素类。

5. 糖皮质激素治疗　抗炎、抑制变态反应，以减轻喉头水肿、缓解症状。

6. 气管切开术　若经上述处理后仍严重缺氧或有Ⅲ度以上喉梗阻者，应立即进行气管切开术。

【护理评估】

1. 健康史　患儿发病前有无上呼吸道感染、传染病接触史、过敏史；有无过度用声、异物及外伤；有无受凉、过度劳累、机体抵抗力下降等诱因。

2. 身体状况　患儿有无发热、声音嘶哑、犬吠样咳嗽、吸气性喉鸣和三凹征，有无发绀、烦躁不安、面色苍白、心率加快等缺氧症状。评估喉部、声带有无充血、水肿等。

3. 心理-社会状况　应注意评估患儿及家长是否因缺乏疾病相关知识、对病情认识不足、不能及时就诊以及延误治疗时机而产生愧疚、悔恨心理；评估在患儿发生喉梗阻时，患儿及家长是否因担心呼吸困难危及生命而出现紧张、恐惧情绪；评估其家庭支持系统及经济状况等。

【护理诊断/护理问题】

1. 低效性呼吸型态　与喉头水肿有关。

2. 有窒息的危险　与喉梗阻有关。

3. 体温过高　与感染有关。

4. 焦虑　与呼吸困难不能缓解有关。

【护理措施】

1. 改善呼吸功能，保持呼吸道通畅　保持室内空气新鲜，室温控制在 18～22℃；注意休息，保持安静，置患儿舒适体位，可给予半坐卧位或抬高床头。及时吸氧。及时清除患儿口、鼻腔分泌物，遵医嘱给予糖皮质激素雾化吸入，缓解喉头水肿，改善通气。

2. 病情观察　密切观察病情变化，尤其是夜间，注意患儿的呼吸、心率、精神状态、呼吸困难的程度，随时做好气管切开的准备。

3. 发热的护理　密切监测患儿体温变化，高热患儿采取相应的降温措施，防止热性惊厥的发生。给予清淡、易消化的流质或半流质饮食，保证营养和水分供应。

4. 健康教育 由于起病急、症状重，护士应关心患儿，稳定患儿情绪。及时向家长解释病情的发展和可能采取的治疗方案，指导家长正确护理患儿，提高家长的应对能力。指导患儿出院后适当进行户外活动，加强体格锻炼，提高机体抵抗力，避免感染的发生。

第四节　急性支气管炎

急性支气管炎（acute bronchitis）是指由于各种病原引起的支气管黏膜的急性炎症，气管常同时受累，故又称急性气管支气管炎，大多数继发于上呼吸道感染，婴幼儿多见。

【病因】

病原为各种病毒、细菌，或为混合感染。能引起上呼吸道感染的病原体皆可引起支气管炎。较常见的细菌有肺炎链球菌、溶血性链球菌。特异性体质、免疫功能低下、营养障碍、佝偻病和支气管结构异常等均为本病的危险因素。

【临床特征】

大多先有上呼吸道感染症状，咳嗽为主要症状，初为干咳，以后有痰，一般无全身症状。婴幼儿症状较重，常有发热、精神不振、食欲不佳或呕吐、腹泻等症状。体检可见咽部充血，双肺呼吸音粗糙，可有不固定的散在干啰音和粗中湿啰音，常在体位改变或咳嗽后随分泌物的排出而减少或消失。一般无气促和发绀。婴幼儿有痰常不易咳出，可在咽喉部或肺部闻及痰鸣音。

婴幼儿可发生一种特殊类型的支气管炎，称为哮喘性支气管炎，又称喘息性支气管炎，泛指一组以喘息为突出表现的婴幼儿急性支气管感染。一般随年龄增长发作次数逐渐减少，但少数可发展成为支气管哮喘。

【辅助检查】

细菌感染时，外周血白细胞总数升高。胸部 X 线检查无异常改变或可见肺纹理增粗。

【治疗要点】

主要是控制感染和对症治疗，如止咳、化痰、平喘等。病毒感染时采用抗病毒药物治疗；对年幼体弱儿或有发热、痰多而黄，白细胞增多时须考虑为细菌感染，则使用抗生素。一般不用镇咳剂或镇静剂，以免抑制咳嗽反射，影响痰液排出。

【护理评估】

1. 健康史 了解患儿是否有上呼吸道感染、营养不良、佝偻病、鼻窦炎等病史，询问是否接触过刺激性气体。

2. 身体状况 评估患儿有无上感的症状，有无发热和咳嗽，评估咳嗽的性质、痰液特点。评估咽部有无充血，双肺呼吸音是否粗糙，有无不固定的散在干湿啰音等。

3. 心理–社会状况 家长对患儿疾病的重视程度及当地的环境卫生、空气污染情况。评估家长有无焦急、抱怨的心理反应。

【护理诊断/护理问题】

1. 清理呼吸道无效 与痰液黏稠不易咳出导致气道分泌物堆积有关。

2. 体温过高 与细菌感染或病毒感染有关。

3. 知识缺乏 与家长缺乏有关本病的护理及预后知识有关。

【护理措施】

1. 保持呼吸道通畅 及时清除鼻痂及鼻腔分泌物，使呼吸道保持通畅。

（1）保持适当温湿度 鼓励患儿多饮水，使痰液稀释易于咳出；分泌物黏稠者注意提高病室湿度，以湿化空气，湿润呼吸道，也可使用超声雾化吸入，有利于痰液的稀释排出。

（2）注意休息，避免剧烈的活动 经常变换患儿体位，拍击背部，指导并鼓励患儿有效咳嗽，使呼吸道分泌物易于排出。

（3）遵循医嘱使用止咳祛痰剂、平喘剂、抗生素等。注意观察疗效及副作用。

2. 发热的护理 注意休息，监测体温，体温超过 38.5℃ 时采取物理降温或遵医嘱给予药物降温，以防发生惊厥。

3. 健康教育 加强营养，增强体质。积极开展户外活动，进行体格锻炼，增强机体对气温变化的适应能力。在呼吸道疾病流行期间，不要让小孩到公共场所，以免交叉感染。积极防治营养不良、佝偻病、贫血和各种传染病，按时预防接种，增强机体的免疫力。

第五节 肺 炎

肺炎（pneumonia）是指由不同病原体或其他因素（吸入或过敏）所致的肺部炎症。主要临床表现为发热、咳嗽、气促、呼吸困难和肺部固定湿啰音。肺炎是儿科常见病，也是我国 5 岁以下小儿死因的第一位，列入儿童保健重点防治的"四病"之一。一年四季均可发病，以冬春季节多见。支气管肺炎是小儿最常见的肺炎，多见于婴幼儿，本节将重点介绍。

【肺炎分类】

1. 病因分类 ①病毒性肺炎：呼吸道合胞病毒、腺病毒、流感病毒、副流感病毒、鼻病毒和肠道病毒等肺炎；②细菌性肺炎：肺炎链球菌、流感嗜血杆菌、金黄色葡萄球菌、大肠埃希菌、肺炎克雷伯菌、军团菌等肺炎；③支原体肺炎：由肺炎支原体所致；④衣原体肺炎：由沙眼衣原体和肺炎衣原体引起；⑤真菌性肺炎：由白念珠菌、隐球菌等引起；⑥原虫性肺炎：包括肺包虫病、肺弓形虫病等；⑦非感染性病因引起的肺炎：吸入性肺炎、过敏性肺炎等。

2. 病理分类 分为支气管肺炎、大叶性肺炎和间质性肺炎。

3. 病程分类 ①急性肺炎：病程 <1 个月；②迁延性肺炎：病程 1~3 个月；③慢性肺炎：病程 >3 个月。

4. 病情分类 ①轻症肺炎：主要为呼吸系统表现，其他系统仅轻微受累；②重症肺炎：除呼吸系统表现外，其他系统亦严重受累，可有器官衰竭及全身中毒症状，甚至危及生命。

5. 临床表现典型与否分类 ①典型肺炎：肺炎链球菌、金黄色葡萄球菌、大肠埃希菌等引起的肺炎；②非典型肺炎：肺炎支原体、衣原体、军团菌、某些病毒等引起的肺炎。

6. 发生地区分类 社区获得性肺炎是指无明显免疫抑制的患儿在院外或住院 48 小时内发生的肺炎；院内获得性肺炎是指住院 48 小时后发生的肺炎。

【病因】

1. 病原体 最常见为细菌和病毒感染，也可由病毒、细菌"混合感染"。细菌以肺炎链球菌多见；病毒以呼吸道合胞病毒最多见，其次为腺病毒、流感和副流感病毒等。近年来肺炎支原体、衣原体和流感嗜血杆菌感染有增加趋势。

2. 环境因素 居室拥挤、通风不良、空气污浊、冷暖失调等均可使机体的抵抗力降低，对病原体的易感性增加，易诱发肺炎的发生。

3. 内在因素　婴幼儿机体免疫功能不健全，加上呼吸系统解剖生理特点，易发生肺炎。此外营养不良、维生素 D 缺乏性佝偻病、先天性心脏病、低出生体重儿、免疫缺陷者均易发生本病。

【病理生理】

病原体多由呼吸道侵入，少数由血行进入肺部，引起小支气管、肺泡、肺间质炎症。病理变化以肺组织充血、水肿、炎症细胞浸润为主。炎症使小支气管管腔狭窄甚至阻塞，造成通气障碍；肺泡内充满渗出物，肺泡壁因充血水肿而增厚，造成换气障碍。由于通气和换气障碍，氧进入肺泡以及氧自肺泡弥散至血液和二氧化碳排出均发生障碍，血液含氧量下降，致低氧血症，严重者同时伴有高碳酸血症。缺氧使肺小动脉反射性收缩造成肺动脉高压，使右心负荷加重；病原体和毒素侵袭心肌，引起心肌炎；肺动脉高压和中毒性心肌炎是诱发心力衰竭的主要原因。低氧血症和病原体毒素作用可引起胃肠功能紊乱，甚至发生缺氧中毒性肠麻痹及消化道出血；也可引起脑水肿；严重者可发生弥散性血管内凝血（图 8 – 1）。

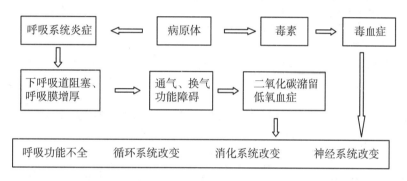

图 8 – 1　小儿肺炎的病理生理

【临床特征】　e 微课 3

1. 轻症肺炎　以呼吸系统症状为主，起病多数较急。主要表现为发热、咳嗽、气促、肺部固定中细湿啰音。①发热：热型不定，多为不规则热，亦可为稽留热或弛张热。新生儿及重度营养不良患儿体温可不升高。②咳嗽：较频繁，早期为刺激性干咳，以后咳嗽有痰。新生儿、早产儿仅表现为口吐白沫。③气促：多发生于发热、咳嗽之后，呼吸加快，每分钟可达 40～80 次，可有鼻翼扇动、吸气性三凹症及唇周发绀等。④其他症状：精神不振、食欲减退、烦躁不安。⑤肺部啰音：早期不明显，以后可闻及固定的中细湿啰音，背部两肺底及脊柱旁较密集，深吸气末更为清楚。

2. 重症肺炎　除呼吸系统症状加重外，常有全身中毒症状及心血管、神经和消化等系统严重功能障碍。

（1）心血管系统　可发生心肌炎、心包炎和心力衰竭。心肌炎可出现面色苍白、心动过速或过缓、心音低钝、心律不齐，心电图 ST 段下移、T 波平坦或倒置。肺炎合并心力衰竭时可表现为骤发极度烦躁不安，明显发绀，面色苍白或发灰；安静状态下呼吸突然加快（＞60 次/分）；心率突然增快（＞180 次/分，与体温升高和呼吸困难不相称）；心音低钝、奔马律，颈静脉怒张；肝脏迅速增大；少尿或无尿等。

（2）神经系统　轻症表现为烦躁或嗜睡，脑水肿时出现昏睡或昏迷、惊厥、前囟膨隆、脑膜刺激征阳性、瞳孔对光反应迟钝或消失、呼吸节律不整、呼吸心跳解离（有心跳，无呼吸）。脑脊液检查除压力增高外，其他均正常。

（3）消化系统　可出现中毒性肠麻痹，表现为严重腹胀，膈肌升高，加重了呼吸困难；听诊肠鸣音消失。重者患儿还会呕吐咖啡渣样物，便潜血试验阳性或柏油样便。

经治疗后若出现中毒症状或呼吸困难突然加重，体温持续不退或退而复升，均应考虑有并发症的可能，如脓胸、脓气胸、肺大疱等。此三种并发症多见于金黄色葡萄球菌肺炎、耐药肺炎链球菌肺炎和某些革兰阴性杆菌肺炎。

3. 几种不同病原体所致肺炎的特点　见表 8-3。

表 8-3　几种不同病原体所致肺炎的特点

	呼吸道合胞病毒肺炎	腺病毒肺炎	金黄色葡萄球菌肺炎	肺炎支原体肺炎
病原体	呼吸道合胞病毒	腺病毒（3、7 型）	金黄色葡萄球菌	肺炎支原体
好发年龄	<2 岁，2~6 月龄多见	6 月龄~2 岁多见	婴幼儿多见	学龄儿童多见
临床特点	起病急，干咳，低至中度发热，喘憋为突出表现，迅速出现呼吸困难及缺氧症状	起病急，全身中毒症状明显，稽留高热，咳嗽频繁，可出现喘憋、呼吸困难、发绀等，易发生心肌炎、心衰、中毒性脑病等	起病急、进展快，全身中毒症状重，弛张热，皮肤常见猩红热样皮疹，易并发休克、败血症、化脓性病灶等	起病缓慢，常有发热，可持续 1~3 周，以刺激性咳嗽为突出表现
肺部体征	肺部听诊以哮鸣音为主，肺底可闻及细湿啰音	肺部体征出现较晚，多在高热 3~7 天后出现湿啰音	肺部体征出现较早，可闻及中、细湿啰音	肺部体征常不明显，少数可闻及干、湿啰音
实验室检查	白细胞总数大多正常	白细胞总数正常或偏低	白细胞总数及中性粒细胞增多，可伴核左移	白细胞数正常或增多，血清冷凝集试验多阳性
胸部 X 线	小点片状薄阴影，不同程度梗阻性肺气肿及支气管周围炎	大小不等的片状阴影或融合成大病灶，多伴有肺气肿	小片阴影，可很快出现肺脓肿、肺大疱或脓胸	支气管肺炎改变，或间质性肺炎改变，或肺门阴影增浓
治疗	抗病毒药物	抗病毒药物	苯唑西林钠等抗生素	大环内酯类抗生素

【辅助检查】

1. 外周血检查　细菌性肺炎白细胞总数和中性粒细胞计数常增高，甚至可见核左移，胞浆中出现中毒颗粒；病毒性肺炎白细胞总数大多正常或降低，有时可见特异型淋巴细胞计数的增高或出现特异型淋巴细胞。

2. 病原学检查　采取痰液、血液、气管分泌物、胸腔穿刺液或肺穿刺液等做细菌培养和鉴定；鼻咽拭子或气管分泌物做病毒分离鉴定；免疫学方法进行病原特异性抗原检测；冷凝集试验、病原特异性抗体鉴定、聚合酶链反应或特异性的基因探针检测病原体的 DNA。

3. 胸部 X 线检查　支气管肺炎早期肺纹理增粗，以后出现大小不等的斑片状阴影，可融合成片，以双肺下野、中内带居多，可伴有肺不张或肺气肿征象。并发脓胸、脓气胸、肺大疱时则出现相应的 X 线改变。

【治疗要点】

采取综合措施，积极控制感染，改善肺的通气功能，防治并发症。

1. 控制感染　根据病原体选择抗感染的药物。使用原则为早期、联合、适宜剂量、合适疗程，重症宜经静脉途径给药。①肺炎链球菌：首选青霉素或阿莫西林，耐药者可选用头孢曲松、头孢噻肟等。②金黄色葡萄球菌：首选苯唑西林钠或氯唑西林。③流感嗜血杆菌：首选阿莫西林、克拉维酸、氨苄西林、舒巴坦。④肺炎支原体：首选大环内酯类抗生素，如阿奇霉素、红霉素及罗红霉素。⑤病毒感染：可选用利巴韦林（病毒唑）、α-干扰素等抗病毒药物。抗生素用药时间应持续到体温正常后 5~7 天，临床症状基本消失后 3 天。

2. 对症治疗　主要是退热、吸氧、止咳、祛痰、平喘等。

3. 糖皮质激素　全身中毒症状明显、有严重喘憋或呼吸衰竭、合并感染性休克或脑水肿时可短期应用糖皮质激素。

4. 防治并发症　积极预防和治疗心力衰竭、脑水肿、中毒性肠麻痹及脓胸、脓气胸等并发症。

【护理评估】

1. 健康史　详细询问发病情况，了解有无反复呼吸道感染史，发病前有无受凉或呼吸道传染病接触史，患儿有无营养不良、佝偻病、先天性心脏病、免疫功能低下等疾病，家庭成员是否有呼吸道疾病病史。

2. 身体状况　评估患儿呼吸道症状情况，是否有发热、咳嗽、气促等症状；观察患儿体温增高的程度、热型、咳嗽性质及痰液黏稠度，检查是否有气促、发绀、鼻翼扇动、三凹征等情况，听诊肺部啰音的性质及分布情况，注意观察有无循环、神经、消化系统受累的临床表现。

3. 心理 - 社会状况　评估患儿和家长的心理状态，了解其对疾病防治知识的认识程度，以及家庭经济情况，患儿有无因住院惧怕陌生环境，与父母分离而产生焦虑、发呆、沉闷不语或攻击行为等。评估患儿家长有无因对疾病的恐慌及家庭正常生活秩序的打乱而产生焦虑、不安、忧虑、抱怨等心理反应。

【护理诊断/护理问题】

1. 清理呼吸道无效　与呼吸道分泌物增多、黏稠且不易排出有关。

2. 气体交换受损　与肺部炎症造成的通气和换气障碍有关。

3. 体温过高　与肺部感染有关。

4. 营养失调：低于机体的需要量　与摄入不足、消耗增加有关。

5. 潜在并发症：心力衰竭、中毒性脑病、中毒性肠麻痹、脓胸等。

6. 知识缺乏　与患儿家长缺乏有关肺炎的护理和预防知识有关。

【护理目标】

1. 患儿能顺利有效地咳出痰液，呼吸道通畅。

2. 患儿气促、发绀症状逐渐改善以至消失，呼吸平稳。

3. 患儿体温恢复正常。

4. 患儿住院期间能得到充足的营养。

5. 患儿不发生并发症或发生时得到及时发现和处理。

6. 患儿家长能说出有关肺炎的护理与预防要点。

【护理措施】

1. 保持呼吸道通畅

（1）**清除口鼻分泌物**　根据病情采取相应的体位，以利于呼吸道分泌物的排出，卧床时头、胸部稍抬高，宜经常更换体位，以减少肺部淤血，促进炎症吸收；指导患儿进行有效的咳嗽，同时轻拍背部，使呼吸道分泌物易于排出。方法是五指并拢，稍向内合掌，由下向上、由外向内的轻拍背部，边拍边鼓励患儿咳嗽，根据病情或病变部位可进行体位引流。

（2）**湿化痰液**　对分泌物多且黏稠，影响呼吸时，可按医嘱给予雾化吸入，使痰液变稀薄后容易咳出，必要时可用吸痰器，及时清除痰液。保证充足的水分及营养供给，鼓励患儿多饮水，必要时由静脉补充。

（3）**药物应用**　遵循医嘱给予支气管解痉药、祛痰药，使用抗生素治疗肺部炎症、改善通气，并注意观察药物的疗效及不良反应。

2. 改善呼吸功能

（1）休息　保持室内空气新鲜，室温保持在 18～22℃、湿度为 60%，注意被褥清洁、穿衣不要过多，勤换尿布，保持皮肤清洁，利于患儿休息。

（2）镇静　保持安静、减少刺激、避免哭吵，以降低氧耗量。

（3）氧疗　烦躁、口唇发绀等缺氧表现的患儿应及早给氧。给氧时应注意给氧浓度与氧流量，主张以低浓度、低流量、温湿化给氧为宜。一般采用鼻前庭导管给氧，氧流量为 0.5～1L/min，氧浓度不超过 40%。新生儿或婴幼儿可用面罩、氧帐、鼻塞给氧，氧流量为 2～4L/min，氧浓度 50%～60%。危重患儿当发生呼吸衰竭时给予器械呼吸正压给氧，根据患儿的不同情况分别给予持续正压给氧（CPAP），间歇正压给氧（IPPB）或呼吸终末正压给氧（PEEP）。

3. 维持体温正常　高热可使机体代谢加快，耗氧量增加，使机体缺氧加重、消耗增加，同时又可诱发热性惊厥的发生，故发热者应密切监测体温变化，采取相应的措施。

4. 补充营养及水分　应选择富有营养易消化的流质或半流质饮食，多饮水。重症不能进食者，可遵医嘱给予静脉输液。静脉输液时滴注的速度应控制在每小时 5ml/kg 以下，最好使用输液泵，保持液体均匀滴入，以免发生心力衰竭。

5. 密切观察病情

（1）密切监测心律、呼吸等，如患儿突然烦躁不安、面色苍白、气喘加剧、呼吸加快，并有心率加速、出现心音低钝或奔马律、肝在短时间内急剧增大时，考虑肺炎合并心力衰竭。应立即报告医师，给予吸氧、减慢输液速度，做好抢救准备。

 素质提升

培养临床护理思维

患儿，3 个月。因发热、咳嗽 4 天，咳嗽加剧伴气促 1 天入院，护士在进行查房时发现患儿出现面色苍白、喘憋，经测量患儿呼吸 60 次/分、心率 185 次/分、触诊发现肝脏肋下 2 横指，护士立刻将此情况汇报给医生，经诊断患儿为重症肺炎合并心力衰竭，经抢救患儿转危为安。可见如何及时准确地发现患儿可能发生的并发症是护士必须具备的临床护理技能。一名合格的护士必须具备良好的临床护理思维，能够在复杂的临床护理环境中，对患者存在或潜在的护理问题进行综合分析、判断和实施精准的护理措施，才能更好地服务于患者，这是时代赋予我们护理工作者的重要使命。

（2）应密切观察患儿神志情况、瞳孔的变化及肌张力等，若有烦躁或嗜睡、惊厥、昏迷、呼吸不规则、肌张力增高等颅内高压表现时，应考虑脑水肿的可能，需及时报告医生并配合抢救。

（3）观察有无腹胀、肠鸣音是否减弱或消失、是否有便血情况，以便及时发现中毒性肠麻痹和胃肠道出血。

（4）如患儿病情突然加重，出现剧烈咳嗽、烦躁不安、呼吸困难、胸痛、面色青紫，一侧呼吸运动受限或两侧胸廓不对称等，提示并发了脓胸或脓气胸，应及时协助医生进行胸穿或胸腔闭式引流。

6. 健康教育　指导家长加强患儿的营养、培养良好的饮食和卫生习惯，增强体质，开展户外活动，提高对气温变化的适应能力。定期健康检查，按时预防接种。积极预防、治疗容易引起呼吸系统急性炎症的疾病如营养不良、佝偻病、贫血及先天性心脏病等。教育患儿咳嗽时用手帕或纸捂嘴、不随地吐痰，防止病菌污染空气而传染他人。在肺炎高发季节，对易患肺炎的高危儿加强卫生管理，劝阻他们不要到公共场所去，以防交叉感染。

【护理评价】

经过治疗和护理患儿是否达到：呼吸道保持通畅，痰鸣音消失；无气促、发绀，呼吸恢复正常；体温恢复正常；得到充足的营养；无并发症发生或并发症得到及时处理。家长有关肺炎防治与护理的知识是否有所增加。

目标检测

答案解析

一、简答题

1. 急性上呼吸道感染患儿全身症状有哪些？

2. 简述急性感染性喉炎Ⅱ度临床特点及体征。

3. 呼吸道合胞病毒肺炎的肺部体征有哪些？

4. 如何做好肺炎患儿呼吸道护理？

二、案例分析

患儿，男，9个月。体温39.2℃，咳嗽，精神萎靡，食欲缺乏，时有呕吐，大便稀，3~4次/日，周围血 WBC 20×10^9/L。查体：烦躁不安、气促、面色苍白，皮肤可见猩红热样皮疹，两肺可闻及中细湿啰音。

请问：

1. 患儿最可能感染的病原体是什么？

2. 患儿可能出现的并发症有哪些？

（线舒文）

书网融合……

本章小结

微课1

微课2

微课3

题库

第九章　循环系统疾病患儿的护理

PPT

◎- 学习目标

　　1. 通过学习本章节，重点把握先天性心脏病的分类、四种先心病临床特征及护理措施。
　　2. 学会运用所学知识，评估四种先心病患儿的病情，提出护理问题，制定并实施护理措施，具有严谨、慎独及关爱生命的职业精神。

>> 情境导入

　　情景描述　患儿，女，4岁。因乏力、气促入院。患儿自幼青紫，生长发育较同龄儿童迟缓，易感冒。查体：杵状指，嘴唇发绀，心前区可闻及收缩期喷射样杂音。X线胸片提示肺血少、右心室增大。

　　讨论　1. 患儿可能的诊断是什么？
　　　　　　2. 患儿主要的护理诊断有哪些？可采取哪些护理措施？

第一节　儿童循环系统解剖生理特点

　　胚胎发育自第2周开始逐渐形成原始心脏，第4周出现共腔的并有循环功能的心房和心室，至第8周房室间隔完全形成，即为具有四腔的心脏。因此，在胚胎2~8周心脏发育的关键时期，受到某种生物、化学及物理因素的影响，容易出现先天性心血管的发育畸形。

一、胎儿血液循环特点和生后的改变

　　1. 正常胎儿的血液循环　胎儿血液循环与成人血液循环存在差异，主要表现在气体交换的方式不同，以及胎儿存在开放的动脉导管及卵圆孔血流通道。胎儿期的营养物质和气体交换是以弥散的方式通过脐血管和胎盘与母体之间进行交换的。来自母体的含氧量较高的动脉血经脐静脉进入胎儿体内，在肝脏下缘分为两支：一支流入肝脏与门静脉汇合，随后经肝静脉进入下腔静脉；另一支经静脉导管直接流入下腔静脉，与来自下半身的静脉血混合。此混合血（以动脉血为主）流入右心房后，1/3血液通过卵圆孔流至左心房，随后经左心室流入升主动脉，主要供应心脏、脑及上肢（上半身），其余2/3血液流入右心室；上半身回流的血液经上腔静脉流入右心房后，绝大部分与来自下腔静脉的血液混合后一起汇入右心室，进入肺动脉。由于胎儿肺脏在出生前呈现压缩状态，无呼吸功能，肺动脉血管阻力高，故肺动脉的血液只有少部分通过肺静脉回流至左心房，绝大部分经未闭的动脉导管流入降主动脉（以静脉血为主），供应下半身及腹腔脏器，最后经脐动脉回到胎盘，再次进行气体及营养物质交换（图9-1）。

　　由此可见，胎儿时期无有效肺循环，所有营养物质及气体交换是通过脐部动静脉血管及胎盘以弥散的方式进行交换的；同时存在特殊血流通道（静脉导管、卵圆孔、动脉导管），能满足胎儿生长发育的基本需求；胎儿时期左、右心脏都向全身供血；胎儿体内以混合血为主，其中肝脏、心脑及上肢的血液含量要高于下半身及腹腔脏器。

　　2. 出生后血液循环的改变　出生后的血液循环改变主要表现在肺循环的建立。

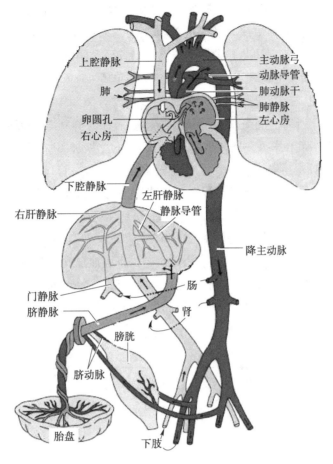

图 9 - 1　正常胎儿血液循环示意图

（1）脐带结扎　出生后脐血管被结扎剪断，婴儿与母体间胎盘 - 脐血管营养及气体交换终止，伴随着第一声啼哭，婴儿肺循环建立，肺脏开始进行有效的气体交换；同时肺泡的扩张及肺泡氧分压增加，使肺小动脉管壁进一步变薄扩张，管壁肌层逐渐退化，肺循环阻力下降，肺血流量增加。脐血管在婴儿娩出后 6 ~ 8 周完全闭锁变为韧带。

（2）卵圆孔关闭　肺循环建立后，肺循环压力下降，肺循环血量明显增多，即经右心室流入肺动脉后回流至肺静脉血量增加，左心房压力增高。当卵圆孔左侧心房压力超过右侧心房时，卵圆孔瓣膜出现功能上关闭，解剖上闭合大多发生在生后 5 ~ 7 个月。

（3）动脉导管闭合　肺循环建立后，体循环氧含量明显增高，可促使动脉导管平滑肌收缩，流经动脉导管的血流逐渐减少，动脉导管逐渐形成功能性关闭。约 80% 的婴儿于生后 3 个月、95% 的婴儿于生后 1 年内形成解剖上闭合。

二、正常各年龄小儿心脏、心率、血压的特点

1. 心脏重量、大小和位置　与成人相比，新生儿心脏重量及体积占比较成人大，刚出生时婴儿心脏约占体重的 0.8%，而成人只为 0.5%。随着年龄的增长，心脏重量与体重的比值逐渐下降。而胎儿期肺循环尚未建立，肺动脉压力高，右心室负荷明显高于左心室，出生时两侧心室壁厚度几乎一致。随着出生后肺循环的建立，肺动脉管壁肌层逐渐退化，肺动脉管壁变薄扩张，肺动脉阻力逐渐下降，而体循环量逐渐增加，左心室负荷日趋增大，左心室壁增厚速度快于右心室壁，故左心室室壁厚度大于右心室，成人时左心室壁可厚达 10mm，而右心室壁可不足 6mm。

儿童心脏在胸腔的位置也伴随年龄增长而发生改变。2岁以下小儿的心脏位置高，以横位心为主，心尖搏动位于左侧第4肋间、锁骨中线外侧，心尖部主要为右心室；2岁以后随着小儿生长发育的进展，心脏逐渐转变为斜位，3~7岁幼儿心尖搏动位点逐渐移到左侧第5肋间锁骨中线处，左心室构成心尖部；7岁以后心尖位置逐渐接近成人水平，到锁骨中线内0.5~1cm。

2. 心率 儿童的心率主要与新陈代谢和交感神经兴奋性有关，年龄越小，新陈代谢越旺盛，心率越快，以满足机体生长发育所需。测量幼儿脉搏和心率，需在安静状态下或睡眠时测量，而活动、进食、哭闹和发热均可影响儿童心率。一般体温每升高1℃，心率增加10~15次/分。

3. 血压 由于儿童心脏每搏输出量少，动脉血管弹性较好，血管口径相对较大，所以动脉血压偏低。随着年龄的增长，动脉血压逐渐升高。新生儿收缩压平均为60~70mmHg（8.0~9.3kPa），1岁时70~80mmHg（9.3~10.7kPa），2岁以后收缩压（mmHg）=年龄×2+80mmHg（表9-1）或收缩压（kPa）=年龄×0.26+10.7kPa。舒张压为收缩压的2/3。收缩压高于此标准20mmHg（2.67kPa）以上为高血压，低于此标准20mmHg（2.67kPa）以下为低血压。下肢血压比上肢血压高20mmHg（2.67kPa）。测量血压需在安静环境下进行，要求血压计袖带宽度以小儿上臂长度的2/3左右为宜。袖带过窄或过宽均会使所测血压产生偏差。一般1个月~1岁时的袖带宽约为5cm，1~8岁为9cm，8岁以上为12cm，年长儿同成人。

表9-1 各年龄小儿心率及血压正常值

年龄	脉搏（次/分）	收缩压（mmHg）
新生儿	120~140	60~70
1岁以下	110~130	70~80
2~3岁	100~120	
4~7岁	80~100	收缩压=年龄×2+80
8~14岁	70~90	

第二节 先天性心脏病

一、概述

先天性心脏病（congenital heart disease，CHD）简称先心病，是儿童时期最常见的心血管疾病，指胎儿在心脏及大血管发育时期受各类因素影响而导致的心血管先天畸形。早产儿发生率远高于足月儿，活产婴儿发病率为6‰~10‰，死胎中先天性心脏病的发生率为活产儿的10倍，其中又以室间隔缺损发病率最高。尽管随着医学的发展与不断进步，先心病早期检出水平逐渐增高，诊治技术逐年改善，预后已大为改观，但仍无法改变其为儿童因先天发育异常致死的重要原因。

【病因与发病机制】

在胎儿心脏发育关键期，任何影响心脏胚胎发育的因素均可导致心脏发育异常，即可造成先天性心脏畸形。先天性心脏病的病因种类繁多，目前主要认为与遗传和环境因素以及其相互作用有关。

1. 遗传因素 包括染色体异常、基因突变。近年研究已证明，第1、12、15和22号染色体上有与形成心血管畸形有关的基因。

2. 环境因素 主要受孕早期宫内感染影响，如风疹、流行性感冒、流行性腮腺炎及柯萨奇病毒感染等。其他如孕母接触大剂量放射线，服用某些抗肿瘤或抗癫痫药物，孕母患有糖尿病及苯丙酮尿症等代谢性疾病，体内叶酸不足，或出现胎儿宫内缺氧等因素均可导致心脏及大血管发育畸形。

尽管先天性心脏病病因繁多，但通过对孕早期积极预防感染，避免接触高危因素，维持孕母及胎儿发育营养平衡，改善缺氧，能明显减少先天性心脏病发病比例。

【分类】 📱微课1

先天性心脏病的种类很多，依据心脏左、右心腔及大血管之间有无分流、临床表现有无青紫，将先天性心脏病分为3类（表9-2）。

1. 左向右分流型（潜伏青紫型） 由于体循环压力高于肺循环，高压力区域动脉血可经异常通道向低压力静脉血区域分流，即左心至右心、主动脉向肺动脉分流，而右心的静脉血不能进入左心，故无青紫。当在某种特定因素下如婴儿哭闹、屏气或病理状态时致肺动脉或右心压力增高并超过左心压力时，则可使静脉血自右向左分流至左心，而出现暂时性青紫。主要有室间隔缺损、房间隔缺损、动脉导管未闭等。

2. 右向左分流型（青紫型） 体循环中原为氧含量高的动脉血，由于先天性异常通道的存在，如右心室流出道狭窄或大动脉起源异常，可导致血液经异常通道从右向左分流，使体循环中出现大量未经氧合的静脉血，进而引起全身持续性缺氧。常见的有法洛四联症和大动脉错位等。此型为先天性心脏病中临床病情最重、病死率最高的一组。

3. 无分流型（无青紫型） 该型先天性心脏病左右心腔之间不存在异常通路或动静脉分流，故无青紫表现，只有发生心衰时才会出现青紫。常见的有主动脉缩窄、肺动脉狭窄等。

表9-2　先天性心脏病的常见类型

类型	名称	特点	常见疾病
左向右分流型	潜伏青紫型	暂时性青紫	房间隔缺损、室间隔缺损、动脉导管未闭
右向左分流型	青紫型	持续青紫	法洛四联症、大动脉错位
无分流型	无青紫型	常无青紫	主动脉缩窄、肺动脉狭窄

二、常见先天性心脏病

（一）房间隔缺损

房间隔缺损（atrial septal defect，ASD）是房间隔在心脏胚胎发育过程中发育不良、吸收过度或心内膜垫发育障碍，导致左右心房之间存在通路，是常见的先心病之一，占先天性心脏病发病总数的7%～15%，女性发病多于男性，男女性别比例为1∶2。根据缺损解剖部位不同分为原发孔型缺损、继发孔型缺损及静脉窦型缺损。

【病理生理】

婴儿出生后早期由于左右心室压相当，左右心房分流量受到限制。伴随年龄增长，左心室压力逐渐增高，心房自左向右分流增加，由此导致肺动脉及肺循环血量增多，体循环血量减少。分流造成右心房和右心室负荷过重，进而使得右心房及右心室增大，严重时可出现肺动脉高压。后期当右心压力超过左心压力时，可产生反向分流即右向左分流，出现持续性青紫（图9-2）。

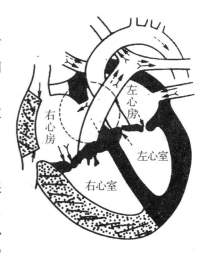

图9-2　房间隔缺损示意图

【临床特征】

取决于缺损的大小。缺损面积越大，分流量越多，症状越明显。分流量少者可无症状，仅在体检时发现心脏左缘第2肋间闻及收缩期杂音。缺损较大的患儿因分流量大而致肺循环充血，易出现活动后气促及反复肺部感染；而体循环因血流量减少，出现面色苍白、易感疲乏、身材矮小、生长发育相对落后等。当患儿哭闹、屏气、合并肺炎或心力衰竭时，右心房压力可超过左心房，出现暂时性右向左分流而呈现青紫。肺循环血量增加，压力逐渐增高，晚期可导致肺小动脉肌层及内膜增厚，管腔狭窄，出现艾森曼格综合征，即出现持续右向左分流，临床出现持续紫绀。

体格检查：体格发育相对落后，体型瘦长，心前区隆起，心浊音界扩大，一般无震颤。心脏听诊特点：①第一心音亢进，肺动脉瓣区第二心音（P_2）增强；②第二心音固定分裂；③相对肺动脉瓣狭窄致左侧第2~3肋间近胸骨旁可闻及Ⅱ~Ⅲ级喷射性收缩期杂音。如果分流量大时，在心脏三尖瓣区可因三尖瓣相对狭窄出现舒张期隆隆样杂音。

并发症：最常见的是支气管肺炎，至青中年期可合并心律失常、肺动脉高压和心力衰竭。

【辅助检查】

1. 心电图　表现为电轴右偏和不完全性右束支传导阻滞，部分可有右心房和右心室肥大。

2. X线检查　表现为心界向右侧扩大，以右心房、右心室增大为主，肺动脉段突出，肺门血管影增粗，肺野充血，主动脉影缩小，可见肺门"舞蹈"征。

3. 超声心动图　可见右心房和右心室增大，右心室流出通道增宽。二维超声心动图可见房间隔连续回声中断，多普勒彩超可见分流的位置、方向，经食道心脏彩色超声心动图能更清晰显示房间隔缺损的大小。

4. 心导管检查　对于疑有肺动脉高压患儿可行心导管检查。检查可发现右心房血氧含量高于上、下腔静脉平均含氧量。心导管可通过缺损从右心房进入左心房。

（二）室间隔缺损

室间隔缺损（ventricular septal defect，VSD）为儿童最常见的先天性心脏病，其发病率占所有先心病的30%~50%，可单独存在，也可与其他心脏畸形同时存在。根据缺损的大小可分为小型缺损（<0.5cm）、中型缺损（0.5~1.0cm）及大型缺损（>1.0cm）；根据缺损的部位可分为膜周部缺损、漏斗部缺损及肌部缺损。

【病理生理】

正常情况下，由于室间隔存在缺损，左右心室间存在异常血流通道，而左心室压力大于右心室，血液从富氧区域流向低氧区域，所以一般无青紫。随年龄增长，肺循环血流逐渐增加，左心回流血量也随之增多，使左心房及左心室负荷加重，导致左心房和左心室肥大。随着病情进展，可发生肺动脉高压，导致左向右分流减少，最后出现双向分流或反向分流，进而出现持久性青紫（图9-3）。

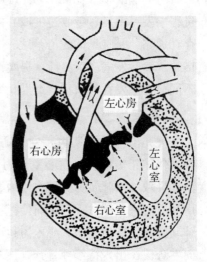

图9-3　室间隔缺损示意图

【临床特征】

取决于缺损的大小、类型及肺循环压力。

小型室间隔缺损患儿可无明显症状，仅活动后稍感疲乏，生长发育一般不受影响，体检时可发现胸骨左缘第3、4肋间响亮的收缩期杂音，肺动脉瓣区第二心音正常或轻度亢进。

缺损较大时体循环血量减少，患儿多生长迟缓、体重不增、消瘦、喂养困难，活动后出现乏力、气短、多汗；分流引起肺循环充血导致反复呼吸道感染、充血性心力衰竭等。有时因扩张的肺动脉压迫喉返神经，引起声音嘶哑。大量左向右分流使肺循环血流量明显增加，出现容量性肺动脉高压；随肺动脉压力的升高致肺小动脉痉挛，肺小动脉中层和内膜层逐渐增厚、管腔变小最终发展为不可逆的阻力性肺动脉高压。肺动脉压力的增高使右心室压力随之增高，当右心室收缩压超过左心室时，左向右分流逆转为右向左分流，患儿出现持续紫绀，即艾森曼格综合征。

体格检查：心前区隆起，心界向左下扩大，胸骨左缘第3、4肋间可闻及Ⅲ～Ⅳ级粗糙、响亮的全收缩期杂音，向心前区广泛传导，并可扪及收缩期震颤，当肺动脉压力增高时肺动脉瓣区第二心音增强。分流量大时在心尖区可闻及二尖瓣相对狭窄的较柔和舒张中期杂音。

并发症：易并发支气管炎、支气管肺炎、充血性心力衰竭和感染性心内膜炎。

【辅助检查】

1. **心电图**　小型缺损者可正常或仅有左心室增大。分流量大者左心房大、左心室肥厚或双室肥厚，重度肺动脉高压时以右心室肥厚为主。

2. **X线检查**　小型缺损者无明显改变，中、大型缺损者肺血流量增多，肺动脉段凸出，心脏以左房、左室扩大为主，晚期出现重度肺动脉高压时可出现右心室增大。

3. **超声心动图**　可见主动脉内径缩小，左心室、左心房和右心室内径增宽。二维超声心动图可显示室间隔回声中断，多普勒彩超可见分流的大小、位置、方向，还能确诊多个缺损的存在。

4. **心导管检查**　如有重度肺动脉高压或合并其他畸形，可行心导管检查，可发现右心室血氧含量明显高于右心房，右心室和肺动脉压力升高。

（三）动脉导管未闭

动脉导管未闭（patent ductus arteriosus，PDA）为小儿先天性心脏病常见的类型之一，占先天性心脏病发病总数的10%，女性较多见。动脉导管是胎儿期肺动脉与主动脉之间正常的血流通道，是维持胎儿时期循环的重要途径。出生后很快发生功能性关闭，大多数婴儿生后3个月左右动脉导管在解剖上完全关闭。若出生后由于各种原因造成婴儿动脉导管持续开放，未闭锁，出现左向右分流，即称为动脉导管未闭（图9-4）。

【病理生理】

未闭的动脉导管连接主动脉及肺动脉，由于主动脉压力高于肺动脉压力，肺动脉不仅需接受正常右侧心腔的血液，还需接受来自主动脉血流，进而肺血流量增加，回流至左侧心腔的血量增加，导致左心房及左心室负荷加重扩大，甚至出现心功能衰竭。长期的左向右分

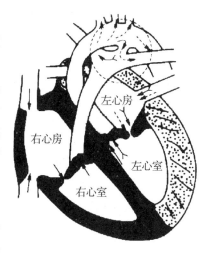

图9-4　动脉导管未闭示意图

流，肺动脉压力持续升高，右心室负荷逐渐增大，当肺动脉压力超过主动脉时，即产生右向左分流，患儿出现差异性青紫，即下半身青紫，左上肢轻度青紫，右上肢正常。

【临床特征】

取决于动脉导管的粗细及主动脉、肺动脉压力差。

动脉导管口径细，分流量小者临床可无症状，仅在体检时偶然发现心脏杂音。动脉导管粗且分流量大者可出现心悸、气急、咳嗽、乏力、多汗、喂养困难及生长发育迟缓等。易患呼吸道感染，偶因扩大的肺动脉压迫喉返神经而引起声音嘶哑。长期大量分流形成动力性肺动脉高压，随之管壁增厚、硬化导

致梗阻性肺动脉高压，当肺动脉压力超过主动脉压时，肺动脉血流逆向分流入主动脉，患儿呈现持续性紫绀。

体格检查：胸骨左缘第2肋间可闻及粗糙、响亮、连续性机器样杂音，占整个收缩期和舒张期，收缩期末最响，杂音向左锁骨下、颈部和背部传导，肺动脉瓣区第二心音增强，分流量大的患儿在心尖部出现舒张中期隆隆样杂音，杂音最响处可扪及震颤。动脉舒张压降低，脉压增宽，可出现周围血管体征，如毛细血管搏动、水冲脉及枪击声等。显著肺动脉高压者，出现差异性青紫和杵状指。

并发症：常见支气管炎、支气管肺炎、充血性心力衰竭及感染性心内膜炎等。

【辅助检查】

1. 心电图 分流量较小者心电图正常，分流量大的可有不同程度的左心室和左心房肥大；合并肺动脉高压时右心室肥大。

2. X线检查 分流量小者无异常改变。分流量大者有左心室和左心房增大，肺动脉段突出，肺门血管影增粗，肺野充血。有肺动脉高压时，右心室增大，主动脉弓增大。

3. 超声心动图 提示左心扩大，主动脉内径增宽，可显示肺动脉与降主动脉之间有导管的连接，并显示导管长度和管径大小。多普勒彩超可见分流的方向和大小。

4. 心导管检查 适用于肺动脉高压或疑有其他畸形者。右心导管检查示肺动脉血氧含量高于右心室，说明肺动脉有左向右的分流。部分患者心导管可自未闭的动脉导管，由肺动脉进入降主动脉。

（四）法洛四联症 📱微课2

法洛四联症（tetralogy of Fallot，TOF）是儿童中最常见的青紫型先天性心脏病，占先天性心脏病发病总数的10%~15%，男女发病无差异。法洛四联症由以下四种畸形组成：①肺动脉狭窄，以漏斗部狭窄多见；②室间隔缺损；③主动脉骑跨，主动脉骑跨室间隔之上；④右心室肥厚，为肺动脉狭窄后右心室负荷增加的继发性改变。其中以肺动脉狭窄对患儿的病理生理和临床表现影响最重要（图9-5）。

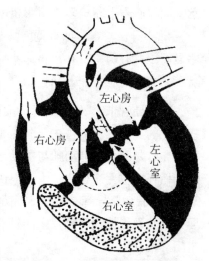

图9-5 法洛四联症示意图

【病理生理】

主要取决于肺动脉狭窄的程度及室间隔缺损的大小。肺动脉狭窄程度越重，血液进入肺循环受阻越大，右心室压力越高，如超过左侧心室压力，血液即出现右向左分流，非氧合的静脉血进入骑跨的主动脉导致青紫；同时由于肺循环缺血，导致进行呼吸氧合的血液减少，可进一步加重青紫。

【临床特征】

1. 青紫 其青紫表现程度及症状出现的早晚与肺动脉狭窄程度呈正相关。随年龄增长越发明显。青紫多见于毛细血管丰富的部位，如唇、指（趾）甲床、球结膜等。因血氧含量下降，患儿活动耐力差，当啼哭、吵闹、吃奶时，即可出现呼吸急促及青紫加重。

2. 蹲踞症状 为患儿活动后常见症状，是一种无意识的自我缓解缺氧的体位。蹲踞时，下肢屈曲使静脉回心血量减少，减轻了心脏负荷，同时下肢受压，体循环阻力增加，使右向左分流减少、肺血流量增加，从而缺氧症状得以暂时缓解。

3. 缺氧发作 多见于婴儿，因吃奶、排便、活动、哭闹、贫血或感染等引起阵发性缺氧发作（由于肺动脉漏斗部肌肉痉挛，引起一过性肺动脉梗阻，导致脑缺氧加重），表现为呼吸困难、青紫加重，甚至昏厥、抽搐。

4. 杵状指（趾）　由于长期缺氧，导致指（趾）端毛细血管扩张、增生，局部软组织和骨组织也增生肥大，表现为指（趾）端膨大如鼓槌状。

体格检查：患儿生长发育迟缓，重者智力发育落后，有青紫及杵状指表现，心前区可稍隆起，胸骨左缘第 2～4 肋间常可闻及 Ⅱ～Ⅲ 级喷射性收缩期杂音，多以第 3 肋间最响，其响度取决于肺动脉狭窄程度。狭窄程度重者，流经肺动脉的血量少，杂音则短促而轻柔，漏斗部痉挛时杂音消失。肺动脉瓣区第二心音减弱或消失。

并发症：因长期缺氧，血液黏滞度增高，血流变慢，容易出现脑血栓，合并有感染，可出现感染性心内膜炎及脑脓肿。

【辅助检查】

1. 实验室检查　外周红细胞计数增多，血红蛋白和血红细胞比容增高。

2. 心电图　心电轴右偏，右心室肥大，也可见右心房肥大。

3. X 检查　典型者心影呈"靴形"，由右心室增大、心尖上翘、肺动脉段凹陷所致。肺门血管影缩小，肺纹理减少，透亮度增加。

4. 超声心动图　可见肺动脉瓣漏斗部狭窄，主动脉骑跨于左右心室之间，右心室扩大以及室间隔缺损。

5. 心导管检查　右心导管检查右心压力增高，肺动脉到右心室有压力差和移行的区域。

6. 心血管造影　右心室造影，能同时让肺动脉及主动脉显影，也可见肺动脉狭窄的部位、程度和肺血管的情况。

（五）治疗要点

1. 内科治疗

（1）一般治疗　通过建立合理的生活方式、加强营养、预防感染、对症治疗及防止并发症的发生，以达到维持患儿正常生活、安全到达手术适宜年龄的目的。早产儿动脉导管未闭可试用吲哚美辛或阿司匹林以促进导管关闭。

（2）TOF 缺氧发作治疗　①轻者立即予以膝胸体位，可缓解；②及时吸氧保持安静状态；③皮下或者肌内注射吗啡，镇静及抑制呼吸，缓解呼吸急促；④β 受体阻滞剂普萘洛尔缓慢静脉注射，减慢心率，口服普萘洛尔可预防再次发作；⑤纠正代谢性酸中毒，给予碳酸氢钠（$NaHCO_3$），缓慢静脉注入；⑥严重缺氧状态，药物缓解不明显，可予以机械辅助通气。

2. 外科治疗　大部分患儿可施行根治手术。手术的恰当年龄一般以 4～6 岁为宜。分流量小的房间隔缺损和动脉导管未闭患儿，可采用心导管介入疗法。右向左分流型先心病，大多数于 2 岁时施行根治手术。若重度发绀、肺血管发育不良，应先做姑息性分流术，2 岁时再做选择性根治术。对有缺氧发作的重症法洛四联症患儿应在婴儿期尽早手术，频繁发作者应急诊手术。

三、先天性心脏病患儿的护理

【护理评估】

1. 健康史　了解母亲妊娠史，尤其妊娠初期胚胎发育 2～8 周有无感染史、接触放射线、用药及饮酒史，了解孕母是否合并有代谢性疾病，了解是否有家族史。了解患儿疾病发生的时间，询问有无缺氧及青紫表现，小儿生长发育情况，有无喂养困难、声音嘶哑、反复呼吸道感染，是否喜欢蹲踞，有无阵发性呼吸困难或突然昏厥发作。

2. 身体状况　检查患儿生长发育情况，是否有身材发育落后、活动受限等症状；观察患儿是否有皮肤紫绀及其程度；检查是否有呼吸困难、心动过速、肺部啰音等心力衰竭表现，查体有无杵状指、胸廓畸形；听诊有无心脏杂音，杂音的性质、位置及强度，是否能触及震颤。了解各项辅助检查的结果和临床意义。

3. 心理－社会状况 先天性心脏病给家庭带来精神和经济双重压力。由于对疾病认识的缺乏，小儿喂养困难、活动受限、发育迟缓，以及复杂的检查和治疗、高昂的手术费用、较大的风险以及难以预测的预后等，家长表现出紧张、焦虑、悲观的心理。患儿在日常活动、游戏、学习受到不同程度的限制和影响，导致患儿会出现抑郁、焦虑、自卑、恐惧等心理。

【护理诊断/护理问题】

1. 活动无耐力 与先天性心脏病体循环血量减少或血氧饱和度下降有关。

2. 营养失调：营养低于机体需要量 与喂养困难、食欲低下及体循环血量减少组织缺氧有关。

3. 生长发育迟缓 与体循环血量减少或血氧下降影响生长发育有关。

4. 潜在并发症： 呼吸道感染、感染性心内膜炎、心力衰竭及脑血栓等。

5. 焦虑 与疾病的威胁、对检查手术担忧有关。

【护理措施】

1. 一般护理

（1）保持环境安静。加强护理，提供良好的生活环境，空气新鲜，温度维持在 18～20℃，湿度 55%～65%。重症患儿需限制活动，必要时卧床休息，降低机体耗氧，保持患儿舒适，减少不良刺激，保证睡眠，护理及诊疗操作集中进行，避免哭闹和烦躁。

（2）患儿运动适度，避免加重心脏负担。①除重症患儿需要卧床休息外，其他患儿应在医护人员或家长监护下进行适量活动。休息和适量活动相互交替可以增强活动耐力，但需限制运动量，不能参加体育竞赛；在医护人员的指导下，进行中等强度的运动锻炼不仅安全，而且对心脏的血流动力学产生积极影响。②在活动和游戏期间护士应注意对患儿的活动耐力进行评估。方法是活动前先测量脉搏（频率、节律）、血压、呼吸（频率、节律、幅度），活动后即刻休息 3 分钟后再分别测量上述项目。若血压、呼吸恢复到活动前水平，脉率增快每分钟不超过 6 次，则说明活动适度；若患儿出现面色苍白、皮肤或黏膜发绀、眩晕、胸闷、心悸甚至晕厥等症状时，应立即停止活动，及时评估及记录病情，卧床休息及抬高床头，必要时通知医生。

（3）法洛四联症患儿在运动时，常因呼吸困难突然出现蹲踞体位，此体位是缓解缺氧所采取的一种被动体位，同时也是机体耐受力低下的表现。当患儿处于蹲踞体位时，应让患儿自行起立，不可强行拉起，或帮助患儿取胸膝位。

2. 饮食护理 应供给患儿高蛋白、高维生素、易消化的食物，保证营养需要，提高对手术的耐受。要少量多餐，勿进食过饱。对喂养困难患儿，喂乳前可先吸氧，斜抱位间歇喂乳，每次喂乳时间适当延长，耐心喂哺，避免出现呛咳和患儿哭泣增加氧耗。婴儿每天进食的能量应保证 418kJ/kg。年长儿每天应保证 293～335kJ/kg。应综合调节食谱，注意食物的色、香、味，鼓励患儿进食。心力衰竭伴有水钠潴留时应根据病情，采用低盐或无盐饮食。

3. 病情观察，防治并发症

（1）**预防充血性心力衰竭** 适当限制钠盐的摄入；多食含膳食纤维的蔬菜和水果，以保持大便通畅；严格注意输液速度和量；预防感染，避免增加心脏负担。密切观察病情，如有心率增快、呼吸困难、端坐呼吸、咯粉红色泡沫样痰、肝大、水肿等心力衰竭的表现，及时与医生取得联系，并按心力衰竭护理。

（2）**预防感染** 除严重心力衰竭的患儿，均需按时接受预防接种；应避免到公共场所、人群集中的地方，以免交叉感染；应与感染性疾病患儿分室收治，避免接触感染患者；根据气候变化随时增减衣物，预防呼吸道感染；在接受小手术（如拔牙、扁桃体切除术）时，术前、术后均应按医嘱给预防量抗生素，防止感染性心内膜炎发生，严格执行无菌操作。仔细观察患儿口腔黏膜有无充血和破损，每日进行2次口腔护理。

（3）预防脑血栓 法洛四联症患儿血液黏稠度高。当天气炎热、发热、出汗或呕吐、腹泻时，大量体液丢失致血液浓缩，易形成血栓，尤其是脑血栓。因此，应注意液体的补充，必要时可静脉输液。

（4）预防缺氧发作 防止患儿因哭闹、运动或情绪激动诱发缺氧发作，一旦发生应立即将患儿置于膝胸卧位，同时给予吸氧，并告知医生，协同给予吗啡及普萘洛尔抢救治疗。

4. 心理护理 先天性心脏病患儿及家长对疾病缺乏正确认知，日常活动受到限制，患儿生长发育落后于同龄儿童，同时又需面临手术，病情后期进展无法预估，容易产生焦虑、自卑、恐惧心理。因此，应给予患儿良好的休息环境，建立良好的护患关系，使患儿感觉舒适，以减轻精神负担。有针对性地向患儿及家长进行疾病知识宣讲，解释病情和检查、治疗经过，介绍同类疾病治愈的病例，增强治愈信心，取得患儿及家属理解与配合。

5. 健康教育

（1）向患儿及家长介绍先天性心脏病的病因、临床特点、护理要点以及注意事项、手术适宜年龄，宣传手术治疗先心病的疗效，增强患儿及家长治愈疾病的信心，积极配合检查、治疗。

（2）指导家长合理安排患儿饮食，耐心喂养，以满足小儿生长发育的需要，同时要注意保持大便通畅。

（3）建立合理的生活制度，教会家长评估患儿活动耐量的方法和限制活动的指征，学会观察心力衰竭和脑缺氧的表现，以便及时就诊。

（4）强调预防感染等并发症的重要性，遵医嘱用药。无并发症者可按时预防接种。

（5）要求家长定期带患儿到医院复查，调整心功能到最佳状态，使患儿能安全到达手术适宜年龄，安度手术关。

（6）加强孕期的保健。特别是在妊娠早期适量补充叶酸，积极预防感染性疾病以及避免与发病有关的高危因素接触，对预防先天性心脏病具有积极意义。目前在妊娠早、中期通过胎儿超声心动图、染色体及基因诊断等方法，对先天性心脏病进行早期诊断和早期干预。

 素质提升

预防先心，政策先行

2005年我国正式确定9月12日是中国预防出生缺陷日，并自2014年9月12日开始，国家卫生健康委员会在全国组织和开展预防缺陷日相关主题宣传活动，逐渐形成普及优生优育知识、宣传惠民便民政策，推动出生缺陷三级防治服务。先天性心脏病是我国出生缺陷中最常见的疾病之一，也是我国首位出生缺陷类型。通过近年的国家、社会及医院共同努力，出生前及出生后免费筛查政策的落实，建立了从医院到社区——构建由上到下的出生缺陷综合防控网络，先天性心脏病缺陷出生率明显下降；出生后对于先天性心脏病的治疗，0~14岁参加了城镇居民基本医疗保险或新型农村合作医疗的儿童可申请大病补助，降低自负比例，同时社会层面各项基金会及红十字会等也有相应补助政策，避免出现因病返贫。

第三节　病毒性心肌炎

病毒性心肌炎（viral myocarditis）是指因病毒侵犯心肌细胞，导致出现以心肌细胞变性、坏死为病理特征的疾病，部分病变可累及心包或心内膜。本病临床表现轻重不一，大多预后良好，重者可发生心力衰竭、心源性休克或严重心律失常，甚至猝死。

【病因】

引起小儿心肌炎的病毒主要是呼吸道病毒和肠道病毒，尤其是柯萨奇病毒（B 组和 A 组）常见，其次为埃可病毒、脊髓灰质炎病毒、腺病毒、流感和副流感病毒、传染性肝炎病毒、麻疹病毒等。柯萨奇病毒 B 组所引起的新生儿病毒性心肌炎可导致群体流行，其死亡率可高达 50% 以上。轮状病毒是婴幼儿秋季腹泻的病原体，也可引起心肌的损害。

【发病机制】

本病的发病机制尚不完全清楚，一般认为与病毒及其毒素早期经血液循环直接侵犯心肌细胞有关，进而导致心肌细胞的变性、坏死和溶解等病理变化。另外机体受病毒的刺激，激活细胞和体液免疫反应，导致触发人体自身免疫及变态反应而引起心肌损害。

【临床特征】

临床特征各异，主要取决于年龄和感染的急性或慢性过程。起病前 1~3 周多有上呼吸道感染或肠道感染前驱症状。轻型患儿一般无明显症状，患儿常诉疲乏无力、精神差、心悸、胸闷、心前区不适等；重症患儿可突然发生心力衰竭、心源性休克及严重的心律失常等，可在短时间内出现病情迅速恶化甚至死亡；部分患儿病情呈慢性过程，心脏进行性扩大，可演变为扩张性心肌病，预后不佳。

体格检查：心脏可有轻度增大，心动过速及第一心音低钝，部分患儿有奔马律。严重时可出现心力衰竭，表现为心脏明显扩大、两肺出现啰音、肝脾大、呼吸急促及紫绀；心源性休克患儿则出现心音脉搏微弱、血压下降。

【辅助检查】

1. 血象及血沉　急性期血常规示白细胞总数可轻度增高，血沉增快。

2. 心肌损害的血生化指标　早期可有肌酸激酶及其同工酶、乳酸脱氢酶和血清谷草转氨酶增高，而心肌肌钙蛋白升高具有高度特异性。

3. 病毒分离　可从咽拭子、粪便、血液、心包液或心肌活检中分离出病毒，但阳性率低。血清中可检测到相关病毒抗体。

4. 心电图　心肌损害明显时可见 T 波及 ST 段的改变。另外，可以发现因心肌损害而导致的心律失常，如期前收缩、房室传导阻滞等。

5. 超声心动图　可显示心脏全心扩大，心室收缩功能下降，探查有无心包积液以及瓣膜功能状态。

【治疗要点】

本病为自限性疾病，目前尚无特殊治疗，主要是减轻心脏负荷，改善心肌代谢和心脏功能，促进心肌修复。

1. 休息　急性期强调休息，重症需卧床休息，降低心肌负荷。

2. 药物治疗

（1）大剂量维生素 C　维生素 C 是一种较强的抗氧化剂，具有清除自由基的作用，从而保护心肌，改善心肌功能。疗程为 3~4 周。

（2）1,6-二磷酸果糖（FDP）　可改善心肌细胞代谢，增加心肌能量，并可抑制中性粒细胞自由基生成，疗程 1~3 周。

（3）辅酶 Q_{10}　对心肌有保护及清除氧自由基作用，疗程 3 个月以上。

（4）丙种球蛋白　用于重症患儿，以减轻心肌细胞的损害。

（5）肾上腺糖皮质激素　可以改善心肌功能、减轻心肌炎性反应和抗休克作用，多用于重症患儿。

（6）控制心力衰竭　常用地高辛或毛花苷丙。因心肌炎时对洋地黄制剂比较敏感，易中毒，故剂量应偏小，并注意血钾水平。

（7）救治心源性休克　病毒性心肌炎合并心源性休克，出现低血压、周围组织脏器低灌注，可使用血管活性药物如多巴胺、去甲肾上腺素或间羟胺以加强心肌收缩，维持血压和改善循环。

【护理评估】

1. 健康史　详细询问发病前有无呼吸道和消化道感染史，有无传染病接触史；有无发热、疲乏无力、胸闷、心悸及心前区不适等症状；患病以来的饮食、睡眠及活动耐力情况。

2. 身体状况　应注意评估患儿精神状态，检查生命体征，有无头晕及乏力、心慌、胸闷、心前区不适等症状；注意检查患儿有无心脏扩大、心动过速及心音低钝等体征。

3. 心理-社会状况　患儿由于陌生的环境、疾病的困扰及活动的限制，可产生焦虑、恐惧和紧张等不良心理。家长因缺乏对本病的认知，担心疾病对患儿生命造成威胁或影响今后的健康，常表现出紧张、忧虑、歉疚等不良情绪。

【护理诊断/护理问题】

1. 活动无耐力　与心肌收缩力下降、组织供氧不足有关。

2. 潜在并发症：心律失常、心力衰竭、心源性休克等。

【护理措施】

1. 一般护理

（1）休息　为减轻心脏负担，急性期应卧床休息，至体温稳定后 3~4 周；恢复期继续限制活动量，一般总的休息时间不少于 6 个月。有心脏扩大、心力衰竭者，应绝对卧床休息并延长卧床时间，待心衰控制、心脏情况稳定后再逐渐恢复活动。

（2）饮食　可给予高营养、易消化、低盐的食物，避免刺激性食物，少食多餐。

2. 对症护理　患儿出现胸闷、气促、心悸时应卧床休息，必要时可给予吸氧；烦躁不安者可遵医嘱给予镇静剂，并做好患儿及家长的解释和安慰工作，保持病室环境安静；有心力衰竭时应置患儿于半卧位，尽量保持其安静，给予吸氧，静脉给药应注意滴注的速度不要过快，以免加重心脏负担。

3. 用药护理　注意药物不良反应及不同药物间相互作用。严格执行医嘱，严格执行药品使用剂量及频次，仔细核对。1,6-二磷酸果糖忌与碱性液、钙盐混合使用，因与洋地黄有协同作用，故心衰时慎用；对有心律失常的患儿，在应用抗心律失常药物时应注意观察其疗效及有无副作用；应用洋地黄制剂时剂量应偏小，一般用有效剂量的 2/3 即可，注意观察有无心动过缓、出现新的心律失常和恶心、呕吐等消化系统症状及头昏、头痛、视物模糊等神经系统症状，如有上述症状应暂停用药并汇报医生；抢救心源性休克患儿应用血管活性药要精确控制输入速度，并根据血压动态调节滴速，最好能使用输液泵，避免血压波动过大。

4. 病情观察　密切观察和记录患儿精神状态、面色、皮温、心率、心律、呼吸、体温和血压变化，及早发现心力衰竭和心源性休克的迹象，以便及时处理；有心律失常者应进行连续心电监护，发现多源性期前收缩、频发室性期前收缩、高度房室传导阻滞、阵发性室性或室上性心动过速、严重心动过缓等心律失常时应立即报告医生，采取紧急处理措施。

5. 心理护理 与患儿建立良好的护患关系，关心和爱护患儿，态度亲切和蔼，消除患儿的紧张戒备心理。与家长和年长儿多沟通，解释病情和检查、治疗经过，取得他们的理解和配合。

6. 健康教育 向患儿和家长介绍本病病因、临床表现、治疗和预后情况。强调休息对病毒性心肌炎恢复的重要性。为患儿提供安静、舒适的休养环境，尽量安抚患儿，避免哭闹或烦躁，使其配合治疗。并嘱咐患儿出院后定期门诊复诊，复查心电图及心脏彩超，如有不适，及时就诊。

目标检测

答案解析

一、简答题

1. 阐述卵圆孔关闭及动脉导管闭合的时间。

2. 阐述左向右分流型先心病的共同临床特征、并发症。

3. 法洛四联症由哪四种畸形组成？其中哪一个是最主要的改变？

二、案例分析

患儿，女，2岁。因发热伴咳嗽2天，活动后晕厥入院。查体：体温38.8℃，咽充血，胸骨左缘第3肋间可闻及Ⅲ级收缩期杂音，P_2减弱，双肺无干湿啰音，指（趾）端青紫明显。胸部X线检查示：肺动脉段凹陷，肺门血管影缩小，肺野透亮度增加，呈"靴形心"。

请问：

（1）患儿可能的诊断是什么？

（2）患儿晕厥的原因是什么？

（3）此时应对患儿实施的急救护理有哪些？

（张 菡）

书网融合……

本章小结

微课1

微课2

题库

第十章　泌尿系统疾病患儿的护理

PPT

≫ 情境导入

　　情景描述　患儿，男，7岁。因水肿、血尿由父母送入院。患儿于入院前5天出现眼睑水肿，晨起为著，午后消退；入院前1天尿呈浓茶色，且双下肢明显水肿，出现烦躁气促。患儿发病前1周曾患化脓性扁桃体炎。查体：体温37.2℃，脉搏80次/分，呼吸22次/分。辅助检查：WBC 10×10^9/L，尿蛋白（＋＋），血沉29mm/h。

　　讨论　1. 患儿可能的诊断是什么？

　　　　　　2. 患儿主要的护理诊断有哪些？可采取哪些护理措施？

第一节　小儿泌尿系统解剖生理特点

小儿泌尿系统的解剖生理特点与泌尿道疾病的发生、预后及防治有着密切的关系。

【解剖特点】

泌尿系统主要包括肾脏、输尿管、膀胱及尿道。

1. 肾脏　位于腹膜后脊柱两侧，左右各一。小儿年龄越小，肾脏相对越大，婴儿期肾脏位置较低，上极约平第12胸椎，下极约平第3腰椎，2岁后才达髂嵴以上，故2岁以下健康小儿腹部触诊可扪及肾脏。新生儿肾脏表面呈分叶状，至2~4岁时消失，如此后继续存在，应视为分叶畸形。

2. 输尿管　婴幼儿输尿管长而弯曲。管壁肌肉及弹力纤维发育不全，故易扩张受压及扭曲导致梗阻，易造成尿潴留而诱发泌尿道感染。

3. 膀胱　婴儿膀胱位置相对较高、尿液充盈后顶部常在耻骨联合以上，腹部触诊易扪到膀胱；随着年龄增长，逐渐下降至骨盆内。

4. 尿道　女婴尿道较短，新生女婴尿道仅长1cm（性成熟期3~5cm），外口暴露，且接近肛门，故易受粪便污染而发生上行感染。男婴尿道虽较长，但常有包茎，污垢积聚时也可致上行性细菌感染。

【生理特点】

1. 肾功能　肾脏的生理功能主要包括排泄机体的代谢产物、调节机体水电解质和酸碱平衡及内分泌功能，肾脏功能的发育由未成熟逐渐趋向成熟。

新生儿出生时肾小球滤过率（GFR）比较低，为成人的1/4，3~6个月时为成人的1/2，6~12个

119

月时为成人的 3/4，1~2 岁时达到成人水平，因此不能有效排出过多的水分和溶质。

新生儿和婴幼儿肾小管重吸收功能低，对水、钠负荷调节较差，如输入过多钠，容易发生钠潴留和水肿。新生儿葡萄糖肾阈较成人低，大量口服或静脉输入葡萄糖时易出现尿糖，新生儿出生后最初 10 天，排钾能力较差，故血钾高。

新生儿及幼婴的髓袢短，尿素形成量少以及抗利尿激素分泌不足，致使浓缩尿液功能不足，在应激状态下保留水分的能力低于年长儿和成人。每由尿中排出 1mmol 溶质时婴儿需水分 1.4~2.4ml，成人仅需 0.7ml。脱水时幼婴尿渗透压最高不超过 700mmol/L，而成人可达 1400mmol/L，故入量不足时易发生脱水甚至诱发急性肾功能不全。新生儿及幼婴尿稀释功能接近成人，可将尿稀释至 40mmol/L，但因 GFR 较低，大量水负荷或输液过快时易出现水肿。

2. 排尿次数及尿量 约 93% 的新生儿在出生后 24 小时内，99% 在 48 小时内开始排尿。生后最初数日每日排尿 4~5 次，由于小儿新陈代谢旺盛，进水量较多而膀胱容量小，排尿次数频繁，1 周后可增至 20~25 次，1 岁时 15~16 次，学龄前每日 6~7 次。

小儿尿量个体差异较大（表 10-1）。新生儿正常尿量为 1~3ml/（kg·h），每日正常尿量（ml）约为（年龄 -1）×100+400。当学龄期小儿每日排尿量 <400ml，学龄前小儿 <300ml，婴幼儿 <200ml，新生儿 <1.0ml/（kg·h）即为少尿。每日尿量 <50ml，新生儿 <0.5ml/（kg·h）为无尿。小儿尿量 >3ml/（kg·h），或 >2400ml/24h，14 岁以上 >2.5L 为多尿。

表 10-1　不同年龄段儿童的尿量

	婴儿期（ml/d）	幼儿期（ml/d）	学龄前期（ml/d）	学龄期（ml/d）
正常	400~500	500~600	600~800	800~1400
少尿	<200	<200	<300	<400
无尿	<50	<50	<50	<50

3. 尿液特点

（1）尿色　正常婴幼儿尿液淡黄透明，出生后 2~3 天尿色较深，稍混浊，放置后有红褐色沉淀，此为尿酸盐结晶，数日后尿色变淡。正常婴幼儿在寒冷季节尿排出后变为白色混浊，是由于尿中盐类结晶析出而致，尿酸盐加热后可溶解。

（2）酸碱度　生后头几天因尿内含尿酸盐多而呈强酸性，以后接近中性或弱酸性，pH 多为 5~7。

（3）尿渗透压和尿比重　新生儿尿渗透压平均为 240mmol/L，尿比重 1.006~1.008，随年龄增长逐渐增高；婴儿尿渗透压为 50~600mmol/L，1 岁后接近成人水平；儿童通常为 500~800mmol/L，尿比重范围为 1.003~1.030，通常为 1.011~1.025。

（4）尿蛋白　正常儿童尿中含微量蛋白，通常 ≤100mg/（m²·24h），定性为阴性。若尿蛋白含量 >150~200mg/d、定性检查阳性均为异常。尿蛋白主要来自血浆蛋白，2/3 为白蛋白，其余为 Tamm - Horsfall 蛋白和球蛋白等。

（5）尿细胞和管型　正常新鲜尿液离心后沉渣显微镜下检查，红细胞 <3 个/HP（镜检高倍视野），白细胞 <5 个/HP，偶见透明管型。12 小时尿细胞计数：红细胞 <50 万、白细胞 <100 万、管型 <5000 个。

第二节　急性肾小球肾炎

急性肾小球肾炎（acute glomerulonephritis，AGN）简称急性肾炎，是一种感染后免疫反应造成的以肾小球病变为主的急性弥漫性肾小球炎性变病，是小儿泌尿系统最多见的疾病。临床上主要表现为发病较急，大多有前驱感染史，以血尿、水肿、少尿为主，伴不同程度蛋白尿、高血压、或肾功能不全等特点的肾小球疾病。由多种病因引起，其中多数发生于急性溶血性链球菌感染后，称急性链球菌感染后肾炎（acute poststreptococal glomerulonephritis，APSGN），少数病例为非链球菌感染后肾炎，本节主要叙述急性链球菌感染后肾炎。本病多发于秋冬季，5～14岁儿童多见，男女发生比例为2：1，患儿大多情况下预后良好。

【病因与发病机制】

1. 病因　本病主要为A组β溶血性链球菌引起的急性上呼吸道感染或皮肤感染后的一种免疫复合物性肾小球肾炎。前驱感染中，我国各地区均以呼吸道感染或扁桃体炎最常见，约占51%；脓皮病或皮肤感染次之，约占25.8%。其他病原体如葡萄球菌、肺炎链球菌、病毒、原虫等较少。

2. 发病机制　目前认为，急性肾炎的发生主要与溶血性链球菌A组中的致肾炎菌株感染有关。致肾炎链球菌的某些成分作为抗原，刺激机体产生相应抗体，抗原抗体形成免疫复合物，沉积于肾小球基底膜上，并激活补体，引起一系列炎症反应和免疫损伤。炎症反应刺激使肾小球内皮细胞肿胀和系膜细胞增生，肾小球毛细血管管腔变窄，甚至闭塞，导致肾小球血流量减少，肾小球滤过率降低，水钠潴留，出现水肿、少尿、高血压，严重者可发生严重循环充血、急性肾功能不全和高血压脑病。免疫损伤使肾小球基膜破坏，血液成分漏出，出现血尿、蛋白尿和管型尿。

【临床特征】

急性肾炎临床表现轻重不一，轻者全无临床症状，仅有镜下血尿，重者可出现急性肾功能衰竭。急性期常有乏力、食欲下降、发热、头痛、头晕、恶心等全身症状。

1. 典型表现

（1）血尿　起病时几乎都有血尿，其中肉眼血尿占30%～50%，呈浓茶色或烟灰水样（酸性尿），也可呈洗肉水样（中性或弱碱性尿）。肉眼血尿多在1～2周消失，转为镜下血尿，镜下血尿可持续数月，运动或感染后可暂时加重。

（2）水肿、少尿　最早和最常见的症状。70%病例有水肿，多为轻、中度，晨起明显。轻者仅眼睑、面部水肿，重者全身水肿，呈非凹陷性。水肿的同时伴尿量减少。水肿一般于2～3周内随着尿量的增多而消退。

（3）高血压　30%～80%患儿有高血压，血压一般为轻度至中度增高，于病程1～2周后随尿量增多而降至正常。

2. 严重表现　部分患儿在病初2周内可出现下列严重症状。

（1）严重循环充血　由于水钠潴留、血浆容量增加而导致循环充血。轻者仅有呼吸增快和肺部湿啰音；严重者表现为明显气促、端坐呼吸、颈静脉怒张、咳嗽、咳粉红色泡沫痰，两肺布满湿啰音，心脏扩大，心率增快，甚至出现奔马律，肝大而硬，水肿加重出现胸水和腹水等。极少数危重患儿在数小时内死于急性肺水肿。

（2）高血压脑病　常在疾病早期发生，血压急剧增高，导致脑血管痉挛或脑血管充血扩张而致脑水肿。血压常在150～160/100～110mmHg以上，患儿表现为剧烈头痛、呕吐、视物模糊或一过性失明，严重者突然出现惊厥、昏迷。

（3）急性肾功能不全　疾病初期常表现为少尿或无尿，从而出现暂时性氮质血症、电解质紊乱和代谢性酸中毒，一般持续 3~5 天，不超过 10 天，之后随着尿量增多而好转。

💡 **知识链接**

急性肾小球肾炎非典型表现

1. 无症状急性肾炎　有前驱感染病史，患儿仅有镜下血尿无其他临床表现，血清链球菌抗体可增高、一过性补体降低。

2. 肾外症状性急性肾炎　又称尿轻微改变肾炎。患儿表现出明显的水肿和（或）高血压，甚至出现严重循环充血或高血压脑病，但尿改变轻微或尿常规检查结果正常。

3. 以肾病综合征为表现的急性肾小球肾炎　起病表现为急性肾炎，而突出表现为水肿和蛋白尿，伴随轻度高胆固醇血症和低蛋白血症，类似肾病综合征的临床表现。预后较差，少数患儿可演变为慢性进行性肾炎。

【辅助检查】

1. 尿液检查　尿常规镜检有大量红细胞，早期可见白细胞，可见透明、颗粒或红细胞管型，尿蛋白（+~+++）。

2. 血液检查　抗链球菌溶血素"O"（ASO）滴度多数升高，血沉增快，血清总补体（CH50）和 C3 下降，多于起病后 6~8 周恢复正常。血肌酐、尿素氮可暂时增高，内生肌酐清除率降低。常有轻度贫血。

【治疗要点】

1. 一般治疗　本病为自限性疾病，无特异疗法。急性期应卧床休息，限制水分及钠盐，避免使用肾毒性药物，应用青霉素及敏感药物 7~10 天清除体内感染灶。

2. 对症治疗

（1）水肿　经控制水、盐入量后仍水肿、少尿者，可用氢氯噻嗪 1~2mg/（kg·d），分 2~3 次口服，必要时用呋塞米，注射剂量为每次 1~2mg/kg，每日 1~2 次。

（2）高血压　血压持续升高、舒张压高于 90mmHg（12.0kPa）时应给予降压药。首选硝苯地平 0.25~0.5mg/（kg·d），最大剂量不超过 1mg/（kg·d），口服或舌下含服，每 8~12 小时 1 次。严重高血压时，可肌注利血平，每次 0.07mg/kg（最大量不超过每次 1.5mg），以后按每日 0.02mg/kg 计，分 3 次维持。如有高血压脑病时，应选用硝普钠 5~20mg 加入 5% 葡萄糖液 100ml，开始以每分钟 1μg/kg 速度静脉滴注，无效时逐渐增加滴速，但最大不得超过每分钟 8μg/kg。惊厥者同时给予地西泮止惊。

（3）严重循环充血　严格限制水钠入量，迅速利尿。如有肺水肿可用硝普钠或酚妥拉明扩张血管，适当使用快速强心剂。

（4）急性肾功能衰竭　维持水、电解质平衡，及时处理高钾血症和低钠血症，必要时行透析疗法或血液滤过。

【护理评估】

1. 健康史　详细询问患儿发病情况，发病前 1~4 周有无上呼吸道感染或皮肤感染史。

2. 身体状况　评估患儿有无水肿、少尿、血尿、高血压，有无乏力、发热、食欲减退等；了解水肿开始时间和发生部位、24 小时尿量和尿液颜色；评估患儿有无颈静脉怒张及肝大，肺部有无啰音，心率是否增快及有无奔马律等。询问目前治疗情况。

3. 心理－社会状况　由于疾病的原因，患儿需要休息、控制饮食等，原来的生活状况被迫改变，患儿出现紧张、焦虑等不良情绪。因缺乏疾病相关知识，家长担心疾病由急性转为慢性，患儿以后的生活将收到影响，从而产生焦虑、沮丧等心理反应。

【护理诊断/护理问题】

1. 体液过多　与肾小球滤过率降低、水钠潴留有关。

2. 排尿异常　与肾小球基底膜破裂有关。

3. 活动无耐力　与水肿、高血压有关。

4. 潜在并发症：高血压脑病、严重循环充血、急性肾衰竭。

5. 焦虑　与知识缺乏有关。

6. 知识缺乏　缺乏本病有关的护理知识。

【护理措施】 微课 1

1. 休息　可减轻心脏负担，减少水钠潴留，减轻水肿，减少并发症。一般起病 2 周内应卧床休息；待水肿消退、血压降至正常、肉眼血尿消失后，可下床轻微活动；血沉正常可上学，但仍需避免体育活动；Addis 计数正常后恢复正常生活。

🔧 素质提升

"五心"护理，做一名有温度的护理人

急性肾小球肾炎是自限性疾病，在病程的 2 周左右可能会发生严重并发症，所以患儿必须严格限制水钠的摄入，并且卧床休息 2 周。然而限制活动对天性活泼好动的儿童而言是非常大的挑战，他们可能会哭闹，不顺从，儿科护士一定要向患儿家长强调这些护理措施的重要性，配合家长对患儿进行耐心细致的安抚和引导，积极地寻找患儿感兴趣并适合在床上进行的活动，减轻他们的焦虑。这是儿科护士耐心、爱心、细心、热心、责任心的良好体现，也是一名儿科护士必须具备的职业品质。

2. 饮食管理　少尿时，应限制水和钠盐的摄入，每日食盐量 1～2g，严重病例钠盐限制于每日 60mg/kg；有氮质血症时，限制蛋白质的入量，给优质动物蛋白每日 0.5g/kg；供给高糖饮食以满足热量的需求；严重水肿、尿少时应限制水的摄入。尿量增加、水肿消退、血压正常后，可恢复正常饮食，以保证小儿生长发育的需要。

3. 病情观察

（1）水肿观察　注意观察患儿水肿程度及部位。体重每日或隔日测一次。

（2）尿量及尿色观察　每日记录出入量，尿常规每周 2 次。若持续少尿提示可能有急性肾功能衰竭；尿量增加，肉眼血尿消失则提示病情好转。

（3）并发症的观察　严密观察生命体征变化，若突然出现血压升高、剧烈头痛、呕吐、一过性失明、惊厥等，提示高血压脑病发生；若发现呼吸困难、咳嗽、青紫、心率增加、颈静脉怒张等表现，须警惕严重循环充血的发生，应配合医生积极救治。

4. 用药护理

（1）应用利尿剂时应注意观察尿量、水肿、血压变化，观察水、电解质紊乱的症状，常见的有低血容量、低钾血症、低钠血症等。氢氯噻嗪应餐后服用，以减轻胃肠道刺激。静脉注射呋塞米时，要尤

其注意剂量过大可导致一过性耳聋。

（2）应用降压药。如利血平时应定时检测血压，还应避免患儿突然起立，以防直立性低血压；如应用硝普钠，通常静脉滴注 5 分钟内起效，应严密监测血压，随时调节滴速，新鲜配制，避光（常用黑色布包裹），以防遇光后变色，影响疗效。应用硝普钠后还应观察有无恶心、呕吐、头痛、情绪不稳定和肌肉痉挛等副作用。

5. 健康教育 向患儿及家长介绍本病为自限性疾病，预后良好，急性期 95% 的患儿完全恢复，增强战胜疾病的自信心。介绍发病原因及防治方法，告知休息及对症治疗，尤其是强调限制患儿活动是控制病情进展的重要措施；锻炼身体，增强体质，避免或减少上呼吸道感染，彻底清除感染灶是预防的主要措施。出院后适当限制活动，定期门诊随访是彻底痊愈的重要保证。

第三节 肾病综合征

肾病综合征（nephritic syndrome，NS）简称肾病，是一组由多种病因引起肾小球基底膜通透性增高、大量血浆蛋白从尿中丢失导致一系列病理生理改变的一种临床综合征。其临床特征为大量蛋白尿、低蛋白血症、高脂血症和不同程度的水肿，其中前两项为必备条件。本病为儿科泌尿系统常见病之一。学龄前儿童多见，3～5 岁为高发，男女比例为（3～4）∶1。

肾病综合征按病因可分为原发性、继发性和先天性三大类，其中 90% 以上患儿为原发性。原发性肾病又分为单纯性肾病和肾炎性肾病。本节主要介绍原发性肾病综合征。

【病因与发病机制】

本病病因尚不明确。单纯性肾病可能与 T 细胞功能紊乱有关。肾炎性肾病患儿的肾组织中可见免疫球蛋白和补体成分沉积，提示与免疫病理损伤有关。

【病理生理】

1. 蛋白尿 大量蛋白尿为最根本的病理生理变化，也是导致其他三大特点的根本原因。肾病时由于基底膜构成改变使血浆中分子量较大的蛋白能经肾小球滤出（非选择性蛋白尿）；另外，由于基底膜阴电荷位点和上皮细胞表面的阴电荷减少，使带阴电荷的蛋白（如白蛋白）能大量通过（选择性蛋白尿）。长时间持续大量蛋白尿能促进肾小球系膜硬化和间质病变，可导致肾功能不全。

2. 低蛋白血症 是病理生理改变中的关键环节，大量血浆蛋白自尿中丢失是造成低蛋白血症的主要原因，蛋白质分解的增加是次要原因，同时蛋白的丢失超过肝脏合成蛋白的速度也使血浆蛋白减低。血浆白蛋白下降影响机体内环境的稳定，低蛋白血症还影响脂类代谢。

3. 水肿 水肿的发生是由于：①低蛋白血症使血浆胶体渗透压降低，使水由血管内转移至组织间隙，当血浆白蛋白低于 25g/L 时，液体主要在间质区潴留，低于 15g/L 时可同时形成胸水和腹水。②由于水由血管内转移到组织间隙，有效循环血量减少，肾素 - 血管紧张素 - 醛固酮系统激活，使远端肾小管对水、钠的重吸收增多，造成水钠潴留。③低血容量使交感神经兴奋性增高，近端肾小管对钠的重吸收增加。

4. 高脂血症 低蛋白血症促进肝脏合成脂蛋白增加，以及其中大分子脂蛋白难以从肾脏排出而导致患儿血清总胆固醇、甘油三酯、低密度脂蛋白、极低密度脂蛋白增高，形成高脂血症。持续高脂血症，脂质从肾小球滤出，可促进肾小球硬化和间质纤维化。

【临床特征】

1. 单纯性肾病 2～7 岁多发，起病缓慢，常无明显诱因。主要表现为全身凹陷性水肿，以颜面、下肢、阴囊明显。严重者面色苍白、疲倦、厌食，可有腹水、胸水，从而导致呼吸困难。由于高度水肿，皮肤发亮，出现白纹。尿量减少，颜色变深。一般无血尿及高血压。

2. 肾炎性肾病 在学龄期儿童多发。水肿一般不严重，除具备肾病四大特征外，伴有明显血尿、高血压、血清补体下降和不同程度的氮质血症。

3. 并发症

（1）感染 是最常见的并发症和引起死亡的原因。主要由于肾病患儿免疫功能低下，蛋白质营养不良及应用糖皮质激素和（或）免疫抑制剂治疗等，使患儿常合并各种感染。常见有呼吸道、皮肤、泌尿道感染和原发性腹膜炎等，其中以上呼吸道感染为主，而感染又可促使病情加重。

（2）电解质紊乱和低血容量 多由于长期应用利尿剂、肾上腺糖皮质激素以及饮食限制等引起低钠、低钾血症。由于钙在血液中与蛋白结合，随蛋白尿丢失，以及肾病时 25-(OH)D$_3$ 结合蛋白的丢失等，可使血钙降低。此外由于低蛋白血症使血浆胶体渗透压下降，液体外渗到组织间隙，导致血容量不足，在腹泻、呕吐或不恰当的利尿时易诱发低血容量休克的发生。

（3）高凝状态及血栓形成 由于肝脏合成凝血因子和纤维蛋白原增加，尿中丢失抗凝血酶Ⅲ，高脂血症时血液黏滞度增高，血流缓慢、血小板聚集增加等原因，使肾病综合征患儿常存在高凝状态，易形成血栓。临床以肾静脉血栓最常见，表现为腰痛或腹痛，肉眼血尿或急性肾衰竭。

（4）急性肾功能衰竭 多数为低血容量所致的肾前性急性肾功能衰竭，部分与原因未明的滤过系数降低有关，少数为肾组织严重增生性病变所致。

（5）生长延迟 主要见于频繁复发和长期接受大剂量糖皮质激素治疗的患儿。糖皮质激素治疗后生长激素抵抗加重促使生长障碍加剧。

【辅助检查】

1. 尿液检查 尿蛋白定性多为（+++～++++），24小时尿蛋白定量＞0.05g/kg，或随意尿蛋白（mg/dl）/肌酐（mg/dl）≥3.0，可有透明管型和颗粒管型，肾炎性肾病者可有红细胞。

2. 血液检查 血浆总蛋白及白蛋白降低，血清白蛋白浓度≤25g/L，白/球比例（A/G）倒置；血胆固醇＞5.7mmol/L；血沉明显增快；肾炎性肾病者可有血清补体降低，有不同程度的氮质血症。

3. 病理检查 肾活体组织检查可以确定病理类型。

【治疗要点】

1. 一般治疗

（1）休息 除严重水肿或严重高血压或并发感染外，一般不需卧床休息。

（2）饮食 限制盐的摄入，补充维生素及矿物质，如维生素D、钙剂等。

（3）防治感染 发生感染则应积极选用抗生素控制感染。

2. 对症治疗 水肿较重患儿可用氢氯噻嗪、螺内酯、呋塞米利尿。水肿显著且血容量不足的患儿可先用低分子右旋糖酐，也可输注血浆和清蛋白。

3. 激素治疗 肾上腺糖皮质激素为治疗肾病的首选药物，常用泼尼松。

4. 免疫抑制剂治疗 适用于激素耐药、激素依赖及频复发或频反复病例。可选用环磷酰胺、苯丁酸氮芥、环孢素等。

5. 其他治疗 应用血管紧张素转换酶抑制剂以减少蛋白尿、保护肾功能；应用潘生丁、肝素等抗凝治疗可预防血栓；用左旋咪唑调节免疫；应用中药治疗。

知识链接

激素疗效判断

泼尼松 2mg/（kg.d）治疗 8 周进行评价。①激素敏感：激素治疗 8 周内尿蛋白转阴，水肿消退；②激素部分敏感：治疗 8 周内水肿消退，但尿蛋白仍 + ~ + +；③激素耐药：治疗 8 周，尿蛋白仍在 + + 以上；④激素依赖：治疗后尿蛋白转阴，但停药或减量 2 周内又出现"+"以上，再次用药或恢复剂量后尿蛋白又转阴，重复两次以上者（除外感染及其他因素）；⑤复发或反复：尿蛋白已转阴，但停药 4 周以上，尿蛋白又 ≥ + + 为复发；在激素治疗过程中出现上述变化为反复。以上尿变化是在 7 ~ 10 天内分散 3 次尿常规检查结果；⑥频繁复发或反复：半年内复发 ≥ 2 次，或 1 年内复发 ≥ 3 次。

【护理评估】

1. 健康史 有无感染或劳累等诱因，病程长短，是首次发病还是复发等。了解患儿的体质和饮食情况、排尿次数、尿量及性质，曾有的检查和治疗，用药情况等。

2. 身体状况 应注意血压、腹围、体重等，确定水肿的部位及性质；还应注意有无呼吸道、皮肤感染的征象。了解蛋白尿的程度，尿沉渣镜检是否有红细胞。分析血清白蛋白、胆固醇检查结果。

3. 心理－社会状况 由于本病病程长、易复发，对首次发病的患儿及家长应了解其对本病的认识程度。单纯性肾病预后良好，但肾炎性肾病预后较差，患儿和家长易产生较大的精神压力。对复发患儿应评估其对治疗是否有信心。注意评估患儿对由于长期应用糖皮质激素造成形象改变有无自卑心理及对治疗的依从性。患儿需较长时间住院治疗，学习受到影响，饮食也受到限制，家庭经济压力较大，患儿及家长是否出现焦虑、抑郁。

【护理诊断/护理问题】

1. 体液过多 与低蛋白血症等导致的钠水潴留有关。

2. 营养失调：低于机体需要量 与大量蛋白丢失有关。

3. 有感染的危险 与免疫力下降、激素的使用有关。

4. 皮肤黏膜完整性受损的危险 与高度水肿有关。

5. 潜在并发症： 药物的副作用、电解质紊乱、高凝状态及血栓形成等。

6. 自我形象紊乱 与长期应用糖皮质激素有关。

7. 焦虑 与病情反复及病程长有关。

素质提升

护理人的工匠精神

原发性肾病综合征的主要临床特点有高度水肿、低蛋白血症、大量蛋白尿、高脂血症。高度水肿易致皮肤完整性受损引起感染，而感染是使病情加重甚至引起死亡的主要原因。维持患儿皮肤完整性除了勤观察、勤翻身、勤更换、勤擦洗、勤整理外，在静脉穿刺时，也要尽量一次穿刺成功，并在拔针后按压至不出血为止。"一针见血"能减轻患儿痛苦，是对患儿健康的维护，也是对护士职业技能的考验。只有在学习中高标准要求自我，日复一日地勤加练习才能达到这种效果，此乃护理人的"工匠精神"。

【护理措施】 ⓔ 微课2

1. 休息 患者除严重水肿、大量蛋白尿和高血压外，一般不需卧床休息，即使卧床也要经常变换体位，以防止形成静脉血栓。胸腔积液、腹水严重时，出现呼吸困难，应采取半卧位。对于无需卧床休息的患儿，应注意避免过度劳累。

2. 饮食管理

（1）一般情况下不需要特别限制饮食，明显水肿或高血压时短期限制钠盐的摄入，一般供盐 1～2g/d，病情缓解后不必继续限盐，因患儿水肿是低蛋白血症所致，过分限制易造成低钠血症及食欲下降。

（2）蛋白质的摄入控制在每日 1.5g～2g/kg，以高生物效价的优质蛋白如乳、蛋、禽类、牛肉等为宜。减少动物性脂肪的摄入，少量食用植物性脂肪以降低高脂血症的发生，同时增加可溶性纤维含量多的食物如燕麦等。

（3）注意补充各种维生素和矿物质，如维生素 B、维生素 C、维生素 D 及叶酸、钙、锌等。

3. 预防感染

（1）首先向患儿及家长解释预防感染的重要性，肾病患儿由于免疫力低下易继发感染，而感染又可导致病情加重或复发，甚至危及患儿生命。

（2）与感染性疾病患儿分室收治，病房每日进行空气消毒，减少探视人数，避免到人多的公共场所。每天用3%的硼酸坐浴1～2次，保持会阴部清洁，预防尿路感染。监测体温和血常规，有感染征象及时告知医生。

4. 皮肤护理 应注意保持皮肤清洁、干燥，及时更换内衣；保持床铺清洁、整齐，被褥松软，经常翻身；腋窝及腹股沟等处，每天擦洗1～2次，并保持干燥，预防感染；臀部和四肢水肿严重时，受压部位可垫棉圈，或用气垫床；阴囊水肿用棉垫或吊带托起，皮肤破损可涂碘伏预防感染。严重水肿者应尽量避免肌内注射药物。因水肿严重，药物不易吸收，可从注射部位外渗，导致局部潮湿、糜烂、感染等。

5. 用药护理

（1）糖皮质激素治疗期间应严格遵医嘱给药。注意每日血压、尿量、尿蛋白、血浆蛋白的变化情况。注意观察激素的副作用，如高血压、库欣综合征、消化性溃疡、骨质疏松等。遵医嘱及时补充维生素 D、钙剂，以免发生骨质疏松或手足搐搦症。

（2）严重水肿的患儿应用利尿剂时应特别注意尿量和血压，因患儿循环血量降低，大量利尿可加重血容量不足，导致低血容量性休克和静脉血栓。还应注意有无电解质紊乱。

（3）应用免疫抑制剂如环磷酰胺时，注意白细胞计数变化、胃肠道反应及有无出血性膀胱炎等。用药期间应多饮水和定期查血象。

（4）抗凝和溶栓疗法能改善肾病的临床症状，改变患儿对激素的效应，从而达到理想的治疗效果。用药过程中注意监测凝血时间及凝血酶原时间。

6. 心理护理 关心、爱护患儿，多与患儿和家长交谈，指导家长多给患儿心理支持，缓解患儿焦虑。

7. 健康教育

（1）强调激素治疗的重要性，说明哪些身体变化是由药物引起的，一旦停药可自行恢复，使患儿及家长主动配合并坚持按计划用药，尤其避免骤然停药。

（2）重点强调预防感染的重要性，使患儿及家长能采取有效措施避免感染，不去公共场所，避免复发。学会辨别感染的表现，一旦发生及时就诊。

（3）患儿不能剧烈活动，避免追逐打闹，避免外伤的发生。

（4）教会家长及年长儿童使用试纸监测尿蛋白。

（5）患儿病情完全缓解且糖皮质激素停用6个月后方可预防接种。

（6）做好定期门诊随访。

第四节 泌尿道感染

泌尿道感染是指病原体直接侵入尿路，在尿中生长繁殖，并侵犯尿路黏膜或组织而引起损伤。按照病原体侵袭的部位分为上尿路感染和下尿路感染。其中上尿路感染常见的为肾盂肾炎，下尿路感染常见的有膀胱炎、尿道炎。儿童时期感染很少局限于某一部位，而临床定位又难以准确进行，因此就不再区别而统称为泌尿道感染。根据有无临床症状，又分为症状性泌尿道感染和无症状性泌尿道感染。

【病因】

1. 致病菌 可为细菌、真菌、支原体、病毒。以细菌最常见，尤以大肠埃希菌最常见。其次是克雷伯菌、副大肠埃希菌、变形杆菌等，少数为肠球菌等。

2. 感染途径 上行感染是尿路感染最主要的感染途径；血源性感染通常为全身性感染的一部分，主要见于新生儿和小婴儿，致病菌主要是金黄色葡萄球菌；邻近组织的感染也可直接蔓延引起泌尿道感染。

3. 易感因素

（1）尿道周围菌种的改变及尿液性状的变化，为致病菌入侵和繁殖创造了条件。

（2）细菌黏附于尿路上皮细胞（定植）是其在泌尿道增殖引起泌尿道感染的先决条件。

（3）泌尿道感染患者SIgA的产生存在缺陷，使尿中SlgA浓度减低，增加发生泌尿道感染的机会。

（4）先天性或获得性尿路畸形，增加泌尿道感染的危险性。

（5）新生儿和小婴儿抗感染能力差，易患泌尿道感染。尿布、尿道口常受细菌污染，且局部防卫能力差，易致上行感染。

（6）糖尿病、高钙血症、高血压、慢性肾脏疾病、镰状细胞贫血及长期使用糖皮质激素或免疫抑制剂的患儿，其泌尿道感染的发病率可增高。

【临床特征】

1. 急性感染 不同年龄组临床表现差异较大。

（1）新生儿期 症状极不典型，多以全身症状为主，可有发热、体温不升、皮肤苍白、体重不增、拒奶、腹泻、嗜睡和惊厥，常伴有败血症，而局部的尿路刺激症状多不明显。

（2）婴幼儿期 仍以全身症状为主，可有高热、呕吐、面色苍白、腹胀、腹泻等，甚至出现精神萎靡和惊厥。细心观察可发现局部症状，如排尿时哭闹、排尿中断、夜间遗尿、尿有臭味和顽固的尿布疹等。

（3）年长儿 表现与成人相似，有些小儿以遗尿为首发症状。上尿路感染时全身表现明显，常有发热、寒战、腹痛、腰痛、肾区叩击痛、肋脊角压痛等。下尿路感染症状以膀胱刺激征为主，有尿频、尿急、尿痛，全身表现不明显。

2. 慢性感染 指病程迁移6个月以上，可无明显症状，也可间断表现为发热、脓尿、菌尿等，或反复发作伴有乏力、贫血、体重减轻及肾功能减退。

⚙ **知识链接**

无症状性菌尿

是指在常规的尿过筛检查中，发现健康儿童存在有意义的菌尿，但没有任何尿路感染症状。这种现象可见于各年龄组，在儿童中多见于学龄期女孩。常伴有尿路畸形和既往有泌尿道感染史。病原体多数是大肠埃希菌。单纯无症状性菌尿一般无需治疗，若合并尿路梗阻、尿路畸形或既往感染使肾脏有疤痕者，应积极治疗。

【辅助检查】

1. 尿常规 清洁中段尿离心沉渣检查 WBC≥5 个/HP，即可怀疑泌尿道感染，也可见血尿。

2. 尿细菌培养

（1）清洁中段尿培养 菌落计数 >10^5/ml 可确诊，10^4 ~ 10^5/ml 为可疑感染，<10^4/ml 为污染。

（2）尿液直接涂片找菌 油镜下每个视野都能找到 1 个细菌，表明尿内细菌数 >10^5/ml，有诊断意义。

3. 影像学检查 确诊有无泌尿系畸形和膀胱输尿管返流。

【治疗要点】

治疗目的是控制症状，消除病原体，去除诱发因素，预防复发。

1. 一般治疗 多饮水，勤排尿，注意清洁外阴，鼓励患儿进食。

2. 对症处理 高热、头痛者给予解热镇痛剂，尿路刺激症状明显者给予阿托品等。

3. 抗菌治疗 早期积极应用抗生素治疗。急性感染者一般应用敏感药物 7 ~ 10 天，定期随访 1 年；复发者急性症状控制后，可用复方新诺明、吡哌酸、呋喃坦啶及氟哌酸中的一种小剂量，每晚睡前服用 1 次，疗程可持续4 ~ 6 个月。

【护理评估】

1. 健康史 评估患儿排尿情况及尿液性状和颜色，有无发热、排尿哭闹、遗尿；有无尿道口污染、留置导尿等诱因；评估感染是首次发作还是复发，慢性感染者注意有无泌尿系畸形。

2. 身体状况 注意患儿体温变化，新生儿是否有发热或体温不升、拒乳，婴幼儿是否有发热、排尿是否有哭闹，尿液是否有臭味及臀部皮肤变化；年长儿是否有寒战、腰痛、肾区叩击痛以及尿频、尿急、尿痛等。病程长者，评估患儿是否间断出现发热、脓尿或菌尿、消瘦等。

3. 心理－社会状况 对首次发病的患儿及家长应了解其对本病的认识程度。由于患儿及家长对该病的病因、护理方法了解的不多，常出现焦虑、抑郁，希望患儿尽快痊愈，渴望接受健康指导。

【护理诊断/护理问题】

1. 体温过高 与细菌感染有关。

2. 排尿异常 与泌尿道感染有关。

【护理措施】

1. 一般护理

（1）休息 急性期需卧床休息。鼓励患儿大量饮水，通过增加尿量起到冲洗尿路作用，减少细菌在尿路的停留时间，促进细菌和毒素排出；多饮水还可降低肾髓质及乳头部组织的渗透压，不利于细菌生长繁殖。

（2）饮食 给予足够热量、丰富的蛋白质和维生素、易消化的食物，食物品种多样以促进食欲，增强机体抵抗力。发热患儿宜给予流质或半流质饮食。

2. **对症护理** 高热、头痛、腰痛的患儿遵医嘱应用解热镇痛剂缓解症状。尿道刺激症状明显者，酌情应用阿托品、山莨菪碱等抗胆碱药或应用碳酸氢钠碱化尿液。保持会阴部清洁，便后冲洗外阴，小婴儿勤换尿布，尿布用阳光曝晒或开水烫洗晒干，必要时煮沸、高压消毒。

3. **送检尿标本** 应避免污染，常规清洁消毒外阴后取中段尿标本。

4. **用药护理** 注意用药的时间、方法和观察药物的副作用。

5. **健康教育**

（1）向患儿及家长解释本病的护理要点及预防知识，如幼儿不穿开裆裤或紧身裤；为婴儿勤换尿布，便后洗净臀部，保持清洁；女孩清洗外阴时从前向后擦洗，单独使用洁具，防止肠道细菌污染尿道口，引起上行性感染；及时处理男孩包茎、女孩处女膜伞及蛲虫病等，积极减少感染因素。

（2）指导按时服药，完成疗程，定期复查。一般急性感染治疗结束后每个月复查一次，做中段尿培养连续3个月无复发方可认为治愈，反复发作者每3~6个月复查一次，共2年或更长时间。

目标检测

答案解析

一、简答题

1. 急性肾小球肾炎患儿应如何休息？

2. 肾病综合征患儿的主要临床特征是什么？

3. 肾病患儿使用糖皮质激素时应注意观察什么？

二、案例分析

1. 患儿，男，4岁。全身重度水肿1周，凹陷性，两眼不能睁开，阴囊水肿，腹部叩诊移动性浊音（＋），尿蛋白（＋＋＋＋）。血液检查：血浆白蛋白14g/L，血清胆固醇7.2mmol/L。

请问：

（1）治疗本病的首选药物是什么？

（2）该患儿目前最主要的护理诊断有哪些？

（3）针对患儿目前主要的护理诊断应采取哪些护理措施？

2. 患儿，男，5岁。2天前出现眼睑水肿、尿少，逐渐加重来诊。查体：眼睑、颜面明显水肿，BP130/100mmHg。尿常规：尿蛋白（＋＋），红细胞15个/HP，可见红细胞管型。ASO增高，C3下降。

请问：

（1）该患儿最可能患的疾病是什么？

（2）患儿当前存在哪些护理问题？

（3）针对该患儿应采取哪些护理措施？

（方淑蓉）

书网融合……

本章小结　　　　　　微课1　　　　　　微课2　　　　　　题库

第十一章　血液系统疾病患儿的护理

学习目标

1. 通过本章学习，重点把握儿童贫血的标准及分类；营养性缺铁性贫血和营养性巨幼细胞贫血的病因、临床特征、护理评估要点及护理措施。

2. 学会运用所学知识，评估营养性缺铁性贫血和营养性巨幼细胞贫血病儿的病情，提出护理问题，制定并实施护理措施，具有良好的人文关怀精神和精益求精的良好品德。

情境导入

情景描述　患儿，男，10月龄。因面色渐苍白4个月就诊。患儿4个月前开始出现脸色渐苍白，无发热及出血点。患儿系35周早产，母乳喂养，辅食添加少。体检：面色苍白，皮肤巩膜无黄染及出血点，双颌下触及2个0.8cm×0.8cm大小淋巴结，双肺呼吸音清，心率100次/分，肝右肋下4cm，脾左肋下3cm。

血常规：WBC $4.0×10^9$/L，LYM 39.5%，NEU 56.8%，RBC $2.18×10^{12}$/L，Hb 47g/L，HCT 15.3%，MCV 70.4fl，MCH 12.4pg，MCHC 176g/L，RDW 23.7%，PLT $194×10^9$/L，RC 0.046。

讨论　1. 患儿可能的诊断是什么？

2. 患儿主要的护理诊断有哪些？可采取哪些护理措施？

第一节　儿童造血和血液特点

【造血特点】

儿童造血分为胚胎期造血和出生后造血。

1. 胚胎期造血　胚胎期造血首先在卵黄囊，然后在肝脏、脾脏、胸腺和淋巴结，最后在骨髓，因而形成三个不同的造血期（图11-1）。

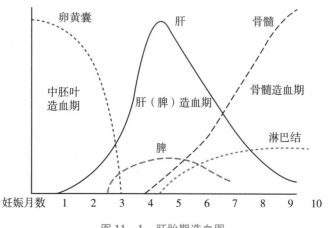

图11-1　胚胎期造血图

（1）中胚叶造血期 自胚胎第3周起卵黄囊开始造血。在卵黄囊上形成许多血岛，血岛中细胞分化出初级原始红细胞，主要是原始的有核红细胞。自胚胎第6~8周后，血岛开始退化，中胚叶造血开始减退，至第12~15周时消失。可见中胚叶造血期主要是在胚胎的前两个月。

（2）肝（脾）造血期 胚胎中期以肝造血为主。肝脏造血自胚胎第6~8周开始，首先出现有核红细胞，以后产生粒细胞和巨核细胞，4~5个月时达高峰，以后逐渐减退，至出生时停止。脾脏于胚胎第8周左右参与造血，主要产生红细胞、粒细胞、淋巴细胞和单核细胞。但时间较短，造血功能不强，至胚胎5个月后仅保留生成淋巴细胞的功能，但可持续终生。胸腺、淋巴结于胚胎8~11周开始，参与淋巴细胞的生成。

（3）骨髓造血期 骨髓在胚胎第6周时已出现，但自胎儿4个月时骨髓才开始造血，胎儿6个月后骨髓成为主要的造血器官，直至出生2~5周后骨髓成为唯一的造血器官。

2. 出生后造血

（1）骨髓造血 小儿出生后主要是骨髓造血，各种血细胞均在此生成。婴幼儿期所有骨髓均为红骨髓，全部参与造血，以满足生长发育的需要。5~7岁后长骨中部分红骨髓逐渐转变为黄骨髓，18岁以后红骨髓仅限于长骨骨骺端、短骨、扁骨及不规则骨等骨骼。黄骨髓有潜在的造血功能，当造血需要增加时，可转变为红骨髓，重新发挥造血功能。婴幼儿缺乏黄骨髓，造血的代偿能力差，当造血需要增加时，可出现骨髓外造血。

（2）骨髓外造血 在正常情况下，骨髓外造血极少。当婴幼儿时期，尤其是在婴儿期，由于各种原因（如严重感染、溶血性贫血等）需要增加造血时，肝、脾和淋巴结可恢复到胎儿时期的造血状态，表现为肝、脾、淋巴结肿大，周围血象出现有核红细胞或（和）幼稚中性粒细胞，这是小儿造血器官的一种特殊反应，称为"骨髓外造血"。当病因去除后，即可恢复正常。

【血液特点】

儿童在其不同年龄段血象各有特点，尤其以婴幼儿变化最大。

1. 红细胞数和血红蛋白量 小儿在胎儿期处于相对缺氧状态，红细胞数和血红蛋白水平相对较高，出生时红细胞数为 $(5.0~7.0)\times10^{12}/L$，血红蛋白量为150~220g/L。出生后随着自主呼吸的建立，血氧含量增加，而胎儿红细胞寿命较短，较多的红细胞于短期内被破坏发生生理性溶血，至生后10天左右红细胞数及血红蛋白量约减少20%，加之婴儿生长发育迅速，血循环量迅速增加，促红细胞生成素（EPO）产生不足等因素，红细胞数和血红蛋白量逐渐降低。至生后2~3个月时红细胞数降至 $3.0\times10^{12}/L$，血红蛋白量降至100g/L左右，出现轻度贫血，称为"生理性贫血"。以后骨髓造血功能逐渐增强，红细胞数和血红蛋白量又逐渐上升，至12岁左右达成人水平。

2. 白细胞总数与分类 小儿出生时血液中白细胞总数较多，一般为 $(15~20)\times10^9/L$，生后6~12小时达 $(21~28)\times10^9/L$，以后逐渐下降，生后1周时约为 $12\times10^9/L$，婴儿期白细胞数维持在 $10\times10^9/L$ 左右，8岁后接近成人水平。

白细胞分类主要是中性粒细胞与淋巴细胞比例的变化。出生时小儿中性粒细胞比例较高，约占0.65，淋巴细胞约占0.30。随着白细胞总数的下降，中性粒细胞比例也相应下降，生后4~6天时两者比例相等，形成第一次交叉；之后淋巴细胞约占0.60，中性粒细胞约占0.35，至4~6岁时两者又相等，形成第二次交叉；7岁后白细胞分类与成人相似。嗜酸、嗜碱性粒细胞及单核细胞各年龄期相似。

3. 血小板数 小儿各年龄段血小板数与成人相差不大，参考值为 $(150~300)\times10^9/L$。

4. 血红蛋白的种类 正常血红蛋白分为三种，两种成人型血红蛋白（HbA、HbA$_2$）和一种胎儿型血红蛋白（HbF）。胎儿期胎儿型血红蛋白（HbF）占65%~90%，出生时约为70%，以后迅速下降，1周岁时 HbF<5%，2岁时 HbF<2%，达成人水平，其余为成人型血红蛋白（HbA占95%，HbA$_2$占

2% ~3%)。

5. 血容量　小儿血容量相对较成人多，新生儿血容量约占体重的10%，平均300ml；儿童占体重的8% ~10%，成人占体重的6% ~8%。

第二节　儿童贫血概述

贫血（anemia）是指外周血中单位容积内红细胞数或血红蛋白量低于正常。儿童年龄不同，红细胞数和血红蛋白量有差异。我国儿童血液学会议暂定：新生儿血红蛋白（Hb）<145g/L，1 ~4 个月 Hb <90g/L，4 ~6 个月 Hb <100g/L 者为贫血。6 个月以上则按世界卫生组织的标准：6 个月 ~6 岁 Hb <110g/L，6 ~14 岁 Hb <120g/L 为贫血，海拔每升高1000m，Hb 标准上升4%。

【贫血的分类】

由于贫血的病因和发病机理多种多样，尚没有一个既能阐明病因及发病机理，又能指导临床的统一分类方法。目前多采用病因学分类和形态学分类。

1. 病因学分类

（1）红细胞及血红蛋白生成不足

1）造血物质缺乏　如铁缺乏所致的缺铁性贫血，维生素 B_{12}、叶酸缺乏所致的营养性巨幼细胞贫血，维生素 B_6 缺乏、维生素 C 缺乏所致的贫血等。

2）骨髓造血功能障碍　如再生障碍性贫血（原发性及继发性），单纯红细胞再生障碍性贫血。

3）其他　如慢性感染、炎症、肾脏病、铅中毒、恶性肿瘤等伴发的贫血。

（2）溶血性贫血　可由红细胞内在异常或外在因素导致红细胞破坏过多

1）红细胞内在因素　遗传性球形细胞增多症、葡萄糖 -6 -磷酸脱氢酶缺乏症、海洋性贫血等。

2）红细胞外在因素　如新生儿溶血病、自身免疫性溶血性贫血；感染、物理化学因素、药物引起的溶血等。

（3）失血性贫血

1）急性失血性贫血　如外伤性失血、出血性疾病等。

2）慢性失血　如钩虫病、溃疡病、肠息肉等。

2. 形态学分类　根据红细胞平均容积（MCV）、红细胞平均血红蛋白量（MCH）和红细胞平均血红蛋白浓度（MCHC）将贫血分为4 类（表11 -1）。

表11 -1　贫血的细胞形态学分类

	MCV（fl）	MCH（pg）	MCHC（%）
正常值	80 ~94	28 ~32	32 ~38
大细胞性贫血	>94	>32	32 ~38
正细胞性贫血	80 ~94	28 ~32	32 ~38
单纯小细胞性贫血	<80	<28	32 ~38
小细胞低色素性贫血	<80	<28	<32

临床大多采用病因学分类，形态学分类有助于病因推断。小儿贫血以营养性为最常见，尤其是缺铁性贫血；其次是感染性贫血、溶血性贫血。

【贫血的分度】

根据外周血的血红蛋白含量和（或）红细胞数目可将贫血分为四度（表11 -2）。

表 11 – 2　贫血的分度

		轻度	中度	重度	极重度
血红蛋白（g/L）	儿童	120～90	90～60	60～30	<30
	新生儿	144～120	120～90	90～60	<60
红细胞（×10^{12}/L）		3～4	2～3	1～2	<1

第三节　营养性缺铁性贫血 微课1

营养性缺铁性贫血（nutritional iron deficiency anemia，NIDA）是由于体内铁缺乏导致血红蛋白合成减少所致的一种小细胞低色素性贫血。多发生于6个月至2岁的小儿，严重危害儿童健康，是儿童贫血中最常见的一种类型，我国重点防治的小儿"四病"之一。

【病因】

铁是构成血红蛋白必需的原料，任何引起体内铁缺乏的原因均可导致贫血。

1. 先天储铁不足　胎儿在孕后期的3个月从母体获得的铁最多，以满足其出生后4～5个月造血的需要。如因早产、双胎、多胎、胎儿失血、孕母患严重缺铁性贫血等可使胎儿储存铁减少。

2. 铁摄入量不足　食物铁供应不足是引起小儿缺铁性贫血的主要原因。婴儿单纯母乳、牛乳及谷类等低铁食品喂养而未及时添加换乳期食物，如蛋黄、动物肝脏、瘦肉、鱼、木耳等含铁丰富的食物，则易发生营养性缺铁性贫血。年长儿偏食、挑食等饮食习惯可导致铁摄入量不足。

3. 生长发育因素　婴儿期、青春期生长发育迅速及血容量增加快，对铁的需要量增加，易缺铁而发生贫血。尤其是早产儿、极低出生体重儿生长发育更快，对铁的需要量更多，不及时补充含铁丰富的食物，更容易发生缺铁。

4. 铁的吸收利用障碍　食物搭配不合理可影响铁的吸收，儿童患有急慢性感染、长期腹泻或呕吐等，可影响铁的吸收与利用。

5. 铁的丢失过多　长期慢性失血如溃疡病、肠息肉、钩虫病、膈疝等可造成肠道慢性失血；儿童对鲜牛奶蛋白过敏也可引起肠出血。

【发病机制】

人体内60%～70%的铁存在于血红蛋白和肌红蛋白中，此部分为功能铁；另外30%左右为贮存铁，以铁蛋白和含铁血黄素的形式储存于肝、脾和骨髓中；另有0.2%～0.4%构成细胞色素酶、氧化还原酶等人体必需的酶类。铁由血液循环运送至骨髓，进入幼红细胞与原卟啉结合生成血红素，血红素进一步与珠蛋白结合形成血红蛋白。缺铁时血红素生成不足，幼红细胞内游离原卟啉相对增高，红细胞色素不足而中央淡染区扩大；血红蛋白合成减少，因而新生的红细胞内血红蛋白含量不足，细胞浆减少，红细胞体积变小。而缺铁对细胞的分裂、增殖影响较小，故红细胞数量减少的程度不如血红蛋白减少明显，从而形成小细胞低色素性贫血。缺铁还可影响肌红蛋白的合成以及使体内许多含铁酶和铁依赖酶的活性降低，引起细胞功能发生紊乱，出现一些非血液系统症状。

从体内缺铁到出现贫血要经过3个阶段。①铁减少期（ID）：体内储存铁不足，表现为血清铁蛋白减少，但仍能满足血红蛋白的合成。②缺铁期：即红细胞生成缺铁期（IDE）。储存铁进一步减少耗竭，不能满足血红蛋白的合成，引起血清铁降低，总铁结合力增加。血红蛋白在正常低限。③缺铁性贫血期（IDA）：供给合成血红蛋白的铁更加不足，出现明显的小细胞低色素性贫血，红细胞游离原卟啉明显升高。

【临床特征】

1. 一般表现　起病缓慢，皮肤黏膜逐渐苍白为突出表现，以唇、口腔黏膜及甲床最为明显。易疲乏无力，不爱活动。年长儿常出现学习和劳作不能持久，可诉头晕、耳鸣、眼前发黑等。

2. 骨髓外造血表现　肝、脾、淋巴结可肿大。年龄越小、病程越久、贫血越重，肝、脾、淋巴结肿大越明显。

3. 非造血系统表现

（1）**消化系统**　常有食欲减退，少数有异食癖，如喜食泥土、墙皮、煤渣等；可有呕吐、腹泻；可出现口腔炎、舌炎或舌乳头萎缩；重者可出现萎缩性胃炎或吸收不良综合征等。

（2）**神经系统**　常有烦躁不安或精神萎靡不振，年长儿注意力不集中、理解力降低、记忆力减退，智力可低于同龄儿。

（3）**心血管系统**　贫血明显时心率增快，严重者心脏扩大，心前区可闻及收缩期吹风样杂音，重者可发生心力衰竭。

（4）**其他**　皮肤干燥、毛发枯黄，易脱落。也可因上皮组织异常而出现反甲。因细胞免疫功能低下，常合并感染。

【辅助检查】

1. 血常规　呈小细胞低色素性贫血。红细胞和血红蛋白均减少，以血红蛋白减少为主。血涂片可见红细胞大小不等，以小细胞为多，中央淡染区扩大。网织红细胞数正常或轻度减少。白细胞、血小板一般无明显异常。

2. 骨髓象　红细胞系增生活跃，以中、晚幼红细胞增生为主。各期红细胞体积均较小，胞质少，边缘不规则，染色偏蓝，胞浆成熟度落后于胞核。粒细胞系和巨核细胞系一般无明显异常。

3. 铁代谢检查　①血清铁蛋白（SF）：SF 值可较敏感的反映体内储存铁情况，当 <12μg/L 时提示缺铁；②血清铁（SI）<10.7μmol/L；③总铁结合力（TIBC）>62.7μmol/L；④红细胞游离原卟啉（FEP）>0.9μmol/L；⑤运铁蛋白饱和度（TS）<15%。

素质提升

成果显著，任重道远

中国患营养性缺铁性贫血的人口概率远高于西方国家。营养性缺铁性贫血的高危人群为儿童、老年人、育龄期妇女及特殊人群如肿瘤、血液病或围术期患者。2000～2020 年，中国 0～14 岁儿童总患病率为 19.9%，女童患病率高于男童；婴儿期患病率最高，其次为幼儿期。近年来，由于国家大力防治儿童缺铁性贫血，患病率较前下降。88.7% 的患病儿童表现为轻度贫血，仅 11.3% 表现为中、重度贫血；西北、西南地区儿童患病率最高，华东、华南及东北发病率相对较低；农村儿童患病率远高于城市儿童尤以西部农村地区表现明显。目前我国 0～14 岁儿童营养性缺铁性贫血患病率仍较高且地区间差异显著，应继续重视婴幼儿及贫困地区儿童缺铁性贫血防治工作。

【治疗要点】

主要是祛除病因和补充铁剂。通常选择容易吸收的二价铁，常用制剂有硫酸亚铁（含铁 20%）、富马酸亚铁（含铁 30%）、葡萄糖酸亚铁（含铁 12%）等。口服剂量以元素铁计算，每日 4～6mg/kg，分3 次口服。疗程至血红蛋白达正常后 2 个月停药。口服铁剂不能耐受或吸收不良者可采用注射铁剂，如右旋糖酐铁。严重贫血并发心力衰竭或重症感染者可予输血。

【护理评估】

1. 健康史　评估母亲妊娠期间有无贫血，有无早产、多胎、脐带结扎过早等引起先天储铁不足的因素；全面了解患儿的喂养方式和饮食习惯，是否长期乳类喂养而未及时添加含铁丰富的辅食，有无挑食、偏食等不良饮食习惯，导致铁的摄入不足；了解儿童生长发育的情况，判断是否有铁的需要量增加；以及有无慢性腹泻、肠道寄生虫等疾病而造成铁的吸收利用障碍。

2. 身体状况　了解患儿的贫血程度，有无记忆力减退、烦躁或萎靡、异食癖、口腔炎等表现；贫血重者，注意观察有无心率增快、心脏扩大及心力衰竭表现；评估患儿的生长发育情况。

3. 心理–社会状况　评估家长关于本病对儿童健康的危害及对该病防治、护理知识的了解程度；评估年长儿是否有因贫血所致精神不集中、记忆力减退导致学习成绩下降而引起自卑、焦虑、恐惧、厌学等心理。

【护理诊断/护理问题】

1. 活动无耐力　与贫血致组织器官缺氧有关。

2. 营养失调：低于机体的需要量　与铁的供应不足，先天贮铁不足，吸收不良，丢失过多或消耗增加有关。

3. 有感染的危险　与机体免疫功能下降有关。

4. 知识缺乏　家长及年长患儿营养知识不足，缺乏本病的防护知识。

【护理目标】

1. 患儿的活动量逐渐增加，活动时无头晕、心慌、气促等症状。

2. 患儿不良饮食习惯被纠正，营养状况改善，贫血得到纠正。

3. 患儿不发生感染或虽发生感染但得到有效控制。

4. 家长和年长儿掌握有关疾病的知识，不感到紧张和恐惧。

【护理措施】

1. 合理安排休息与活动　根据患儿贫血程度、活动能力安排力所能及的活动。居住的环境应阳光充足、空气清新、安静整洁。根据患儿活动耐受情况制定休息方式、活动强度及持续时间。①轻、中度贫血患儿：一般不需要卧床休息，可适当参加一些活动，但要避免劳累和参加剧烈运动，生活要有规律，睡眠要充足；②重症患儿：应限制其活动量，并协助患儿的日常生活，减少机体耗氧量，必要时吸氧、卧床休息，以减轻心脏负担防止发生心力衰竭。对于易烦躁激动的患儿，护理时要耐心细致，使其保持安静，避免加重病情。

2. 合理安排饮食

（1）贫血的患儿多有食欲不振，喂养时要有耐心，创造良好的进食环境。食物应新鲜，注意食物的色、香、味。可少量多餐，还可根据医嘱给患儿服用消化酶，促进消化，增进食欲。

（2）提倡母乳喂养，及时补充含铁丰富且易吸收的食物，如动物肝、血、瘦肉、鱼类、蛋黄；豆类、黑木耳、紫菜、海带及绿叶蔬菜等。合理搭配饮食，如含维生素C、氨基酸、果糖丰富的食物有利于铁的吸收，可与铁剂或含铁食品同时进食。牛奶、茶、咖啡、钙剂、麦麸、植物纤维、抗酸药物可抑制铁的吸收，应避免与含铁食品同服。鲜牛奶必须加热处理后喂养婴儿，以减少因过敏而致肠出血。

（3）养成均衡饮食习惯，纠正偏食、挑食、零食过多的不良饮食习惯。

3. 预防感染　注意保暖，尽量不到人员集中的公共场所去，不要与感染病儿同居一室，避免交叉感染。鼓励患儿多饮水，保持口腔清洁。保持皮肤清洁，勤洗澡及更换内衣。

4. 应用铁剂的护理

（1）口服铁剂的注意事项　①应从小剂量开始，逐渐加至足量，并在两餐之间服用，以减少对胃肠道的刺激，同时亦有利于吸收。②铁剂可与维生素C、果汁、稀盐酸等同服，以利于吸收。③避免与牛奶、茶水、咖啡、钙剂等同时服用，以免影响铁的吸收。④液体铁剂可使牙齿黑染，可用吸管或滴管服药。⑤服用铁剂后，大便可呈黑色或柏油样，停药后恢复。

（2）注射铁剂　应深部肌内注射，每次更换注射部位，减少局部刺激。采取注射前更换新针头或留置气泡法注射，以避免药液漏入皮下组织，造成注射部位皮肤着色、疼痛，产生硬结及炎症。

（3）疗效观察　服用铁剂12～24小时后，烦躁等精神症状减轻，食欲增加。36～48小时开始出现红细胞系增生现象。2～3天后网织红细胞开始升高，5～7天达高峰，以后逐渐下降，2～3周后降至正常。1～2周后血红蛋白开始上升，一般3～4周后达正常。如用药3～4周仍无效，应查找原因，如剂量不足、制剂不良、导致铁不足的因素继续存在等。

（4）观察药物副作用　口服铁剂可引起胃肠道反应，如恶心、呕吐、腹泻或便秘、胃部不适或疼痛等，可根据医嘱减量或停药几天，症状好转后再从小剂量开始重新补充。注射铁剂可引起荨麻疹、发热、关节痛等不良反应，甚至发生过敏性休克，应注意观察。

5. 输血的护理　一般病例不需输血，重症贫血并发心功能不全或明显感染者可少量多次输血，每次输血量不超过7ml/kg。贫血越重，一次输血量越少，输血速度越慢。也可输浓缩红细胞或压积红细胞。输血前注意检验血型、交叉配血，输血过程严格执行无菌操作，密切观察有无输血反应，疑有输血反应时，应立即停止输血，及时报告医生紧急处理。

6. 心理护理　关心患儿，向家长及年长患儿介绍本病的病因、临床表现、预后等知识，让他们了解诊疗方法、护理措施，使他们能够减少焦虑、恐惧，树立信心，主动配合检查、治疗和护理。

7. 健康指导　通过卫生宣教，让家长及年长儿认识到缺铁的危害，并做好预防工作，从而降低本病的发病率。

（1）做好母亲的保健工作　孕妇及乳母应多食含铁丰富的食物，及时发现和治疗贫血。

（2）合理喂养　婴儿提倡母乳喂养，及时添加含铁丰富的辅食。年长儿要养成良好的饮食习惯。

（3）早产儿、多胞胎及低出生体重儿　应从出生后2个月左右给予铁剂（元素铁不超过每日2mg/kg，最大不能超过15mg/d）预防。

（4）宣传贫血的危害性，定期给儿童体检，做到早发现、早治疗。

【护理评价】

1. 患儿血红蛋白数量是否逐渐上升，活动后头晕、疲乏等症状有无减轻、活动耐力是否增加。

2. 患儿缺铁因素有无祛除、食物搭配是否合理、食欲是否增加。

3. 患儿是否正确服用铁剂，有无感染发生。

4. 家长及年长儿能否说出本病的发病原因、临床表现，并能纠正不良的饮食习惯，积极主动配合治疗。

第四节　营养性巨幼细胞贫血 ᴇ 微课2

营养性巨幼细胞贫血（nutritional megaloblastic anemia，NMA）是由于维生素B_{12}或（和）叶酸缺乏所致的一种大细胞性贫血，以6个月～2岁的婴幼儿多见。尤其是在维生素C缺乏及感染时容易发病。主要临床特点是贫血、神经精神症状、红细胞的胞体变大以及骨髓中出现巨幼红细胞，用维生素B_{12}或（和）叶酸治疗有效。

【病因】

1. 维生素 B$_{12}$ 缺乏的原因

（1）储存不足　胎儿可从母体获得维生素 B$_{12}$，并储存于肝脏供生后造血所需。如孕母缺乏维生素 B$_{12}$，可致胎儿维生素 B$_{12}$ 贮存不足。

（2）摄入不足　单纯母乳喂养而未及时添加辅助食品，以及年长儿偏食、挑食者易引起维生素 B$_{12}$ 缺乏。

（3）代谢吸收障碍　内因子缺乏导致维生素 B$_{12}$ 吸收障碍。

（4）需要量增加　因婴儿生长发育较快，对维生素 B$_{12}$ 需要量相对增加；严重感染可使维生素 B$_{12}$ 的消耗增加。

2. 叶酸缺乏的原因

（1）摄入不足　单纯牛乳或羊乳喂养而未及时添加换乳期食物。

（2）吸收不良　慢性腹泻、小肠疾病、小肠切除等使叶酸吸收减少。

（3）药物作用　长期或大量应用广谱抗生素使肠道细菌合成叶酸减少，抗叶酸制剂（甲氨蝶呤、嘌呤等）及某些抗癫痫药（苯妥英钠、苯巴比妥钠等）可至叶酸缺乏。

（4）代谢障碍　某些参与叶酸代谢的酶缺乏及遗传性叶酸代谢障碍可致叶酸缺乏。

【发病机制】

维生素 B$_{12}$ 或叶酸缺乏使 DNA 合成减少，红细胞的分裂和增殖时间延长。而胞浆中 RNA 的合成不受影响，血红蛋白的合成正常进行，使得红细胞体积变大。其特点为：各期红细胞大于正常，红细胞数比血红蛋白减少更明显，粒细胞和血小板减少，粒细胞核右移，骨髓出现巨幼红细胞等造血特点，经维生素 B$_{12}$ 及叶酸治疗有效。另外，维生素 B$_{12}$ 与神经髓鞘中脂蛋白的形成有关，能保持中枢和外周有髓鞘的神经纤维的完整功能。维生素 B$_{12}$ 缺乏时，上述神经纤维发生病变，因而出现精神神经症状。

 知识链接

维生素 B$_{12}$ 和叶酸的代谢

人体所需的维生素 B$_{12}$ 主要来自于动物性食物，如肝、肾、肉类、蛋类及海产品等，乳类中含量少，羊乳几乎不含维生素 B$_{12}$ 和叶酸，植物性食物中含量甚微。食物中维生素 B$_{12}$ 进入胃内后，与内因子结合成复合物在回肠末端被吸收入血，然后与转钴蛋白结合运送至肝脏贮存。体内贮存量可供数年之需。

体内叶酸来自于食物，部分由肠道细胞合成，但吸收甚少。新鲜绿色蔬菜、水果、酵母、谷类、动物肝肾等含叶酸丰富，但经加热易被破坏。食物中叶酸主要在十二指肠及空肠被吸收入血，随血流分布于全身各组织中，主要贮存在肝脏。儿童体内贮存的叶酸可供 1～3 个月生理需要。

【临床特征】

起病缓慢，临床上以轻度和中度贫血多见。

1. 一般表现　多呈虚胖或伴轻度浮肿，毛发稀疏发黄，严重病例皮肤可见出血点或瘀斑。

2. 贫血表现　面色蜡黄，睑结膜、口唇、甲床等处苍白，疲乏无力。常伴有肝、脾和淋巴结肿大。

3. 神经精神症状　可出现烦躁不安、易怒等症状。维生素 B$_{12}$ 缺乏者表现为表情呆滞、嗜睡，对外界反应迟钝，少哭不笑，智力、动作发育落后，甚至出现倒退现象。严重者可出现头部、肢体、躯干和全身震颤，甚至抽搐，肌张力增强，腱反射亢进，踝阵挛阳性。单纯叶酸缺乏者不发生神经系统症状，但可导致神经精神异常。

4. 其他　多有食欲不振、腹泻、呕吐和舌炎等。重症患儿可有心脏扩大、心前区听到收缩期杂音、心力衰竭等。易发生感染和出血。

【辅助检查】

1. 外周血象　红细胞数减少较血红蛋白下降更明显，红细胞体积大，中央淡染区不明显，还可见巨幼粒细胞，中性粒细胞核分叶过多现象。血小板计数常减少。

2. 骨髓象　红细胞系增生明显活跃，各期幼红细胞巨幼变，细胞核发育落后于细胞浆。

3. 血清维生素 B_{12} 和叶酸含量测定　均低于正常（维生素 B_{12} 正常值为 $200 \sim 800ng/L$，$<100ng/L$ 时示有缺乏；叶酸正常值为 $5 \sim 6\mu g/L$，$<3\mu g/L$ 时示有缺乏）。

【治疗要点】

1. 维生素 B_{12} 和叶酸的应用　去除病因。有明显神经精神症状者，以给予维生素 B_{12} 为主。维生素 B_{12} 肌内注射，每次 $100\mu g$，每周 $2 \sim 3$ 次，连用数周，至临床症状好转、血象恢复正常为止。无明显神经精神症状者，以口服叶酸为主。每次 5mg，每日 3 次，连用数周，至临床症状好转、血象恢复正常为止。同时加服维生素 C 有助于叶酸的吸收。单纯维生素 B_{12} 缺乏者，不宜加用叶酸，以免加重神经精神症状。

2. 其他药物的应用　维生素 B_6 有助于神经系统症状的恢复；肌肉震颤可用镇静剂治疗；重症贫血者可予以输血；恢复期加服铁剂。

【护理诊断/护理问题】

1. 活动无耐力　与贫血导致组织缺氧有关。

2. 营养失调：低于机体的需要量　与维生素 B_{12} 和（或）叶酸摄入不足，以及吸收不良等有关。

3. 生长发育障碍　与营养不足、贫血及维生素 B_{12} 缺乏影响生长发育有关。

4. 知识缺乏　与家长营养知识不足及缺乏本病护理知识等有关。

【护理措施】

1. 注意休息　一般不需严格卧床休息，根据患儿的活动耐受情况安排其活动，避免过度劳累。严重贫血者适当限制活动，协助满足其日常生活所需。有明显震颤者要加强护理，避免受到损伤，可遵医嘱用镇静剂。

2. 合理饮食　改善营养状况，合理喂养。婴幼儿应及时添加富含维生素 B_{12} 和叶酸的食物；乳母也应摄入含维生素 B_{12} 和叶酸丰富的食物；年长儿要有良好饮食习惯，纠正偏食；贫血患儿要注意食物的色、香、味的调配，增加患儿的食欲，喂养要耐心，鼓励患儿进食，保证机体对营养物质的摄入。

3. 监测生长发育　定期体格检查，评估患儿的体格发育、智力及运动功能发育等情况，对发育落后者加强训练和教育。

4. 健康指导　向家长介绍本病的病因、临床表现及预防措施，强调科学喂养的重要性，指导合理、均衡膳食，养成良好的饮食习惯；积极治疗原发病，指导合理用药。

目标检测

一、简答题

1. 试述小儿贫血的诊断标准。

2. 试述营养性缺铁性贫血的病因。

3. 试述营养性缺铁性贫血的血象特点。

4. 营养性缺铁性贫血者应用铁剂治疗的注意事项有哪些？

5. 营养性巨幼细胞贫血患儿的临床表现有哪些？

二、案例分析

患儿，男，13个月，足月顺产。出生体重3kg，母乳喂养，已添加少量稀粥和奶粉。近2个月面色逐渐苍白，食欲减退，不爱活动，不愿下地行走，有时萎靡不振。体检发现：T 37.1℃，P 102 次/分，R 21 次/分，体重8.2kg。面色、睑结膜、口唇、甲床均苍白，两肺听诊无异常，心音有力、律齐。腹平软，肝右肋下2.5cm，脾左肋下刚扪及，质软。血常规：RBC 3×10^{12}/L，Hb 80g/L，WBC 10.5×10^9/L，中性粒细胞42%，淋巴细胞57%。外周血涂片示红细胞大小不等，以小细胞为主，中央淡染区扩大。

请问：

（1）该患儿可能的临床诊断是什么？

（2）该患儿的主要护理问题有哪些？

（3）如何护理该患儿？

（刘　莉）

书网融合……

本章小结　　　　　微课1　　　　　微课2　　　　　题库

第十二章 神经系统疾病患儿的护理

PPT

◉· 学习目标

    1. 通过本章学习，重点把握化脓性脑膜炎、病毒性脑炎的临床特征及护理措施。

    2. 学会运用所学知识，评估化脓性脑膜炎、病毒性脑炎的病情，提出护理问题，制定并实施护理措施，具有指导神经系统疾病患儿恢复期进行适时康复训练的意识。

>> 情境导入

    情景描述   患儿，女，8 个月。近 3 天患儿出现发热，体温维持在 39℃ 左右，当地卫生院输注抗生素效果欠佳。今起发现患儿嗜睡，精神萎靡，伴有喷射状呕吐，共呕吐 3 次，为胃内容物，量较多，收住入院。

    讨论   1. 患儿可能的诊断是什么？

              2. 为明确诊断，需配合医生完善哪些辅助检查？

              3. 患儿主要的护理诊断有哪些？可采取哪些护理措施？

第一节 儿童神经系统解剖生理特点

    儿童神经系统发育尚不成熟，不同年龄阶段的正常标准和异常表现也不同。因此，对儿童神经系统的检查和评价需结合各年龄段的生理特征进行。

    1. 脑和脊髓   参见第二章。

    2. 脑脊液   小儿脑脊液随着年龄增长，其量、压力、生化等正常值有所不同。新生儿脑脊液量少且压力低，故抽取较为困难。随着年龄的增长，脑脊液的量逐渐增多，压力逐渐升高。正常脑脊液外观无色透明，压力 $0.69 \sim 1.96$ kPa，白细胞数不超过 10×10^6/L（婴儿 $< 20 \times 10^6$/L），氯化物 $118 \sim 128$ mmol/L，蛋白不超过 0.4g/L。

    3. 神经反射   小儿神经系统发育不成熟，神经反射也有其特点，小儿反射异常的表现有：①不对称；②该出现未出现；③应消失时未消失；④出现病理反射。

    （1）出生时存在，以后逐渐消失的反射   觅食反射、吸吮反射、拥抱反射、握持反射、颈肢反射、迈步反射等。吸吮反射于 1 岁左右完全消失，觅食反射、拥抱反射、握持反射于生后 3 ~ 4 个月消失，颈肢反射于生后 5 ~ 6 个月消失。若存在或消失的时间发生变化，均为病理状态。

    （2）出生时存在，以后永不消失的反射   角膜反射、瞳孔对光反射、吞咽反射、咽反射等。若此类反射消失或减弱，提示神经系统出现异常。

    （3）出生时不存在，以后逐渐出现并永不消失的反射   提睾反射（4 ~ 6 个月后明显）、腹壁反射等。提睾反射正常情况下可有轻度不对称。若此类反射该出现时不出现，或出现后又消失，都为异常。

    （4）病理反射   2 岁以内巴宾斯基征阳性为正常生理现象。若单侧出现或 2 岁以后仍出现则为病理现象。

（5）脑膜刺激征　主要见于各种原因引起的脑膜炎、蛛网膜下腔出血等。包括颈强直、凯尔尼格征、布鲁津斯基征。因婴儿颅骨骨缝和前囟未完全闭合，可在一定程度上缓解颅内压，所以脑膜刺激征可以出现较晚或不明显。故2岁内的婴幼儿应注意头围、头颅形状、前囟是否闭合及其张力等。

第二节　化脓性脑膜炎

化脓性脑膜炎（purulent meningitis，PM）简称化脑，是小儿时期常见的由各种化脓性细菌引起的中枢神经系统急性感染性疾病。临床特征包括急性发热、惊厥、意识障碍、颅内压增高、脑膜刺激征阳性及脑脊液脓性改变。

【病因】

导致化脓性脑膜炎的病原菌种类与患儿的发病年龄有关。新生儿、小于2个月的婴儿以及原发性或继发性免疫缺陷者，以革兰阴性杆菌（大肠埃希菌、变形杆菌、铜绿假单胞菌）及金黄色葡萄球菌为主，其中前者以大肠埃希菌最多见。2个月以后以流感嗜血杆菌、脑膜炎双球菌或肺炎链球菌多见。脑膜炎双球菌性脑膜炎具有流行特征。

致病菌大多由呼吸道入侵，也可经新生儿皮肤、脐部或胃肠道黏膜入侵，导致菌血症。当小儿免疫防御功能降低时，细菌穿过血-脑屏障到达脑膜。少数可因患中耳炎、乳突炎、颅骨骨折或脑脊髓膜膨出，细菌直接蔓延所致。

【临床特征】

1. 临床分型

（1）暴发型　一般由脑膜炎双球菌引起，骤起发病，患儿很快出现进行性休克、皮肤瘀斑、紫癜、弥漫性血管内凝血及中枢神经系统受累的症状。若不及时治疗，可在24小时内死亡。

（2）亚急型　由其他化脓性细菌引起，患儿发病前数日常有上呼吸道或胃肠道感染的症状。其典型表现为非特异性感染中毒症状、脑膜刺激征和颅内压增高等。

2. 典型临床表现

（1）非特异性感染中毒症状　多数患儿出现高热，体温可达39℃以上，烦躁不安及进行性加重的意识障碍，患儿可逐渐从精神萎靡、嗜睡、昏睡、浅昏迷到深昏迷。约1/3的患儿可有反复的全身或局限性惊厥发作。

（2）颅内高压征　患儿出现剧烈头痛、喷射性呕吐，婴幼儿可出现前囟饱满或隆起、颅缝增宽、头围增大等表现。合并脑疝时，出现双侧瞳孔不等大、呼吸不规则、突然意识障碍加重等体征。

（3）脑膜刺激征　颈项强直最多见，可有凯尔尼格征和布鲁津斯基征阳性。

3. 不典型表现　新生儿和不到3个月的婴儿化脑表现多不典型，主要差别在于：①体温可升高或降低，甚至出现体温不升；②惊厥可不典型，仅见面部、肢体抽动等；③颅内压增高表现不明显，可仅有吐奶、尖叫、颅缝分离；④脑膜刺激征不明显。

4. 并发症　严重患儿可并发硬脑膜下积液、脑性低钠血症、脑室管膜炎、脑积水，其中以硬脑膜下积液最常见；脑实质病变可产生继发性癫痫和智力发育障碍等，脑神经功能障碍可致耳聋、失明等。

💡 素质提升

> ### 护理工作中的严谨、细心
>
> 30%～60%的化脑可并发硬脑膜下积液。主要发生在1岁以下婴儿，以肺炎链球菌性脑膜炎

和流感嗜血杆菌性脑膜炎引起者多见。凡经化脑有效治疗48～72小时后，脑脊液有好转，但体温不退或体温下降后再升高；或一般症状好转后又出现意识障碍、惊厥、前囟隆起或颅内压增高等症状，甚至进行性加重，首先应怀疑并发硬脑膜下积液可能性。头颅透光检查和CT扫描可协助诊断，但最后确诊仍有赖于硬膜下穿刺放出积液进行检查。儿科护士负责的工作很广泛，输液、抢救、检查、沟通、观察等，每一个环节工作，都与患儿息息相关。若是有一点差错，例如说观察不仔细、抢救不及时、检查出现差错等，对于患儿而言，都可能是致命的伤害，因此护士工作时一定要严阵以待。既然选择了当儿科护士，就要承担相应的风险。要想避免风险的出现，工作时要十分严谨、信心，把每一个环节都检查安排妥当，这样才可以最大程度上保证工作不出错，大大降低风险性。

【辅助检查】

1. 血常规 周围血白细胞增高、分类中性粒细胞增高。

2. 血培养 早期、未使用抗生素者可获得阳性结果。

3. 脑脊液 是确诊本病的重要依据。化脑脑脊液的典型改变是外观混浊或呈脓性，压力增高；白细胞数多在 $1000 \times 10^6/L$ 以上，分类以中性粒细胞为主，蛋白质含量增高，糖和氯化物明显降低。脑脊液涂片和培养可明确病原体。

4. 头颅CT 可确定脑水肿、脑室扩大、硬脑膜下积液等改变。

【治疗要点】

1. 抗生素治疗 应尽早选用对病原菌敏感、易透过血－脑脊液屏障的抗生素，联合、足量、足疗程静脉给药，力求24小时内杀灭脑脊液中的致病菌，注意配伍禁忌。病原菌不明时，常选用第三代头孢菌素，如头孢噻肟钠、头孢曲松钠等。疗程2～3周以上或临床症状完全消失，热退1周以上，脑脊液细胞数 $<20 \times 10^6/L$，以单核细胞为主，蛋白质、糖恢复正常可停用抗生素。

2. 肾上腺糖皮质激素治疗 一般选用地塞米松每天0.6mg/kg，连用3～5天。

3. 对症和支持疗法 维持水、电解质平衡；及时降温、控制惊厥和纠正感染性休克；应用脱水剂降低颅内压，预防脑疝。

4. 并发症的治疗 ①硬脑膜下积液：积液多时行穿刺抽液，如有硬脑膜下积脓，还需根据药敏试验结果注入相应抗生素；②脑性低钠血症：需酌情补充液体，适当补充钠盐；③脑室管膜炎：采用侧脑室穿刺引流，并注入抗生素；④脑积水：可行正中孔粘连松解、导水管扩张及分流术等。

【护理评估】

1. 健康史 详细询问患儿发病情况，有无呼吸道、胃肠道或皮肤等感染史；新生儿有无脐带感染史或出生时的感染史；婴幼儿是否患过中耳炎和鼻窦炎等。

2. 身体状况 评估患儿神志、精神状态及面色、生命体征（特别是体温和呼吸），检查患儿前囟是否隆起或紧张，神经系统有无阳性体征，有无脑膜刺激征等。有并发症者，注意评估有无头痛、呕吐、发热不退、小婴儿的颅缝裂开等。分析血液、脑脊液的检查结果。

3. 心理－社会评估 评估患儿及家长的文化程度、对疾病的了解程度，有无焦虑、恐惧等心理。因重症患儿病死率较高，存活者神经系统后遗症较多，要特别注重评估患儿病后对家庭的影响。

【护理诊断/护理问题】

1. 潜在并发症：颅内压增高、脑疝等。

2. 体温过高 与细菌感染有关。

3. 有窒息、受伤的危险 与抽搐、昏迷有关。

4. 营养失调：低于机体需要量 与摄入不足、机体消耗增多有关。

5. 焦虑（家长） 与担心预后不良有关。

【护理措施】

1. 颅内高压的护理 微课

（1）密切观察病情 注意患儿的神志、瞳孔、囟门、生命体征及面色等变化。若患儿出现意识障碍、频繁呕吐、剧烈头痛、前囟膨隆或紧张、四肢肌张力增高等提示颅内高压。若患儿出现呼吸节律不规则、瞳孔忽大忽小或两侧不等大、对光反应迟钝或消失、血压升高等，应警惕脑疝及呼吸衰竭的存在，做好各种急救药品和器械准备，并配合医生抢救。

（2）保持舒适体位 病室安静，绝对卧床休息，减少患儿哭闹和便秘，减少搬动，烦躁者可适当给予镇静剂。给予舒适体位，适当抬高床头15°～30°，保持头部处于正中位，避免扭曲颈部，利于头部血液回流降低颅内压。有脑疝发生时应选择平卧位。呕吐时将头偏向一侧，防止窒息。

（3）遵医嘱用药 给予镇静剂、脱水剂、激素、能量合剂等，以促进脑功能的恢复。了解各种药物的使用要求及副作用，注意配伍禁忌。静脉滴注甘露醇需快速，避免药物渗出血管外，如有渗出及时处理；其他液体静脉输注速度不能太快，以免加重脑水肿。准确记录24小时出入量。

2. 高热的护理 每4小时测体温1次，并观察热型及伴随症状。鼓励患儿多饮水，必要时静脉补液。出汗后及时更换衣服，注意保暖；做好皮肤护理，预防压疮。体温超过38.5℃时应给予降温处理，以减少大脑氧的消耗，防止热性惊厥。记录降温效果。

3. 防止窒息和受伤 减少不必要的干扰，护理工作尽量集中进行，专人陪护。遵医嘱正确应用止痉或镇静药物，减少惊厥的发生。一旦发生立即将患儿平放，松开衣领，将患儿头偏向一侧，及时清除呕吐物，给予口腔保护以免舌被咬伤，拉好床挡，必要时用约束带，防止坠床。

4. 饮食护理 根据患儿体重计算患儿所需热量，制定饮食计划，给予高蛋白、高热量、高维生素、清淡易消化的流质或半流质饮食，少量多餐。频繁呕吐或有意识障碍者给予鼻饲或静脉高营养，保证热量和液体的摄入。鼻饲者做好口腔护理，防止口腔感染。

5. 心理护理 关心家长，爱护患儿，多给予鼓励和心理疏导，树立其战胜疾病的信心。

6. 健康指导

（1）根据患儿及家长的接受程度介绍病情和治疗、护理方法，使其主动配合，并鼓励患儿和家长共同参与护理计划的制定。

（2）在治疗过程中提供相应的护理知识，如配置高蛋白、高热量、高维生素饮食的方法及相关喂养知识；注意鼻饲后的正确卧位，鼻饲后应避免立即翻身和剧烈运动；采取必要的安全措施，勿单独留患儿于室内或楼梯等危险处；教导恢复期患儿的家长功能锻炼的方法，以减少后遗症的发生；有后遗症者，给予相应的功能训练和康复指导。

第三节　病毒性脑炎

病毒性脑炎（viral encephalitis）是由各种病毒感染引起的一组以精神和意识障碍为突出表现的中枢神经系统感染性疾病，是临床最常见的无菌性脑膜炎。由于神经系统受累的部位、病毒致病的强度等不同，临床表现差异较大。若炎症过程主要在脑膜，临床表现为病毒性脑膜炎；病变主要累及大脑实质时，则以病毒性脑炎为临床特征。一般呈自限性病程，多在2周以内，一般不超过3周，预后较好。

【病因】

大多数病毒性脑炎由肠道病毒（如柯萨奇病毒、埃可病毒）引起，其次为虫媒病毒（如乙脑病毒）、腺病毒、单纯疱疹病毒、腮腺炎病毒等。主要通过粪－口传播，少数通过呼吸道分泌物传播。但临床上仅有约1/4的病例可查出确切的致病病毒。

病毒经呼吸道、肠道或经由昆虫叮咬进入淋巴系统内繁殖，然后通过血循环到达全身各脏器，导致患儿出现发热等全身症状。病毒进一步大量繁殖，通过血－脑脊液屏障感染脑实质，出现中枢神经受累症状。

【临床特征】

患儿多呈急性起病，其临床表现可随病因及病程不同而异。以发热、头痛、呕吐、嗜睡或惊厥及脑膜刺激征等为主要临床表现。

1. 前驱症状　大多患儿有剧烈头痛、发热、呕吐、腹泻、咽痛、肌痛或精神淡漠等。

2. 中枢神经系统症状

（1）惊厥　可以为局限性、全身性或持续性。可因脑实质炎症、脑水肿、脑缺氧、高热等引起，是病情严重的表现。

（2）意识障碍　轻者对外界反应淡漠、迟钝，或烦躁、嗜睡，严重者出现谵妄、昏迷。如果累及脑膜，患儿烦躁不安，易被激惹，出现脑膜刺激征阳性。

（3）颅内压增高　出现头痛、呕吐、心动过缓、血压升高、婴儿前囟隆起、脉搏减慢等，严重时可出现脑疝，危及生命。

（4）运动功能障碍　根据受累的部位不同，患儿可出现斜视、面瘫或吞咽困难及不自主运动，典型的出现交叉性瘫痪，严重的甚至出现呼吸困难、循环衰竭。

（5）精神障碍　患儿可出现记忆力减退、幻觉、失语、失听、定向障碍、情绪改变、易怒，有时还会出现猜疑。

病毒性脑膜炎一般很少有严重意识障碍、惊厥及局限性神经系统体征。

3. 病程　一般2~3周多数病例可完全恢复，少数患儿可遗留某些后遗症如癫痫、听力障碍、肢体瘫痪以及不同程度的智力低下等。

【治疗要点】

治疗以对症治疗为主，如降温、止惊、降低颅内压、改善脑微循环、及时处理呼吸和循环衰竭；同时给予抗病毒和支持治疗。

【护理诊断/护理问题】

1. 体温过高　与病毒感染有关。

2. 急性意识障碍　与脑实质损伤有关。

3. 躯体活动障碍　与昏迷、瘫痪有关。

4. 营养失调：低于机体需要量　与呕吐、摄入不足有关。

5. 潜在并发症　颅内压增高、脑疝等。

【护理措施】

1. 发热的护理　监测体温变化，对高热患儿给予物理降温或药物降温，降低大脑耗氧量，必要时遵医嘱用亚冬眠疗法，避免损伤脑细胞。鼓励患儿多饮水，必要时静脉补液；出汗后及时更换衣物，以防受凉。

2. 保护脑细胞　给予氧气吸入，定时监测血氧饱和度；并按医嘱使用甘露醇、呋塞米、地塞米松等以减轻脑水肿。

3. 昏迷的护理　患儿取平卧位，上半身可抬高 15°~30°，有利于头部血液回流降低颅内压。呕吐患儿可侧卧，以避免分泌物或呕吐物误入气管引起窒息。昏迷患儿每 2 小时翻身一次，并按摩骨隆突处，以促进血液循环，预防压疮的发生；协助排痰，减少坠积性肺炎的发生；注意口腔和皮肤清洁。

4. 瘫痪的护理　患儿卧床期间协助其床上洗漱、大小便、进食及个人卫生等。将瘫痪肢体置于功能位。待病情稳定后，尽早督促患儿进行肢体的被动或主动功能锻炼，注意活动时要循序渐进。

5. 保证营养和水分　给予清淡、易消化、富含营养的饮食，耐心喂养，少量多餐，避免过度饱胀而导致呕吐的发生。对昏迷或呕吐的患儿尽早给予鼻饲，以确保营养的摄入。

6. 密切观察病情变化　观察患儿的呼吸，及时给氧，必要时行气管切开；当瞳孔发生改变，呼吸不规则时立即应用脱水剂，减轻脑水肿，预防脑疝的形成。

7. 健康指导

（1）脑脊液化验检查是确诊本病必不可少的检查，应运用专业知识帮助患儿家长消除顾虑，接受腰椎穿刺检查。脑脊液每小时可产生 20ml 左右，抽取 2ml 做检查不会影响机体的功能；腰椎穿刺是儿科最基本的一项常规操作，该操作安全、有效，没有明显的副作用和后遗症。

（2）多数病毒性脑炎患者能完全恢复，应鼓励患儿和家长树立战胜疾病的信心。

（3）督促、指导家长尽早对患儿进行功能锻炼。

 知识链接

腰椎穿刺前后的护理

①在腰穿前需排空大小便；②腰穿结束后去枕平卧 4~6 小时；③一般腰穿前后禁食 2 小时，以防呕吐的发生；④注意观察穿刺点有无渗液渗血、敷料有无潮湿；皮肤局部有无红肿不适；患儿有无感觉疼痛及肢体麻木等情况；⑤若患儿出现腰穿处剧烈疼痛，可遵医嘱使用双氯芬酸钠栓剂缓解疼痛。

目标检测

答案解析

一、简答题

1. 简述化脓性脑膜炎不同年龄阶段的主要致病菌。
2. 简述化脓性脑膜炎的典型临床表现。
3. 病毒性脑炎的常见病原体有哪些？
4. 确诊病毒性脑炎的重要依据是什么？

二、案例分析

患儿，男，7 个月。因发热 3 天、抽搐 1 次入院。入院体检：体温波动于 38~39.5℃，无咳嗽，1 天前出现频繁抽搐，伴喷射性呕吐。体格检查：精神萎靡，易激惹，左耳有脓性分泌物，凯尔尼格征阳性。血常规：白细胞计数 15.6×10^9/L，中性粒细胞 0.78。

请问：

（1）患儿可能的诊断是什么?

（2）目前患儿存在的主要护理问题有哪些?

（3）如何对患儿实施护理?

（伍海云）

书网融合……

本章小结　　　　微课　　　　题库

第十三章　遗传代谢和内分泌疾病患儿的护理

PPT

学习目标

1. 通过本章学习，重点把握21-三体综合征、苯丙酮尿症、先天性甲状腺功能减退症、生长激素缺乏症的临床特征及护理措施。

2. 学会运用所学知识，能做好遗传代谢性疾病的遗传咨询，培养居家照顾方面的能力，具有关爱生活能力低下或智力障碍患儿的素质。

情境导入

情景描述　一位母亲抱着7个月的患儿来到门诊。患儿母亲口述：患儿表情呆滞，多动，反复抽搐2天。护士检查发现，患儿体格发育正常，智力落后，头发枯黄，皮肤干燥并有湿疹，尿液呈鼠尿样臭味。

讨论　1. 如何对患儿进行护理评估？

　　　　2. 如何为该患儿制定合理的饮食计划？

第一节　21-三体综合征

21-三体综合征（21-trisomy syndrome）又称唐氏综合征（Down syndrome）或先天愚型，是人类最早发现的常染色体畸变疾病，在活产婴儿中的发生率为1：1000～1：600，临床主要表现为特殊面容、智能落后和生长发育延迟，并伴有多种畸形。

 知识链接

遗传性疾病和染色体病

遗传性疾病是指由于遗传物质的结构或功能改变所导致的疾病，简称遗传病。根据遗传物质的结构和功能改变的特点，可将遗传性疾病分为5大类，21-三体综合征属于染色体异常导致的遗传病。

染色体病是由于各种原因引起的染色体数目和（或）结构异常的疾病，在新生儿的总发病率为0.6%。其发病原因与孕母高龄、接触各种有毒有害物质、孕期病毒感染及父母携带异常染色体等因素有关。处于育龄期的父母如果能提前做好遗传病咨询，进行相关筛查，缺陷患儿的发生率也会随之降低。

【病因】

引起本病的主要原因有：孕母高龄（≥35岁）、孕期接触放射线（如X线）和化学毒物（如农药、苯）、孕期感染病毒（如EB病毒、风疹病毒和肝炎病毒等）、应用致畸药物（如抗癫痫药物）等。

本病的直接发病原因是第 21 号常染色体呈三体型，主要由于亲代之一的生殖细胞在减数分裂形成配子时，或受精卵在有丝分裂时，21 号染色体不发生分离（图 13 - 1），导致胚胎体细胞内存在一条额外的 21 号染色体。

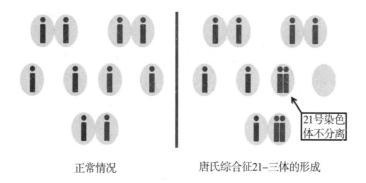

正常情况　　　　唐氏综合征21-三体的形成

图 13 - 1　正常小儿和 21 - 三体综合征患儿 21 号染色体的区别

【临床特征】

1. 特殊面容　出生时即出现明显的特殊面容（图 13 - 2），主要表现为表情呆滞、眼距宽、眼裂小、双眼外眦上斜，可有内眦赘皮。鼻梁低平，耳小异形。唇厚舌大，张口伸舌，流涎多。头小耳圆，前囟大且闭合延迟，颈短而宽。常呈现嗜睡状，并可伴有喂养困难。

2. 智能落后　是本病最突出、最严重的临床特征。患儿的智力发育随着年龄的增长逐渐明显，表现为智力低下，主要以抽象思维能力受损最大。

3. 生长发育迟缓　身材矮小，头围小于正常，骨龄落后；出牙延迟且常错位；肌张力低下，腹部膨隆；四肢短，关节过度弯曲；手指粗短，小指向内弯曲；运动发育及性发育均落后。

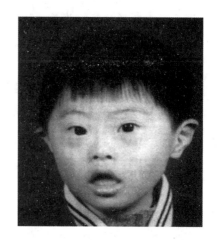

图 13 - 2　21 - 三体综合征患儿的特殊面容

4. 皮纹特点　手掌为通贯手，atd 角度（食指和小拇指反向延长线的夹角）>45°，（我国正常人为 40°），第 4、5 指桡箕增多等（图 13 - 3）。

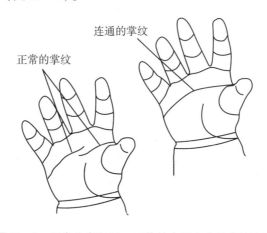

连通的掌纹

正常的掌纹

图 13 - 3　正常儿童和 21 - 三体综合征患儿的掌纹比较

5. 伴发畸形　约一半患儿伴有先天性心脏病，其次是消化道畸形。患儿由于免疫力低下，容易导致各种感染性疾病发病率上升，如白血病的发病率高于正常人群。如果存活到成人期，通常在 30 岁以后即出现老年痴呆的症状。

【辅助检查】

染色体核型分析显示患者细胞染色体总数为 47 条，第 21 号染色体三体。用荧光体标记的 21 号染色体的相应片段序列作探针，与外周血中的淋巴细胞或羊水细胞进行荧光原位杂交（FISH 技术），在本病患者细胞中呈现三个 21 号染色体的荧光信号。

【治疗要点】

本病目前尚无有效的治疗方法，重在疾病的宣传和遗传咨询。在预防感染的同时，注意对患儿进行长期的康复训练，培养他们的自理能力，帮助他们成年后获得一定的社会工作技能。

 素质提升

遗传咨询、早期干预

标准型 21 - 三体综合征的再发风险率为 1%，且发生率随着孕母的年龄增长逐渐增高。随着我国二胎、三胎政策的放开，高龄孕妇增加，对高危孕妇可做羊水细胞或绒毛膜细胞染色体检查，进行产前诊断。目前还可以在孕中期筛查相关血清标志物，如甲胎蛋白（AFP）、游离雌三醇（FE_3）和血清 β 绒毛膜促性腺激素（β - HCG）。本病患儿孕母的血清 AFP 和 FE_3 低于平均水平，β - HCG 高于平均水平。通过早期的产前干预，能够有效地控制该病患儿的出生率，降低疾病的致畸率。

【护理评估】

1. **健康史**　询问孕母年龄、孕期有无接触致畸物质及病毒感染等；评估患儿的智力、体格发育、生活自理能力等。

2. **身体状况**　评估患儿是否有智能发育及营养状况落后、特殊面容、通贯手及伴发畸形和感染等。

3. **心理 - 社会状况**　家长由于对此病缺乏了解，通常对患儿存在愧疚的心理。本病是终身致残性疾病，故应重点评估家长的心理状态，家长对疾病的了解程度、对患儿的关注程度，是否存在父母角色缺失等。

【护理诊断/护理问题】

1. **自理缺陷**　与患儿智力低下有关。

2. **有感染的危险**　与免疫功能低下有关。

3. **知识缺乏**　患儿家长缺乏疾病的相关知识。

【护理措施】

1. **提供生活照护，培养自理能力**　①协助患儿做好日常生活安排，如帮助他们吃饭、漱口、睡觉等。②帮助患儿做好个人清洁卫生，预防感染，增强抵抗力。③和患儿父母一起制定培训计划，为他们制定合理的训练方案，并通过示范使患儿能够掌握一些基本的生活技能。

2. **预防感染**　保持室内通风，空气流通，尽量避免接触感染病患者；减少去人多密集的场合，出门戴口罩；注意观察有无感染征象，如体温升高、脉率加快、局部出现红、肿、硬、痛等；增强患儿抵抗力，增加营养物质的摄入，采用合理的喂养措施，注意耐心喂养患儿，增强患儿的食欲。

3. **健康教育**　在孕龄期妇女中大力开展产前筛查和遗传咨询的宣传服务，鼓励孕母按时参加产检，以便随时发现胎儿异常。有患儿的家庭，做好家长的安抚工作，利用社会资源向家长及时提供情感支持和信息支持，使他们能够尽快适应疾病带来的影响，以便更好地为患儿的成长创造条件。

第二节　苯丙酮尿症

苯丙酮尿症（phenylketonuria，PKU）是由于苯丙氨酸羟化酶基因突变导致酶活性降低，苯丙氨酸及其代谢产物在体内蓄积引起的一种常染色体隐性遗传病，它也是先天性氨基酸代谢障碍中最为常见的一种。临床以智力发育落后，皮肤、毛发色素浅淡和鼠尿样体味为主要特征。我国发病率为 1∶11000，北方人群高于南方人群。若父母均为携带者，下一代发病率高达 1/4。所以对该病的遗传咨询和早期筛查非常重要。

【病因】

PKU 可分为典型和非典型两种。绝大多数患儿为典型病例，主要是因为患儿的肝细胞缺乏苯丙氨酸羟化酶（phenylalanine hydroxylase，PAH），故不能将苯丙氨酸转化为酪氨酸，从而引起苯丙氨酸在体内蓄积。而高浓度的苯丙氨酸及其旁路代谢产物易致脑损伤，同时酪氨酸的生成减少，致使黑色素合成不足，使患儿出现毛发和皮肤色素减少。非典型苯丙酮尿症是由于四氢生物蝶呤（BH_4）的缺乏，使苯丙氨酸不能氧化成酪氨酸，造成多巴胺、5 - 羟色胺等重要的神经递质缺乏，可加重神经系统的损害，故非典型苯丙酮尿症的临床症状更重，不易治疗。

【临床特征】

患儿出生时无异常，直至 3~6 个月开始出现症状，1 岁时症状最明显。主要表现为：

1. 神经系统　主要表现为智能发育落后，患儿出现表情呆滞、多动、行为异常，抽搐或癫痫发作；少数呈肌张力增高和腱反射亢进。

2. 皮肤　毛发逐渐变黄，皮肤和虹膜色泽变浅；皮肤干燥伴湿疹。

3. 体味　由于大量苯乙酸从尿液和汗液中排出，患儿呈现明显的鼠尿样臭味。

4. 其他　生长发育落后，喂养困难。部分 PKU 母亲在未控制血苯丙氨酸浓度的情况下怀孕，其子女常伴有小头畸形或智力低下。

【治疗要点】

疾病一旦确诊应立即治疗。低苯丙氨酸饮食为主要治疗手段，开始治疗的年龄越小，预后越好。非典型 PKU，除饮食控制外，需给予四氢生物蝶呤（BH_4）、5 - 羟色胺和左旋多巴（L - DOPA）等药物治疗。

【护理诊断/护理问题】

1. 生长发育迟缓　与高浓度的苯丙氨酸导致脑细胞受损有关。

2. 有皮肤完整性受损的危险　与尿液和汗液中的苯乙酸增多有关。

3. 知识缺乏　家长缺乏有关饮食治疗的相关知识。

4. 焦虑（家长）　与担心疾病的预后和治疗有关。

【护理措施】

1. 调整饮食　给予患儿低苯丙氨酸饮食，不同年龄阶段的选择不同。新生儿期首选母乳或特制的低苯丙氨酸奶粉，较大婴儿及儿童可加入牛奶、粥、面、蛋等，添加的食物以低蛋白、低苯丙氨酸为原则。饮食治疗期间应定期测量患儿血中苯丙氨酸浓度，同时监测患儿的生长发育状况。常用食物的苯丙氨酸含量见表 13 - 1。

表13-1　常用食物中苯丙氨酸的含量（每100g食物）

食物名称	苯丙氨酸（mg）	蛋白质（g）	食物名称	苯丙氨酸（mg）	蛋白质（g）
母乳	36	1.3	胡萝卜	29	1
牛乳	113	2.9	南瓜	34	1.4
全脂羊乳	910	11.8	空心菜	61	2.2
婴儿奶粉	220	12	番茄	20	0.9
马铃薯	5	0.1	菠菜	108	2.6
小麦	10	0.2	香菇	608	20
山药	54	1.9	紫菜	1061	26.7
地瓜	51	0.7	腐竹	3330	54.2
土豆	30	2.6	杏仁	1410	25.1
粉丝	40	0.8	苹果	11	0.2
玉米面	480	8.5	西瓜	14	0.2
樱桃	31	1.1	草莓	22	1

2. 皮肤护理　保持皮肤清洁，注意患儿个人卫生。勤换尿布，有大小便时应及时用温水清洁臀部和会阴部并用软布擦干，保持干燥。

3. 心理护理　询问和关心患儿家长的心理状况，鼓励他们表达自己内心的真实情感，给予他们情感支持。

4. 健康教育　及时向家长解释病情的发展和可能采取的治疗方案；指导家长正确地制定饮食治疗方案，并提供遗传咨询，督促家长定期复查。

第三节　先天性甲状腺功能减退症

先天性甲状腺功能减退症（congenital hypothyroidism）简称甲减，又称呆小病或克汀病，是因先天性或者遗传因素引起的甲状腺发育障碍、激素合成障碍、分泌减少，导致小儿生长发育障碍和智能落后，是小儿最常见的内分泌疾病。

【分类】

甲减按病因可以分为散发性先天性甲减和地方性先天性甲减。散发性先天性甲减临床较常见。

【病因】

导致散发性先天性甲减的原因主要有：①先天性甲状腺发育障碍或发育不完全甚至异位：约占90%，女孩发生率＞男孩发生率，可能与相关基因遗传缺陷和免疫介导机制有关。②甲状腺激素合成途径障碍，也称家族性甲状腺激素合成障碍：由于甲状腺激素合成途径中酶的缺陷，影响了碘的转运和氧化、碘与酪氨酸的结合、甲状腺球蛋白的合成和水解、甲状腺素的脱碘等过程，这是导致本病的第2位原因。③促甲状腺素（TSH）、促甲状腺激素释放激素（TRH）缺乏，也称下丘脑-垂体性甲减或中枢性甲减：主要因为垂体分泌TSH障碍而导致甲状腺功能低下。④母亲因素，也称暂时性甲减：因母亲在孕期服用抗甲状腺药物或母体存在抗甲状腺抗体，通过胎盘传给胎儿，通常可在3个月后好转。⑤甲状腺或靶器官反应性低下：主要与促甲状腺素受体（TSH-R）基因缺陷或β-甲状腺素受体基因缺陷有关。

地方性先天性甲减的发生主要与孕妇的饮食习惯有关，如食物中缺碘，从而引起胎儿在宫内发育期间因碘缺乏导致甲状腺功能低下，因此造成不可逆的神经系统损害。

【病理生理】

甲状腺的主要功能是合成甲状腺素（T_4）和三碘甲状腺原氨酸（T_3）。甲状腺激素的主要原料是碘和酪氨酸，其合成与分泌主要受下丘脑分泌的促甲状腺激素释放激素（TRH）和垂体分泌的促甲状腺素（TSH）控制。

甲状腺激素可以促进机体的生长发育，加速新陈代谢、促进蛋白质合成、提高糖的利用和吸收，加速脂肪分解和氧化，还可以促进中枢神经系统的生长发育。当甲状腺功能不足时，可引起机体代谢障碍、生理功能低下、生长发育迟缓和智能障碍等。

【临床特征】

患儿症状出现的时间与体内残留的甲状腺组织的量及功能有关，临床主要表现为生长发育落后、智能低下和基础代谢率低。

1. 新生儿甲减 缺乏特异性表现。患儿常为过期产，生理性黄疸消退时间延长、伴反应迟钝、喂养困难、腹胀、便秘等。前后囟大、呼吸慢、心率慢、心音低钝、体温常低于35℃等。

2. 婴幼儿甲减 患儿多因发育落后于同龄儿而就诊，常在出生后3～6个月时出现典型症状，主要表现为：①特殊面容：头大、颈短、表情淡漠、皮肤苍黄、毛发稀少、面部黏液水肿、眼睑水肿、眼距宽、眼裂小、鼻梁宽平、唇厚舌大、舌常伸出口外，类似于21-三体综合征的特殊面容表情。②生长发育落后：身材矮小，躯干长度＞四肢长度，上部量/下部量＞1.5，出牙延迟。③心血管系统和消化系统功能障碍：心音低钝，可伴心包积液、胸腔积液；食欲缺乏、腹胀、便秘。④神经系统功能障碍：智力低下、语言运动发育障碍、记忆力和听力下降，感觉迟钝。

3. 地方性甲减 主要表现为两组不同的症候群。①"神经性"综合征：主要表现为共济失调、痉挛性瘫痪、聋哑和智力低下四大症状，但是患儿身材正常且甲状腺功能正常或轻度减低。②"黏液水肿性"综合征：主要表现为明显的生长发育落后和性发育延迟，第二性征不明显，黏液性水肿、智力低下。血清T_4降低但TSH增高。

 知识链接

黏液性水肿（myxedema）

由各种原因引起甲状腺功能不全导致甲状腺素缺少或甲状腺激素抵抗，皮下由于黏多糖沉积，面部出现蜡样水肿。多见于甲状腺自身免疫性疾病、甲亢甲状腺切除过多或放疗破坏太多者，常伴有其他内分泌疾病。主要表现为皮肤呈非凹陷性水肿，水肿处皮肤苍白或蜡黄色。特征性的面部表现为：表情淡漠、呆板，面及眼睑水肿，鼻宽，唇厚，舌大、光滑发红，发音喋喋不清，言语缓慢费力。本病还常伴有其他甲状腺机能减低的症状。本病应积极治疗原发病甲减，皮肤黏液性水肿一般无需特殊治疗，当病情发展较快和病变较广泛者应积极治疗。

【辅助检查】

新生儿出生后2～3天采集血液监测TSH浓度作为筛查；测定血清T_3、T_4、TSH水平，以判断患儿甲状腺功能；拍摄手腕、膝关节X线，判断骨龄是否发育成熟；通过甲状腺扫描确定患儿是否先天性甲状腺异位或缺如。

【治疗要点】

无论何种原因引起的先天性甲减，一旦确诊应立即给予甲状腺激素替代治疗。由甲状腺发育异常导致的甲减，需终身治疗；新生儿治疗时应一次给予足量，使血T_4维持在正常高值水平；对于可疑患者，可在治疗 2 年后减药或停药 1 个月复查甲状腺功能，若功能正常可停药定期观察。

目前治疗先天性甲减最有效的药物是左甲状腺素钠（L – thyroxine，L – T$_4$），在使用过程中随时根据甲状腺功能调整用药量。甲状腺素片作用较慢，用药后达最佳效力的时间是 1 周左右。

【护理评估】

1. 健康史　详细询问患儿家族史和母亲的饮食习惯；了解患儿有无智力低下及生长发育落后等表现；评估患儿的精神、活动及喂养情况。

2. 身体状况　评估患儿是否有特殊面容、测试患儿的智力、听力和反应力水平；测量患儿的身高、体重、头围、上下部量和基础代谢率。

3. 心理 – 社会状况　评估患儿和家长的心理状态，了解其对疾病防治知识的认识程度，以及家庭经济情况；患儿和家长对用药知识以及药物副作用的了解程度；评估患儿家长有无因对疾病的恐慌及家庭正常生活秩序的打乱而产生焦虑不安、抱怨等心理反应；患儿家长角色是否称职。

【护理诊断/护理问题】

1. 体温过低　与患儿基础代谢率低有关。

2. 营养失调：低于机体的需要量　与患儿食欲差、喂养困难有关。

3. 便秘　与肌张力下降、活动量减少有关。

4. 生长发育迟缓　与甲状腺功能低下有关。

5. 知识缺乏　患儿家长缺乏有关疾病的护理和预防知识。

【护理措施】e微课

1. 维持体温正常，防止感染　保持合适的室温，适时为患儿增减衣服，注意保暖。加强患儿抵抗力，注意勤洗澡勤更衣，保持会阴部清洁卫生和口腔清洁，加强皮肤护理，避免去人多密集的场所，出门戴口罩，避免与传染病患者接触。

2. 合理营养　给予患儿高蛋白、高热量、高维生素、富含钙和铁剂的食物；根据患儿的情况可以适时采用经口喂养或经胃管喂养的方式，必要时可采用滴管喂养。喂养要有耐心，保证营养物质的吸收，促进生长发育。

3. 保持大便通畅　适当增加患儿活动量；鼓励患儿多饮水，多吃蔬菜和水果；每天可按肠蠕动方向按摩患儿腹部，每次 15 ~ 20 分钟；养成每天固定时间排便的习惯；如果上述方法无效可采用开塞露或灌肠。

4. 促进智力发育　根据患儿的情况，给予不同的行为训练方法，加强患儿的智力和体格发育，鼓励家长全程参与到患儿的治疗过程中。加强患儿的日常生活护理，防止意外伤害的发生。

5. 健康教育　①使家长和患儿了解服药的必要性和药物的副作用，应按医嘱服药，注意观察药物的不良反应，如腹痛、腹泻、消瘦、多汗等。注意在治疗过程中随访，治疗开始时每 2 周随访 1 次；血清 TSH 和 T$_4$ 正常后每 3 个月复查 1 次；服药 1 ~ 2 年后，每 6 个月复查 1 次，以便观察治疗效果。②使家长了解本病的病因、表现、治疗和护理方法，帮助家长掌握合理营养和喂养的知识，重要体征的观察方法以及早期训练的重要性。③积极宣传本病的危害性，鼓励患儿及家长早诊断和早治疗，帮助家长和患儿树立治疗疾病的信心，为他们提供相应的情感和信息支持。

第四节　生长激素缺乏症

生长激素缺乏症（growth hormone deficiency，GHD）是一种生长发育障碍性疾病，由于合成和分泌生长激素（GH）的腺垂体部分或完全缺乏，或由于生长激素分子结构异常等所致。自婴儿期或儿童期起病，发病率为 20/10 万~25/10 万，患儿身高处在同年龄、同性别和同地区正常健康儿童生长曲线第三百分位数以下或低于平均数减两个标准差。

【分类】

根据病因可分为特发性（原发性）、器质性（继发性）和暂时性三类。

【病因】

由于下丘脑－垂体功能障碍或靶细胞对 GH 无应答反应等均会造成生长落后，从而导致 GHD。

1. 原发性

（1）下丘脑－垂体功能障碍　下丘脑、垂体无明显病灶，但分泌功能不足，是生长激素缺乏的主要原因。

（2）遗传因素。

（3）垂体发育异常　生长激素缺乏症患儿中证实有垂体不发育、发育异常或空蝶鞍等并不罕见。

2. 继发性　多为器质性，常继发于下丘脑、垂体肿瘤或其他如头颅创伤、放射性损伤、感染等，其中产伤在国内生长激素缺乏症的病因中占最主要地位。

3. 暂时性　原发性甲状腺功能减退、体质性青春期生长延迟、社会心理性生长抑制等都可造成暂时性生长激素分泌功能低下，当外界不良因素消除或原发疾病治疗后便可恢复正常。

【病理生理】

生长激素的生物效应如下。

1. 促生长效应　即促进人体各组织细胞体积增大和数目增多，使骨骼、肌肉和各系统器官生长发育，使身高增长。

2. 促代谢效应　即促进蛋白质的合成和氨基酸的转运和摄取，促进脂肪组织分解和游离脂肪酸的氧化和生酮过程，促进肝糖原分解，减少对葡萄糖的利用，降低细胞对胰岛素的敏感性使血糖升高，促进骨骺软骨细胞增殖并合成含有胶原和硫酸黏多糖的基质。

当下丘脑、垂体功能障碍或靶细胞对生长激素无反应时均可造成生长落后。

【临床特征】

1. 特发性　男女比例约为 3∶1。面容幼稚（娃娃脸）、头颅圆、肢体匀称和腹脂堆积为典型表现。出生时身高和体重均在正常范围内，生长速度减慢出现在 1 岁以后。身高年增长 <5cm。身高落后比体重低下更为严重，但身体各部分比例匀称。智能发育正常。但年长后常因身材矮小易出现抑郁，常有自卑感。

部分患儿同时伴有一种或多种其他垂体激素缺乏，除生长迟缓外，尚有其他伴随症状：伴有促肾上腺皮质激素（ACTH）缺乏者容易发生低血糖；伴促甲状腺激素（TSH）缺乏者可有食欲缺乏、不爱活动等轻度甲状腺功能不足的症状；伴有促性腺激素缺乏者性腺发育不全，出现小阴茎（即拉直的阴茎长度小于 2.5cm），到青春期仍无性器官和第二性征发育等。

2. 器质性　可发生于任何年龄，其中由围生期异常情况导致者常伴有尿崩症状。颅内肿瘤引起的生长激素缺乏患儿多有头痛、呕吐、视野缺损等颅内压增高和视神经受压迫的症状和体征。

【辅助检查】

1. 生长激素刺激试验　怀疑 GHD 儿童必须做 GH 刺激试验，判断垂体分泌 GH 的功能。结果判断：①GH 峰值 >10μg/L 为分泌功能正常；②GH 峰值 <5μg/L，为 GH 完全缺乏；③GH 峰值 5~10μg/L，为 GH 部分缺乏。

2. 血 GH 的 24 小时分泌谱测定 能较准确反映体内 GH 分泌情况,尤其是对生长激素神经分泌功能失调(GHND)患儿,其 GH 分泌功能在药物刺激试验时可为正常,但其 24 小时分泌量则不足,夜晚睡眠时的 GH 峰值亦低。

3. 胰岛素样生长因子 1(IGF-1)等的测定 ICF-1 和胰岛素样生长因子结合蛋白-3(IGFBP-3)的测定目前一般可作为 5 岁到青春发育期前儿童 GHD 的筛查检测。

4. 其他

(1) X 线检查 常用左手腕掌指骨 X 线片测定骨龄,GHD 患儿骨龄落后于实际年龄 2 岁或 2 岁以上。

(2) CT 或 MRI 检查 已确诊为 GHD 的患儿,根据需要选择头颅 CT 或 MRI 检查,以了解下丘脑-垂体有无器质性病变,尤其对肿瘤有重要意义。

(3) 根据临床表现选择其他相关内分泌检查,怀疑染色体疾病的可行染色体核型分析。

【治疗要点】

1. 生长激素 目前广泛应用的是基因重组人生长激素(r-hGH)替代治疗,每日 0.1U/kg,临睡前皮下注射一次,每周 6~7 次,治疗应持续至骨骺愈合为止。治疗过程中应密切监测血清 IGF-1 和 IGFBP-3 水平,超过正常参照值 2SD 者宜暂时停用。

2. 生长激素释放激素 对 GHND 有较好疗效,但对垂体性 GH 缺乏者无效。

3. 性激素 对伴有性腺轴功能障碍的 GHD 患儿,骨龄达 12 岁时可开始用性激素治疗,男性可注射长效庚酸睾酮,女性可用炔雌醇,用药同时需监测骨龄。

【护理评估】

1. 健康史 询问家族史,家族中有无类似疾病;了解疾病史,有无头痛、头颅创伤等;了解患儿出生史,有无宫内窘迫、难产史、新生儿窒息史等;了解患儿喂养情况、生长发育情况、出牙及囟门闭合的时间等。

2. 身体状况 测量身高、体重,计算上下部量比例,判断其生长曲线在同年龄、同性别健康儿童中的百分位数;观察患儿的体态、面容;了解各项辅助检查的结果。

3. 心理-社会状况 评估家长及患儿对疾病的认识程度、对配合治疗的态度、对疾病的心理感受、对疾病预后的心理期望等。

【护理诊断/护理问题】

1. 有发育迟缓的危险 与生长激素缺乏有关。

2. 自我形象紊乱 与生长发育迟缓、形象幼稚有关。

【护理措施】

1. 用药护理 向患儿及其家长提供激素替代治疗的相关信息资料,明确生长激素替代疗法在骨骺愈合以前均有效,强调治疗应至骨骺愈合方可停药。教会家长掌握正确的药物剂量及注射方法,更换注射部位,避免短期内重复注射引起皮下组织变性。同时注意观察药物的不良反应,如颅内压增高、甲状腺素缺乏等;定期复查肝功能,严密观察骨龄发育情况。

2. 心理护理 多与患儿沟通,鼓励患儿将自己的情感和想法讲出,帮助患儿逐渐适应自己的形象改变;增进与患儿父母沟通,使其认知到营造自然接纳的家庭氛围是患儿健康成长的基础。父母应主动创造机会让患儿与他人及社会交往,并陪伴其中,帮助患儿在活动中正确地认识自己。

目标检测

答案解析

一、简答题

1. 简述21－三体综合征患儿家长的健康教育内容。

2. 简述苯丙酮尿症患儿的饮食护理措施。

3. 简述散发性先天性甲状腺功能减退症的病因。

4. 简述先天性甲减患儿的用药指导。

5. 如何指导生长激素缺乏症孩子用药？

二、案例分析

男婴，足月儿，25天龄。出生体重4100g，生后母乳喂养困难。T 35℃，P 100次/分，R 30次/分，皮肤黄染未退，少哭多睡，腹胀明显，大便秘结。摄膝部X线片未见骨化中心。诊断为先天性甲状腺功能减退症。

请问：

（1）患儿目前的主要护理问题有哪些？

（2）针对患儿的情况为其制定护理措施。

（关艳华）

书网融合……

本章小结

微课

题库

第十四章 免疫性疾病患儿的护理

PPT

◎• 学习目标

　　1. 通过本章学习，重点把握风湿热、过敏性紫癜、皮肤黏膜淋巴结综合征的临床特征及护理措施。

　　2. 学会运用所学知识，评估风湿热、过敏性紫癜、皮肤黏膜淋巴结综合征病儿的病情，提出护理问题，制定并实施护理措施，具有良好的人文关怀精神和精益求精的良好品德。

>> 情境导入

　　情景描述　患儿，女，11岁。因"发热、多发性关节痛2周"入院。患儿1个月前曾患化脓性扁桃体炎，服用抗生素和退热药后好转。2周前患儿感觉肘、膝、踝关节疼痛，伴发热、胸闷。查体：患儿神志清，面色苍白，有不自主挤眉弄眼动作，腹部可见环形红斑。体温38.8℃，脉搏128次/分，呼吸26次/分，心尖部闻及Ⅱ级收缩期杂音。辅助检查：WBC 12×10^9/L，ASO 800U，血沉29mm/h，CRP（＋），心电图P－R间期延长。

　　讨论　1. 患儿可能的诊断是什么？

　　　　　　2. 患儿主要的护理诊断有哪些？可采取哪些护理措施？

第一节　风湿热

　　风湿热（rheumatic fever）是一种与A族β溶血性链球菌感染密切相关的全身结缔组织的非化脓性免疫炎性疾病，为常见的风湿性疾病。临床表现为发热，多伴有心脏炎、关节炎，较少出现舞蹈病、环形红斑及皮下小结，以心脏损害最为严重，反复发作可导致慢性风湿性心脏瓣膜病变。好发年龄为5～15岁，3岁以下少见；一年四季均可发病，冬春季节、寒冷、潮湿地区发病率高；无性别差异。近年来风湿热的发病率有回升趋势，值得重视。

　　【病因】

　　本病与A族β溶血性链球菌感染密切相关，常继发于呼吸道感染后1～4周。

　　【临床特征】 Ⓔ微课

　　主要表现为心脏炎、关节炎、舞蹈病、环形红斑和皮下结节。

　　1. 一般表现　发热，热型不定，有面色苍白、食欲差、多汗、倦怠、鼻出血、腹痛等症状。

　　2. 心脏炎　40%～50%的风湿热患儿累及心脏，是风湿热唯一的持续性器官损害，也是本病最严重的表现，以心肌炎及心内膜炎多见，亦可发生全心炎。

　　（1）心肌炎　轻者可无症状，重者可伴有不同程度的心力衰竭。常见心率增快且与体温升高不成比例；心界扩大，心尖搏动弥散；第一心音减弱，可闻及奔马律；心尖部可闻及收缩期杂音。心电图示P－R间期延长、ST段下移、T波改变等。X线检查可见心脏扩大，搏动减弱。

（2）心内膜炎　主要侵犯二尖瓣，其次为主动脉瓣。二尖瓣关闭不全表现为心尖部全收缩期杂音，向腋下传导，有时可闻及二尖瓣相对狭窄所致舒张期杂音；主动脉瓣关闭不全，在胸骨左缘第3肋间可闻及舒张期叹气样杂音，严重者脉压增大。急性期瓣膜损害多为充血水肿，恢复期可逐渐消失。反复发作后可使心瓣膜形成永久性瘢痕，导致风湿性心瓣膜病。

（3）心包炎　表现为心前区疼痛、心动过速和呼吸困难，积液量少时心底部可闻及心包摩擦音。少数患儿积液量多时心尖搏动消失，心音遥远，严重者可出现颈静脉怒张、肝大等心包填塞表现。X线检查心影向两侧扩大呈烧瓶状；心电图示低电压，早期ST段抬高，随后ST段回到等电位，并出现T波改变。超声心动图可确诊少量心包积液。一旦出现心包炎表现，提示有严重心脏损害，易发生心力衰竭。

3. 关节炎　50%~60%的风湿热患儿出现关节炎。典型表现为多发性、游走性大关节炎，常累及肘、腕、膝、踝等大关节，表现为关节红、肿、热、痛，活动受限。不典型者仅表现关节痛。好转后不留关节畸形。

4. 舞蹈病　3%~10%的风湿热患儿出现舞蹈病。以8~12岁女孩多见。表现为突发不自主、无目的的快速运动，如皱眉、挤眼、歪嘴、伸舌、耸肩、缩颈、书写困难、语言障碍、细微动作不协调等，在兴奋和注意力集中时加剧，睡眠时消失。可累及全身肌肉，以面部和上肢肌肉为主。可单独存在或与其他症状并存，约40%伴心脏损害，伴关节炎者罕见。

5. 皮肤症状

（1）皮下小结　见于5%~10%的风湿热患儿，常伴有严重心脏炎，好发于大关节伸面及枕、额、脊突处，为圆形、质硬、无痛、可活动的粟粒或豌豆大小结节，经2~4周自然消失。为风湿活动的显著标志。

（2）环形红斑　较少见，呈环形或半环形边界清楚的淡色红斑，时隐时现，常见于躯干及四肢近端屈侧，可反复出现，消退后不留痕迹。

 素质提升

> ### 发扬传统、文化自信
>
> 中医学传承数千年至今，蕴藏了大量可以被现代科学技术所发掘和利用的知识。当今社会，西方化学药物研发成本日益高昂，挖掘传统中医药价值是维护国家文化和经济安全的一项重要课题。风湿热痹属痹证范畴。临床上，中医治疗多从祛风、除湿、清热之法入手。这些治法毋庸置疑。目前有专家认为湿邪重着黏滞，难以祛除，需微汗而出；痹而不通，损气耗血，瘀血将生，日久生毒，需扶气生血；湿热毒邪强盛，耗伤阳气，需清热解毒温阳。因而临床上，在前述治法基础上加以微汗、扶气、温阳、通络等治法，效果更佳。

【辅助检查】

1. 链球菌感染证据　咽试子培养可发现A族β型溶血性链球菌，约80%的风湿热患儿血清抗链球菌溶血素"O"（ASO）升高，同时测定抗链球菌激酶（ASK）、抗脱氧核糖核酸酶B（anti-dnase B）、抗透明质酸酶（AH），则阳性率可提高到95%。

2. 风湿热活动指标　白细胞计数增高、C-反应蛋白（CRP）阳性、血沉增快、黏蛋白增高等为风湿活动的重要标志，但对诊断本病无特异性。

3. 心电图检查　P-R间期持续延长提示风湿活动。

风湿热的诊断标准参见表14-1。

表 14 – 1 风湿热的诊断标准

主要表现	次要表现	链球菌感染证据[c]
1. 心脏炎	1. 临床表现	近期患过猩红热
（1）杂音	（1）既往风湿热病史	咽试子培养养性
（2）心脏长大	（2）关节痛[a]	ASO 或风湿热抗链球菌抗体增高
（3）心包炎	（3）发热	
（4）充血性心力衰竭	2. 实验室检查	
2. 多发性关节炎	（1）血沉增快、CRP 阳性	
3. 舞蹈病	（2）白细胞增多、贫血	
4. 皮下结节	（3）心电图：P – R 间期延长 QT 间期延长[b]	
5. 环形红斑		

注：2 项主要表现，或 1 项主要表现伴 2 项次要表现者，可诊断为风湿热。

　　a 主要表现为关节炎者，关节痛不再作为次要表现。

　　b 主要表现为心脏炎者，P – R 间期延长不再作为次要表现。

　　c 在有链球菌感染证据的前提下，存在以下 3 项之一者亦应考虑风湿热：①排除其他原因的舞蹈病；②无其他原因可解释的隐匿性心脏炎；③以往已确诊为风湿热，存在一项主要表现，或有发热和关节痛，或急性期反应物质增高，提示风湿热复发。

【治疗要点】

休息、加强营养、大剂量青霉素静滴及使用糖皮质激素或阿司匹林进行抗风湿治疗。

【护理评估】

　　1. 健康史　患儿发病前有无上呼吸道感染的表现，如咽炎、扁桃体炎或猩红热等；既往有无心脏病或关节炎病史。家族成员中有无类似的疾病。

　　2. 身体状况评估　测量生命体征，了解心率加快与体温升高是否相关，四肢关节的活动度及有无红、肿、热、痛和僵直、变形的表现。有无精神异常或不自主的动作表现等。

　　3. 心理 – 社会状况　因风湿热常反复发作，产生心脏损害，易导致慢性风湿性心脏病，严重影响患儿的生命质量。所以应注意评估家长有无焦虑，对该病的预后、疾病的护理方法、药物的副作用、复发的预防等知识的认知程度。对年长儿还需注意评估有无因长期休学带来的担忧、由于舞蹈病带来的自卑等。了解患儿家庭环境及家庭经济情况，既往有无住院的经历。

【护理诊断/护理问题】

　　1. 心输出量减少　与心脏受损有关。

　　2. 疼痛　与关节受累有关。

　　3. 体温过高　与感染的病原体毒素有关。

　　4. 焦虑　与发生心脏损害有关。

【护理措施】

　　1. 一般护理

　　（1）休息　休息可以防止或减轻心功能损害。急性期卧床休息 2 周，有心脏炎时轻者绝对卧床 4 周，重者 6 ~ 12 周，至急性症状完全消失，血沉接近正常时方可下床活动，伴心力衰竭者待心功能恢复后再卧床 3 ~ 4 周。活动量根据心率、心音、呼吸、有无疲劳而调节。一般恢复至正常活动量所需时间是无心脏受累者 1 个月，轻度心脏受累者 2 ~ 3 个月，严重心肌炎伴心力衰竭者 6 个月。

　　（2）饮食　给予易消化、营养丰富的食物，少吃多餐，心力衰竭患儿适当地限制盐和水，并详细记录出入液量，保持大便通畅。

2. 用药护理

（1）遵医嘱抗风湿治疗　①糖皮质激素：心脏炎时首选糖皮质激素治疗，泼尼松 2mg/（kg·d），最大量≤60mg/d，分次口服，2~4 周后减量，总疗程 8~12 周。②水杨酸制剂：无心脏炎的患儿可用阿司匹林，80~100mg/（kg·d），最大量≤3g/d，分次服用，至体温正常、关节症状消失、实验室活动指标正常，可逐渐减量，总疗程 4~8 周。③其他治疗：有充血性心力衰竭时加用地高辛，但剂量宜小，并加用卡托普利、呋塞米和螺内酯。舞蹈病时可用苯巴比妥、氯丙嗪等镇静剂。用药期间应注意观察药物副作用，如阿司匹林可引起胃肠道反应、肝功能损害和出血，应饭后服药以减少对胃的刺激，并按医嘱加用维生素 K 防止出血；应密切观察应用泼尼松引起的副作用，如满月脸、肥胖、消化道溃疡、肾上腺皮质功能不全、精神症状、血压增高、电解质紊乱、免疫抑制等；发生心肌炎时对洋地黄敏感且易出现中毒，用药期间应注意观察有无恶心、呕吐、心律不齐、心动过缓等副作用。

（2）遵医嘱用抗生素，清除链球菌感染　大剂量青霉素静脉滴注，持续 2~3 周。青霉素过敏者可改用其他有效抗生素如红霉素等。

3. 对症护理

（1）缓解关节疼痛　关节疼痛时，应给予制动。可让患儿保持舒适的体位，避免患肢受压，移动肢体时动作要轻柔。注意患肢保暖，也可用热水袋热敷以止痛，避免寒冷潮湿，加强皮肤护理。

（2）发热护理　密切监测体温变化，注意热型。高热时遵医嘱给予退热剂或物理降温。

4. 密切观察病情变化　注意患儿面色、呼吸、心率、心律及心音的变化，如有烦躁不安、面色苍白、多汗、气急等心力衰竭的表现，应及时报告医生并作好抢救准备。

5. 心理护理　关心爱护患儿，以儿童能接受的方式耐心解释各项检查、治疗、护理措施的意义，争取合作。及时解除患儿的各种不适感，如发热、出汗、疼痛等，增强其战胜疾病的信心。长期应用糖皮质激素的患儿可引起向心性肥胖、满月脸等，应耐心地给患儿及家长解释，告之停药后这些改变可逐渐恢复至正常。

6. 健康教育　给家长介绍风湿热的有关知识和护理要点，教会家长观察病情、预防感染和防止疾病复发的各种措施；指导家长合理安排患儿的日常生活，避免剧烈的活动以及防止受凉，定期到医院门诊复查；居住环境通风，避免潮湿。强调预防复发的重要性，说明预防风湿热初发及复发的关键是预防上呼吸道感染，尤其是链球菌感染。预防药物首选长效青霉素 120 万单位深部肌内注射，每月 1 次，至少持续 5 年，最好持续到 25 岁，有风湿性心脏病者，宜终身药物预防。

第二节　过敏性紫癜

过敏性紫癜（anaphylactoid purpura）又称亨-舒综合征（Henoch-Schonlein syndrome），是一种免疫介导的以全身小血管炎为主要病变的血管炎综合征。临床表现为非血小板减少性皮肤紫癜，伴或不伴腹痛、胃肠出血、关节痛、肾脏损害等症状。多数呈良性自限性过程，但也可出现严重的胃肠道、肾脏及其他器官损伤。多发生于学龄期儿童，男女比例约为 2∶1，春秋季多见，预后良好。

【病因】

本病的病因尚不清楚，目前认为与某种致敏因素引起的自身免疫反应有关。50% 的患儿有链球菌感染的病史。食物（鱼虾蟹、蛋类、乳类、豆类）、药物（解热镇痛剂、抗生素、磺胺药等）以及花粉吸入、虫咬、疫苗接种等因素均可作为致敏因素。

【临床特征】

1. 皮肤紫癜　常为首发症状，反复出现皮肤紫癜为本病特征。多见于下肢和臀部，对称分布，分批出现，伸侧较多，严重者累及上肢，躯干和面部少见。初起呈紫红色斑丘疹，高出皮面，压之不褪色，数天后变为暗紫色，最终呈棕褐色而消退。部分病例可伴有荨麻疹和血管神经性水肿。少数重症患儿紫癜可融合成大疱伴出血性坏死。一般在 4～6 周后消退，部分患儿可以数周、数月后复发。

2. 消化道症状 约半数以上患儿可出现消化道症状，常出现脐周或下腹部疼痛，伴恶心、呕吐或便血。偶可并发肠套叠、肠梗阻、肠穿孔及出血坏死性小肠炎。

3. 关节症状 约 1/3 患儿出现膝、踝、肘、腕等大关节肿痛，活动受限。多在数日内消失，不遗留关节畸形。

4. 肾脏症状 30%～50% 患儿出现肾脏受损的临床表现。多在病程 2～4 周内出现，也可为首发症状。多数患儿出现血尿、蛋白尿及管型，伴血压增高和水肿，称为紫癜性肾炎。少数呈肾病综合征表现。轻重不一，大多能完全恢复，少数发展为慢性肾炎，死于慢性肾衰竭。本病是否引起肾脏损害及其程度是决定远期预后的关键因素。

5. 其他 偶可出现颅内出血，导致头痛、惊厥、昏迷、失语、瘫痪。部分患儿有鼻出血、牙龈出血、咯血等。

【辅助检查】

常无特异性诊断检查，以下检查有助于了解病程和并发症。

1. 血象 白细胞数正常或轻度增高，中性和嗜酸性粒细胞可增高。血小板计数正常甚至升高，出血和凝血时间正常，血块退缩试验正常，部分患儿毛细血管脆性试验阳性。

2. 尿常规检查 部分患儿可有血尿、蛋白尿、管型尿。

3. 大便潜血 伴消化道出血时常呈阳性。

4. 血清学检查 血清 IgA 常升高，IgG、IgM 升高或正常。

【治疗要点】

卧床休息，控制感染，使用糖皮质激素和免疫抑制剂，抗凝治疗，对症处理。

【护理评估】

1. 健康史 应评估患儿发病前 1～3 周有无上呼吸道感染史，是否进食蛋类、乳类、鱼虾等，是否用药及药物种类，是否接种疫苗。既往有无类似发作。

2. 身体状况 评估是否有皮肤紫癜、腹痛、关节炎或肾脏损害的表现。是否伴有低热、乏力、精神萎靡、纳差等全身症状。

3. 心理 - 社会状况 评估患儿及家长对本病的认知程度。对因疾病而影响学业的患儿，应了解其心理状况。

【护理诊断/护理问题】

1. 皮肤完整性受损 与血管炎有关。

2. 疼痛 与关节肿痛、肠道变态反应性炎症有关。

3. 潜在并发症：消化道出血、紫癜性肾炎。

【护理措施】

1. 一般护理

（1）休息 急性期卧床休息。

（2）饮食 忌食辛辣刺激性食物，忌食海鲜；过敏原不明者不吃过去未吃过的食物。腹痛较重者或大便潜血阳性者宜少渣半流质饮食；消化道有明显出血时应禁食。

2. 用药护理 本病尚无特效疗法，主要采取支持和对症治疗。有荨麻疹或血管神经性水肿时，用抗组织胺药和钙剂；腹痛时用解痉剂；消化道出血静脉滴注西咪替丁。给予大剂量维生素C改善血管通透性；应用阿司匹林、双嘧达莫、肝素等抗凝；应用肾上腺皮质激素缓解腹痛和关节疼痛，重症可加用免疫抑制剂。

3. 对症护理

（1）恢复皮肤的正常形态和功能　①观察皮疹的形态、颜色、数量、分布和有无反复出现等，每日详细记录皮疹变化。②保持皮肤清洁，防擦伤和儿童抓伤，如有破溃及时处理，防止出血和感染。③患儿衣着应宽松、柔软，保持清洁、干燥。④避免接触可能的各种致敏原。

（2）减轻或消除关节肿痛与腹痛　观察患儿关节肿胀及疼痛情况，保持关节处于功能位。根据病情给予热敷，教会患儿利用放松、娱乐等方法减轻疼痛。患儿腹痛时应卧床休息，避免热敷，避免坠床，提供日常生活护理。遵医嘱用肾上腺糖皮质激素。

4. 病情观察

（1）观察有无腹痛、便血等情况　注意腹部体征并及时报告和处理。有消化道出血时，应卧床休息。有大量出血时，可考虑输血。

（2）观察尿色、尿量　定期做尿常规检查，若有血尿和蛋白尿，提示紫癜性肾炎，按肾炎护理。

5. 健康教育　向患儿及家长宣传在春、秋季节预防感染的重要性，避免到人多的公共场所，防止受凉等。过敏性紫癜可反复发作或并发肾损害，给患儿和家长带来不安和痛苦，故应根据具体情况予以解释，帮助其树立战胜疾病的信心。做好出院指导，教会家长和患儿观察病情，合理调配饮食；指导患儿和家长尽可能避免接触可能的过敏原，并定期来院复查。在病情未痊愈之前，不要接种各种传染性疫苗，必须是痊愈3~6个月后，才能进行预防接种，否则可能导致此病的复发。

第三节　皮肤黏膜淋巴结综合征

皮肤黏膜淋巴结综合征（mucocutaneous lymphnode syndrome，MCLS）又称川崎病 kawasaki disease，KD），是一种全身中、小动脉炎性病变为主要病理改变的急性发热性出疹性疾病。1967年日本川崎富作医生首次报道。主要表现为急性发热、皮肤黏膜病损和淋巴结肿大。本病以婴幼儿多见，男孩多于女孩。一年四季均有发病，以春、秋两季居多。15%~20%未经治疗的患儿发生冠状动脉损害，已取代风湿热成为儿童最常见的后天性心脏病原因。

【病因】

本病的病因及发病机制尚不清楚。目前认为川崎病是一定易患宿主对多种感染病原触发的一种免疫介导的全身性血管炎。

【临床特征】

1. 主要表现

（1）发热　为最早出现的症状，体温38~40℃，呈稽留热或弛张热，持续7~14天，甚至更长，抗生素治疗无效。

（2）皮肤表现　发热时或发热后出现皮疹，呈向心性、多形性。多为斑丘疹、多形红斑样或猩红热样皮疹，无水疱及结痂，躯干部多见，持续4~5天后消退。肛周皮肤发红、脱皮。

（3）手足症状　为本病的典型临床特点。急性期手足硬性水肿和掌跖潮红，恢复期指（趾）端膜状脱皮，重者指（趾）甲亦可脱落。

（4）球结膜充血　起病3~4天出现，无脓性分泌物或流泪，热退后消散。

（5）唇及口腔表现　口唇潮红、皲裂或出血，口腔黏膜弥漫性充血，舌乳头突起、充血呈草莓舌。咽部弥漫性充血，扁桃体可有肿大或渗出。

（6）淋巴结肿大　颈淋巴结单侧或双侧非化脓性肿大，质硬有触痛，表面不红，热退后消散。

2. 心脏表现　是本病最严重的表现。于病程 1~6 周出现心肌炎、心包炎和心内膜炎；冠状动脉损害常发生在疾病的第 2~4 周，但也可发生于疾病恢复期。心肌梗死和冠状动脉瘤破裂可导致心源性休克甚至猝死。

3. 其他　可有消化系统症状（呕吐、腹泻、腹痛、肝大、黄疸等）、间质性肺炎、无菌性脑膜炎、关节疼痛和肿胀等。

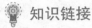 知识链接

川崎病诊断标准

　　日本 MCLS 研究委员会（1984 年）提出此病诊断标准应至少满足下列五条才能确定：①不明原因的发热，持续 5 天或更久；②双侧结膜充血；③口腔及咽部黏膜弥漫充血，唇发红及干裂，并呈杨梅舌；④发病初期手足硬肿和掌跖发红，以及恢复期指趾端出现膜状脱皮；⑤躯干部多形红斑，但无水疱及结痂；⑥颈淋巴结的非化脓性肿胀，其直径达 1.5cm 或更大。如具备除发热以外 3 项表现并证实有冠状动脉瘤或冠状动脉扩张者亦可诊断典型 KD。须强调任何 KD 诊断标准并非特异，一定要除外引起各项临床表现的其他疾病。还应注意，各项临床表现并非同时出现，应动态观察，以助诊断。

【辅助检查】

1. 实验室检查

（1）血液检查　轻度贫血，白细胞计数升高，以中性粒细胞增高为主，伴核左移。血沉增快、C 反应蛋白和免疫球蛋白增高，为炎症活动指标。

（2）免疫学检查　血清 IgG、IgM、IgA、IgE 和血液循环免疫复合物升高，总补体和 C3 正常或增高。

2. 影像学检查

（1）X 线检查　肺纹理增多，少数患儿有片状阴影或胸膜反应；心影常轻度扩大，少数患儿可见冠状动脉钙化。

（2）冠状动脉造影　冠状动脉造影是诊断冠状动脉病变最精确的方法。根据冠状动脉造影时冠状动脉瘤的特征，可确定冠状动脉瘤的类型、分级和部位，以指导治疗。

（3）超声心动图检查　心脏受损者可发现冠状动脉的异常，有助于随访观察。

3. 心电图检查　有心脏受损者可见心电图改变。主要为 ST 段和 T 波改变、P－R 间期和 Q－T 间期延长、低电压、心律失常等。

【治疗要点】

1. 控制炎症

（1）阿司匹林　为首选药物，剂量为 30~50mg/（kg·d），分 3~4 次口服，热退后 3 天逐渐减量，2 周左右减至 3~5mg/（kg·d），维持 6~8 周。如有冠状动脉病变时，应延长用药时间，直至冠状动脉恢复正常。

（2）静脉注射丙种球蛋白（IVIG）　剂量为 1~2g/kg，于 8~12 小时静脉缓慢输入，宜于发病早

期（10天内）应用，可迅速退热，明显降低急性期冠状动脉病变的发生率，对已形成冠状动脉瘤者可使其早期退缩。

（3）糖皮质激素 静脉注射丙种球蛋白无效者考虑使用，剂量每日2mg/kg，使用2~4周。

2. 抗血小板凝聚 除阿司匹林外可加用双嘧达莫。

3. 对症支持治疗 如补液、护肝、控制心力衰竭、纠正心律失常等；心肌梗死时及时溶栓治疗。

【护理评估】

1. 健康史 应详细询问患儿病前有无上呼吸道及消化道感染史。

2. 身体状况 评估体温高低及热型，皮肤及口腔黏膜有无异常表现等。

3. 心理－社会状况 家长因患儿心血管受损及可能发生猝死而产生焦虑紧张心理。评估患儿及家长对本病的认知程度。

【护理诊断/护理问题】

1. 体温过高 与感染、免疫反应等因素有关。

2. 皮肤完整性受损 与小血管炎有关。

3. 口腔黏膜受损 与小血管炎有关。

4. 潜在并发症：心脏受损。

【护理措施】

1. 一般护理

（1）注意 急性期患儿应绝对卧床休息。维持病室适当的温、湿度。

（2）饮食 给予清淡的高热量、高维生素、高蛋白的流质或半流质饮食，禁食生、辛、硬等刺激性食物。鼓励患儿多饮水，必要时静脉补液。

2. 对症护理

（1）降低体温 监测体温变化，观察热型及伴随症状，及时采取必要的降温措施。

（2）皮肤护理 保持皮肤清洁，每天清洗患儿皮肤，剪短指甲，以免抓伤和擦伤；衣被质地柔软而清洁，每次便后清洗臀部；对半脱的痂皮用干净剪刀剪除，切忌强行撕脱，防止出血和继发感染。

（3）黏膜护理 观察口腔黏膜病损情况，每日晨起、睡前、餐前、餐后漱口，以保持口腔清洁，防止继发感染与增进食欲；口唇干裂者可涂护唇油；必要时遵医嘱给予药物涂擦口腔创面；每日用生理盐水洗眼1~2次，也可涂眼膏，以保持眼的清洁，预防感染。

3. 用药护理 观察应用阿司匹林患儿是否有出血倾向，静脉注射丙种球蛋白患儿有无过敏反应，一旦发生及时配合医生处理。IVIG的患儿在9个月内不宜进行麻疹、风疹、腮腺炎等疫苗的预防接种。

4. 监测病情 密切监测患儿有无心血管损害的表现，如面色、精神状态、心率、心律、心音、心电图改变等，一旦发现异常立即进行心电监护，并配合医生采取相应的处理措施。

5. 心理支持 家长因患儿心血管受损及可能发生猝死而产生不安心理，应及时向家长交待病情，给予心理支持；根据病情患儿需定期做心电图、超声心动图等，应结合患儿年龄进行解释，以取得配合；给患儿安排一些床上娱乐，制订合理的活动与休息计划，多给其精神安慰，减少各种不良刺激。

6. 健康教育 及时向家长交待病情，并给予心理支持。指导家长观察病情，定期带患儿复查，无冠状动脉病变患儿，于出院后1个月、3个月、6个月及1年全面检查1次（包括体格检查、心电图及超声心动图等）。有冠状动脉损害者应长期密切随访，每6~12个月1次。多发或较大冠状动脉瘤破裂尚未闭塞者不能参加体育活动和体力劳动。

目标检测

一、简答题

1. 风湿热患儿的临床表现有哪些？

2. 如何观察和预防抗风湿药物的副作用？

3. 过敏性紫癜患儿皮肤紫癜有哪些特点？

4. 治疗皮肤黏膜淋巴结综合征最主要的药物有哪些？皮肤黏膜淋巴结综合征最危险的临床表现是什么？做什么检查有助于早期发现？

二、案例分析

患儿，男，3岁。因发热1周伴有全身散在皮疹而入院。查体：体温39℃，脉搏110次/分，呼吸30次/分，患儿口唇红肿、皲裂，可见草莓舌，双眼球结膜充血，无脓性分泌物。双手皮肤呈硬性水肿，腹部可见荨麻疹样皮疹。左颈部扪及1cm×1.2cm大小的淋巴结，表面不红，质硬，轻度压痛。实验室检查：白细胞及中性粒细胞计数增高，血清免疫球蛋白IgG、IgM、IgA均增高。

请问：

（1）患儿可能的诊断是什么？

（2）目前患儿存在的主要护理问题有哪些？

（3）如何对患儿实施护理？

（王苏平）

书网融合……

本章小结

微课

题库

第十五章 常见急症患儿的护理

PPT

学习目标

1. 通过本章学习，重点把握急性颅内压增高、惊厥、急性呼吸衰竭和充血性心力衰竭的临床表现与护理要点。

2. 学会运用所学知识，对急性颅内压增高、惊厥、急性呼吸衰竭和充血性心力衰竭患儿进行护理评估，提出护理问题，制定并实施整体护理措施，具有良好的人文关怀品质和敬佑生命、以患儿为本的职业素养。

情境导入

情景描述　患儿，女，18个月。因"发热2天，抽搐1次"就诊。患儿因感冒后体温升高2天，最高体温39.2℃。1小时前突然出现抽搐，双眼上翻、牙关紧闭、口吐白沫、面色青灰、双手握拳，3分钟后自然缓解。查体：T 38.9℃，P 118次/分，R 45次/分，精神状态较差，体格生长发育正常。头颅CT和脑电图检查无异常。

讨论　1. 导致患儿出现抽搐最可能的原因是什么？

　　　　2. 如何对患儿实施急救护理？

第一节　急性颅内压增高

急性颅内压增高简称颅内高压，是由多种原因导致脑实质和（或）颅内液体量增加而引起的一系列临床症状。婴儿和儿童颅内压正常值为5～10mmHg。颅内压11～20mmHg为轻度增高，21～40mmHg为中度增高，超过40mmHg为重度增高。

【病因】

1. 急性感染　分为颅内感染和颅外感染。

（1）颅内感染　是引起急性颅内压增高最常见的原因，如脑炎、脑膜炎、脑脓肿等。

（2）颅外感染　如重症肺炎、败血症、中毒性菌痢等。

2. 颅内占位性病变　包括各种疾病或外伤引起的颅内出血和血肿、囊肿或肿瘤、脑积水等。

3. 脑缺血缺氧　各种原因导致严重缺氧均可引发脑水肿，导致颅内压升高，如呼吸心跳骤停、窒息、休克、心力衰竭、癫痫持续状态等。

4. 中毒　如一氧化碳、氰化物、农药等中毒。

5. 其他　如水电解质紊乱、高血压脑病、Reye综合征等。

【临床特征】　 微课1

与病因、病变部位、病情进展速度及并发症情况等密切相关。

1. 头痛　是颅内压增高最早和最主要的症状，起始为阵发性疼痛，随后发展为弥漫性、持续性疼痛，以前额和双颞部疼痛为主。新生儿表现为凝视或尖叫；婴儿未闭的前囟和颅缝可缓解部分颅内压力，因此头痛程度较轻，主要表现为烦躁、尖叫、拍打头部等。

2. 喷射性呕吐 晨起较重，与进食无关，多不伴恶心。前囟未闭的婴幼儿可无喷射性呕吐。

3. 头部体征 婴儿前囟紧张隆起、颅缝裂开、头围增大、头皮静脉怒张。

4. 眼部症状 除前囟未闭的婴儿外，患儿眼睛可出现复视、落日眼、视物模糊甚至失明等，眼底可见视网膜及视乳头水肿。

5. 意识障碍 患儿出现烦躁、表情淡漠、嗜睡、反应迟钝甚至昏迷等表现。

6. 生命体征改变 体温调节中枢受压时可出现高热，延髓血管运动中枢代偿性加压使血压升高，脑干受压可引起呼吸节律不齐、呼吸暂停等。

7. 惊厥 大脑缺氧或炎症刺激大脑皮质，使患儿出现抽搐甚至癫痫样发作。

8. 脑疝 是颅内压增高最严重的并发症，两侧瞳孔大小不等是早期诊断脑疝的重要依据之一。患儿还可伴发呼吸节律不齐甚至呼吸暂停，对光反射消失，昏迷程度加重。

【辅助检查】

1. 常规检查 根据患儿病史选择血常规、尿常规、便常规检查及肝、肾功能检查。

2. 脑脊液检查 怀疑颅内感染、颅内出血者可通过脑脊液检查辅助诊断。颅内高压患儿在腰椎穿刺前应先适当降低颅内压，以防诱发脑疝。

3. 颅内压测定 是诊断颅内高压较准确的方法，脑室内监测是测量颅内压的金标准。新生儿和婴儿主要通过前囟测量颅内压。

4. 影像学检查 如头颅 CT、MRI、B 超、脑血管造影等。

【治疗要点】

1. 积极治疗原发病 是治疗颅内高压的根本方法，包括清除颅内占位性病变、抗感染、改善通气等。

2. 降低颅内压，防止发生脑疝 首选 20% 甘露醇，重症者可合并使用利尿剂，如呋塞米。还可辅助高压氧仓治疗、脑脊液引流等。

3. 对症支持治疗 维持正常体温及血压，纠正酸碱平衡紊乱，积极控制惊厥。

4. 亚低温治疗 尽早使用亚低温疗法减轻神经功能损伤，采用物理降温或药物降温的方式将体核温度控制在 32～34℃。

【护理评估】

1. 健康史 详细评估患儿生长发育状况，有无头颅外伤史、急性感染史、蚊虫咬伤史，有无家族遗传性疾病史。

2. 身体状况 评估患儿生命体征、意识状态、头围、前囟、瞳孔、肌张力、神经反射等，评估患儿有无脑疝的先兆症状。

3. 心理-社会状况 评估患儿家长对本症的认识程度，了解患儿家长有无焦虑、恐惧、自责等负性情绪。

【护理诊断/护理问题】

1. 颅内适应能力降低 与颅内压增高使脑组织受压有关。

2. 有窒息的危险 与意识障碍、呕吐、惊厥等有关。

3. 有受伤的危险 与意识障碍、惊厥有关。

4. 潜在并发症：脑疝。

5. 焦虑/恐惧（家长）　与家长担心患儿病情及预后有关。

【护理措施】

1. 维持正常颅内压　嘱患儿卧床休息，保持安静，避免躁动、情绪激动、剧烈咳嗽等因素诱发颅内压增高。抬高床头15°~30°，减轻脑水肿。有脑疝先兆症状者应取平卧位，检查或治疗时不能猛力翻身、转头、按压肝脏和腹部。各项护理操作和治疗措施集中进行，尽量减少声音、光线等对患儿的刺激。遵医嘱应用甘露醇、呋塞米等降颅压的药物，密切观察疗效及不良反应。注意20%甘露醇应在15~30分钟内快速滴注或静脉推注，一旦出现药物外渗，应尽快使用25%~50%硫酸镁湿敷，并抬高患肢。

2. 保持呼吸道通畅　及时清除口鼻分泌物和呕吐物，病情允许情况下将患儿置于侧卧位，以防窒息或误吸。备好氧气、吸引器等急救物品，必要时可人工辅助通气。

3. 预防受伤　拉起床挡，专人守护，防止坠床，教会家长惊厥发作时的急救措施。

4. 密切观察病情变化　密切观察患儿病情变化，出现异常应立即报告，并配合医生进行抢救。若患儿出现烦躁不安、肌张力增高或频繁惊厥、呕吐、前囟张力增高、前囟饱满等症状时，应警惕颅内压进一步增高的可能。若患儿出现呼吸节律不齐、瞳孔不等大、对光反射消失、血压升高及呼吸衰竭，应警惕脑疝发生。

5. 心理护理　向患儿家长介绍本病的治疗护理知识及预后，疏导家长的负性情绪，鼓励家长积极配合医护人员救治患儿。

第二节　惊　厥

惊厥是儿科最常见的急症之一，是由多种因素导致脑神经元一过性同步放电引起的全身或局部骨骼肌不自主收缩。惊厥是原发疾病引起的一种症状，以婴幼儿多见，年龄越小发生率越高，儿童期发生率为4%~6%，高出成人10~15倍。

热性惊厥（febrile seizure，FS）是儿童惊厥最常见的类型，主要发生在3月龄~6岁的儿童，通常在发热初期或体温骤升期出现惊厥，排除颅内感染和其他引起抽搐的原因，既往也没有无热惊厥史。

【病因】

1. 感染性疾病

（1）颅内感染　各种细菌、真菌、病毒、寄生虫等引起的脑炎、脑膜炎或脑脓肿等。

（2）颅外感染　呼吸道、消化道等感染导致的热性惊厥或感染中毒性脑病。

2. 非感染性疾病

（1）颅内疾病　癫痫、颅内出血、颅内肿瘤、大脑先天发育异常等。

（2）颅外疾病　高血压脑病、缺血缺氧性脑病、食物或药物中毒、各种代谢性疾病（如高钠血症、低钙血症、低镁血症、遗传代谢缺陷病等）。

【临床特征】

1. 典型发作　主要见于年龄较大的儿童，表现为突然意识丧失，头向后仰，面部及四肢肌肉呈强直性或阵挛性收缩，眼球固定、上翻或斜视，口吐白沫、牙关紧闭、面色青紫，部分患儿有大小便失禁，持续数秒或数分钟，严重者可持续数十分钟或反复出现。惊厥停止后患儿大多数可以入睡，醒后一般不遗留神经系统后遗症。

若惊厥发作持续30分钟以上或两次发作间歇期意识不能恢复者，称为惊厥持续状态。是惊厥的危重型。

2. 不典型发作 又称"轻微发作"，新生儿惊厥发作时临床症状常不典型，仅表现为凝视、斜视、面肌抽动、频繁眨眼、单一肢体震颤、四肢划船样运动及呼吸暂停等。

3. 热性惊厥 6个月~3岁的小儿最多见，常在上呼吸道感染的初期，体温骤然上升38.5~40℃或更高时发生。根据临床特点分为单纯型和复杂型两种。

（1）单纯型 FS 特点 ①多呈全身性发作，无局灶性发作特征；②发作持续时间短（不超过15分钟），发作后短暂嗜睡，神志恢复快；③在24小时之内或一次热性病程中只发作一次，发作后不留后遗症；④有29%~50%的患儿在以后的热性疾病中再次或多次发作。

（2）复杂型 FS 特点 具有以下特征之一：①惊厥形式多呈局灶性或全面性发作；②一次惊厥发作持续15分钟以上；③在24小时以内反复发作多次。

【辅助检查】

1. 脑电图 能辅助诊断各类型癫痫、脑炎及脑病。

2. 头颅影像学检查 能帮助了解有无颅内高压、颅内钙化点、脑血管病变和颅内发育畸形，主要包括脑血管造影、CT、MRI。

3. 头颅 B 超 用于检查前囟未闭合小婴儿是否存在颅内病变。

【治疗要点】

原则为积极查明病因，进行针对性治疗，有效控制和预防惊厥发作。

1. 镇静止惊

（1）苯二氮䓬类 是控制惊厥的首选药物，常用地西泮静脉推注或咪达唑仑肌内注射。地西泮每次0.3~0.5mg/kg，以每分钟1~2mg（新生儿0.2mg）静注，持续发作者可10~15分钟后重复一次。缺点是作用时间短，过量可致呼吸抑制、血压降低，需观察患儿呼吸及血压的变化。咪达唑仑首剂为0.2~0.3mg/kg，最大剂量不超过10mg，因其操作简便，当无法快速建立静脉通道时可将其作为首选药物。

（2）苯巴比妥钠 新生儿惊厥的首选药物（但新生儿破伤风应首选地西泮）。肌注吸收慢，不适用于急救，可选用静脉制剂。负荷量为10mg/kg，速度 <25mg/min，但因其达到脑组织药物浓度峰值较慢，且镇静作用强、半衰期长，会影响对患儿意识的判断。

（3）10% 水合氯醛 上述治疗无效时可选用10%水合氯醛0.5ml/kg（50mg/kg）稀释至3%保留灌肠。

（4）苯妥英钠 惊厥持续状态可选苯妥英钠，以15~20mg/kg静脉滴注，每分钟速度不超过1mg/kg。

2. 病因治疗 查明惊厥的病因，及时采取针对性的治疗措施。

3. 对症治疗 颅内压增高者给予20%甘露醇降低颅内压，维持水、电解质及酸碱平衡，采用物理或药物方法降低高热患儿体温。

【护理评估】

1. 健康史 评估患儿有无惊厥发作先兆及诱因，有无高热惊厥史。了解患儿的出生史、喂养史与疾病史。

2. 身体状况 评估惊厥发作时的临床表现、伴随症状、持续时间及发作次数。评估患儿的生命体征、意识状态，有无颅内压增高、脑膜刺激征及其他神经系统阳性体征。

3. 心理-社会状况 评估患儿家长是否存在焦虑、恐惧等心理，了解患儿家长对惊厥紧急处理知识的掌握程度。

【护理诊断/护理问题】

1. 有窒息的危险 与惊厥发作时出现意识障碍有关。

2. 有受伤的危险　与惊厥时抽搐、意识障碍有关。

3. 潜在并发症　颅内压增高、脑水肿。

4. 知识缺乏　家长缺乏应对惊厥发作的急救护理知识。

【护理措施】　📱微课2

1. 保持呼吸道通畅，预防窒息　惊厥发作时应就地抢救，将患儿平卧，头偏向一侧，松解衣领，将舌头向外牵拉防止舌后坠。及时清理患儿口鼻分泌物及呕吐物，必要时给予氧气吸入。遵医嘱应用止惊药物，并观察用药效果。备好吸痰器、气管插管等急救用品。

2. 专人守护，防止受伤　惊厥发作时将牙垫置于上下牙齿之间，防止舌咬伤，勿强力按压或约束患儿肢体，勿搬动患儿，移开周围可能伤害患儿的物品。

3. 密切观察病情变化　观察并记录惊厥发作情况、生命体征、意识状态、瞳孔等。若惊厥时间较长应注意观察有无脑水肿和颅内压增高等早期症状。

4. 健康指导　教会家长惊厥急救方法，向家长讲解惊厥的护理和预防知识。指导家长合理应用降温措施，预防热性惊厥。对于惊厥发作时间较长或反复发作的患儿，应指导家长观察有无神经系统后遗症发生，定期带患儿随访，以便及早发现异常，及时进行康复治疗，提高患儿生活质量。

第三节　急性呼吸衰竭

急性呼吸衰竭是指肺不能排出二氧化碳或提供足够的氧气以供给机体代谢，导致二氧化碳分压增高和（或）氧分压降低，是引起儿童心跳、呼吸骤停的主要原因。当 PaO_2 小于 60mmHg 和（或）$PaCO_2$ 大于 50mmHg 即可诊断。

【病因】

凡是能引起呼吸道梗阻、肺部疾病及呼吸泵异常的因素均可导致急性呼吸衰竭。不同年龄儿童发生急性呼吸衰竭的原发疾病不同，具体如下。

1. 新生儿　常见的有新生儿呼吸窘迫综合征、颅内出血、感染、上呼吸道梗阻等。

2. 2岁以下婴幼儿　常见疾病有支气管肺炎、哮喘持续状态、喉炎、先天性心脏病、气道异物吸入等。

3. 2岁以上儿童　常见的有哮喘持续状态、中毒、溺水、脑炎、多发性神经根炎等。

【临床特征】

除原发病表现外，主要有以下临床特征。

1. 呼吸系统症状　呼吸困难是最早出现的症状。中枢性呼吸衰竭主要表现为呼吸节律不齐，早期以潮式呼吸为主，晚期出现呼吸暂停、叹息样呼吸、抽泣样呼吸或呼吸暂停。周围性呼吸衰竭主要表现为呼吸困难，出现三凹征、鼻翼煽动等；早期呼吸频率增快，晚期呼吸浅慢。新生儿及年龄较小婴儿表现为呼气性呻吟。

2. Ⅰ型呼吸衰竭（低氧血症型）的表现　当血氧饱和度低于80%时出现发绀，以口唇、甲床等处明显。患儿出现烦躁、意识模糊、昏迷甚至惊厥。缺氧初期患儿心率加快、血压升高。严重缺氧时心率减慢、血压下降、心音低钝、心率失常，还可引起消化道出血及肝、肾功能损害。

3. Ⅱ型呼吸衰竭（高碳酸血症）的表现　神经系统早期症状为头痛、烦躁或淡漠、谵妄，严重者出现抽搐、昏迷、颅内压增高或脑疝。循环系统症状与低氧血症类似，还可伴多汗、皮肤潮红等毛细血管扩张的症状。

4. 水、电解质紊乱和酸碱平衡失调 血 pH 降低（呼吸性或混合性酸中毒）、血钾升高或降低、低钠血症、低血钙、低血氯等。

【辅助检查】

1. 动脉血气分析 是诊断和评估急性呼吸衰竭的常用方法，有助于判断呼吸衰竭的类型、程度及酸碱平衡失调程度。

2. 氧合指数（PaO_2/FiO_2） 比值越小，表明肺部疾病越重。$PaO_2/FiO_2 < 300$ 诊断为急性肺损伤，$PaO_2/FiO_2 < 200$ 可诊断为急性呼吸窘迫综合征。

3. 肺泡 – 动脉氧分压差（$A - aDO_2$） 差值越大，表明疾病程度越重，可用于动态评估呼吸衰竭的严重程度及变化情况。

【治疗要点】

积极寻找和治疗原发病是根本，纠正缺氧是关键。根据患儿病情合理选取氧疗方式，做好气道的湿化，促进排痰，解除支气管痉挛。保证营养供给，积极防治脑水肿和颅内压增高，纠正水电解质紊乱及酸碱平衡失调，改善心功能。

【护理评估】

1. 健康史 详细询问患儿的疾病史、出生史、喂养史、家族史等，寻找原发疾病。

2. 身体状况 仔细评估患儿呼吸系统症状以及低氧血症和高碳酸血症引发的各脏器功能紊乱。

3. 心理 – 社会状况 评估家长是否因担心患儿病情和预后出现焦虑、紧张心理；评估患儿有无因使用呼吸机或其他治疗方式产生恐惧等情绪。

【护理诊断/护理问题】

1. 气体交换受损 与肺通气换气功能障碍有关。

2. 清理呼吸道无效 与呼吸道分泌物增多、咳嗽无力有关。

3. 营养失调：低于机体需要量 与摄入不足和疾病消耗增加有关。

4. 潜在并发症 感染、多器官功能衰竭。

5. 焦虑 与患儿家长担心疾病预后等有关。

【护理措施】

1. 做好氧疗和机械通气的护理

（1）氧疗的护理 遵医嘱给予正确的氧疗方式，调节氧浓度和氧流量，并密切观察患儿生命体征、意识、皮肤颜色、末梢循环情况。鼻导管给氧的氧浓度为 25% ~40%，儿童氧流量为 1~2L/min，婴幼儿为 0.5~1L/min。面罩吸氧的氧浓度为 40% ~60%，儿童氧流量为 3~5L/min，婴幼儿为 2~4L/min。头罩吸氧氧浓度为 40% ~50%，氧流量通常为 4~6L/min。

（2）机械通气的护理 密切监护，防止导管脱落或堵塞。观察患儿面色、周围循环情况、胸廓起伏等，适当抬高床头30°左右。注意及时更换呼吸机管路和湿化液，预防呼吸机相关肺炎，辅助患儿进行呼吸肌功能锻炼。

2. 保持呼吸道通畅

（1）促进排痰 通过雾化吸入湿化气道和痰液，多翻身拍背，鼓励清醒患儿用力咳嗽排痰。对无力咳嗽、昏迷和气管插管的患儿，吸痰时注意无菌操作，吸痰前充分给氧，吸痰动作轻柔，以防继发感染和气道黏膜损伤。

（2）解除呼吸道痉挛 遵医嘱应用支气管解痉剂和扩张剂。

3. 合理营养 根据患儿营养状况给予高热量、高蛋白、高维生素、易消化的饮食，无法进食的患儿给予鼻饲或肠外营养。

4. 病情观察　密切监护患儿生命体征和意识状态，做好口腔护理和皮肤护理，观察有无感染和颅内压增高的表现。

5. 心理护理　为患儿提供有效的沟通方式，减轻患儿的恐惧感。为家长提供心理支持和疾病知识指导，减轻其焦虑、紧张情绪。

第四节　充血性心力衰竭

充血性心力衰竭是指心肌收缩或舒张功能下降，导致心排出量绝对或相对不足，不能满足机体代谢需要而出现的一系列临床症状和体征。心力衰竭是儿童常见急危重症之一，1 岁以内婴儿发病率最高。

【病因】

心血管因素以先天性心脏病引起者最多见。先心病的左向右分流和瓣膜反流导致心脏前负荷增加；其他如病毒性心肌炎、心肌病、川崎病、风湿性心脏病等也可导致心力衰竭。非心血管因素常见的有支气管肺炎、严重感染、严重贫血、电解质紊乱、甲亢、低血糖等。

【临床特征】

不同年龄阶段患儿具有不同的临床特征。

1. 婴幼儿　表现为呼吸浅快、喂养困难、体重增长缓慢、哭声低弱、肝脏进行性增大、颜面部水肿、重症患儿鼻唇三角区青紫；肺部可闻及干啰音和哮鸣音。

2. 年长儿　与成人心衰症状相似，具体表现如下。

（1）**心排出量不足**　乏力、食欲减退、活动后气急与咳嗽。安静休息时仍有心率增快、呼吸浅快等表现。

（2）**体循环淤血**　是右心衰的主要特征，表现为颈静脉怒张、肝颈静脉回流征阳性，肝大，尿量减少及全身性水肿。

（3）**肺循环淤血**　表现为呼吸急促、咳嗽、肺部湿啰音或哮鸣音、咳粉红色泡沫痰等。

💡 **素质提升**

耐心细致、团结协作

心力衰竭的临床诊断指征：

（1）安静时心率增快，婴儿 >180次/分，幼儿 >160次/分，且不能用发热或缺氧等原因解释。

（2）呼吸困难，青紫突然加重，安静时呼吸频率 >60次/分。

（3）肝脏肿大达肋下 3cm 以上，或在短时间内较前增大，且不能以横膈下移等原因解释。

（4）心音明显低钝或出现奔马律。

（5）突然烦躁不安，面色苍白或发灰，而不能用原有疾病解释。

（6）下肢水肿，尿少，且已排除营养不良、肾炎等原因。

以上前 4 项为主要的诊断依据。护理人员应加强对患儿生命体征的观察，及早发现心力衰竭的指征，并配合医生抢救。对于急危重症患儿的救治，需要各学科团队协作，护士应掌握扎实的理论知识和技能，才能在急危重症患儿的救治中与其他医护人员紧密协作，保障患儿生命安全。

【辅助检查】

1. 胸部 X 线片　心影普遍增大，心搏减弱，肺纹理增多，肺淤血。

2. 心电图　主要用于病因诊断及洋地黄用药参考。

3. 超声心动图　主要用于病因诊断和治疗前后心功能评估。

【治疗要点】

原则是积极治疗原发病，改善心功能。

1. 一般治疗　嘱患儿卧床休息，避免患儿哭闹烦躁，必要时应用镇静剂。适当限制液体摄入量，给予营养易消化的饮食。合理吸氧，缓解组织缺氧状态。积极纠正水、电解质及酸碱平衡紊乱。

2. 应用洋地黄类药物　儿童时期最常用的洋地黄类制剂为地高辛，口服或静脉注射。洋地黄类药物治疗剂量需做到个体化，婴儿的有效浓度为 2 ~ 4ng/ml，年长儿为 1 ~ 2ng/ml。应用西地兰或地高辛静脉滴注，首剂用总量的 1/2，余量分 2 次，每 4 ~ 6 小时给药 1 次，多数患儿可在 8 ~ 12 小时内达到洋地黄化。若采用地高辛口服，则首次给予总量的 1/2 或 1/3，余量分 2 次，每 6 ~ 8 小时给药 1 次。洋地黄化后 12 小时可给予维持量。

3. 应用利尿剂　当应用洋地黄类药物后心衰仍未控制，或伴明显水肿者，可加用利尿剂。急性心力衰竭可选用呋塞米等快速强效利尿剂，慢性心力衰竭者通常联合应用噻嗪类与保钾利尿剂。

4. 应用血管扩张剂　小动脉扩张使心脏后负荷降低，从而增加心排出量。同时静脉扩张使前负荷降低，心室充盈压降低，缓解肺充血症状。常用的药物有卡托普利、硝普钠及酚妥拉明等。

5. 病因治疗　积极寻找和治疗原发病，如手术治疗是解除先天性心脏病患者心力衰竭的根本方法。

【护理评估】

1. 健康史　详细询问有无诱发心力衰竭的诱因及原发病，了解患儿的生活方式、饮食、活动、尿量等。

2. 身体状况　测量患儿体格生长情况，尤其是近期有无体重增长过快或体重不增。监测患儿生命体征变化，观察有无面色苍白、发绀、呼吸困难、水肿、呼吸音和心音异常等。关注患儿心电图、X 线片、肝肾功能、超声心动图等检查结果。

3. 心理 - 社会状况　了解患儿家长是否因担心患儿病情及预后出现焦虑、恐惧心理。

【护理诊断/护理问题】

1. 心输出量减少　与心肌收缩力降低有关。

2. 体液过多　与心功能下降，循环淤血有关。

3. 营养失调：低于机体需要量　与喂养困难有关。

4. 活动无耐力　与心功能下降、呼吸窘迫有关。

5. 潜在并发症：药物毒副作用，如洋地黄中毒、低钾血症等。

【护理措施】

1. 改善心功能　患儿卧床休息，抬高床头 30° ~ 40°。保持患儿安静，各项操作集中进行，减少对患儿的刺激和干扰。遵医嘱使用洋地黄类药物改善心肌收缩力，密切观察用药效果。给予呼吸困难和发绀患儿氧气吸入。急性肺水肿患儿吸氧时可用 20% ~ 30% 乙醇湿化，改善患儿缺氧症状。

2. 维持体液平衡　限制水钠摄入，给予低盐饮食。每日摄入钠盐不超过 0.5 ~ 1g，摄入水分为 50 ~ 60ml/kg。严格控制输液速度，每小时不超过 5ml/kg。遵医嘱使用利尿剂，记录 24 小时出入液量并监测体重。

3. 合理营养　给予患儿高热量、高维生素、高纤维、易消化的食物。注意少量多餐，避免便秘和用力排便。奶瓶喂养的患儿可选用稍大的奶嘴孔，吸吮困难的婴儿可采用鼻饲或滴管喂养。

4. 增加活动耐力　根据患儿的活动耐力情况制定合理的活动计划，严重心衰者应绝对卧床休息，待心衰控制后逐渐增加活动量。

5. 用药护理　密切观察用药效果，发现异常及时处理。

（1）洋地黄　遵医嘱按时、按量用药；避免与钙剂同时应用。每次用药前需测量脉搏，当婴儿脉率低于90次/分、幼儿脉率低于80次/分、年长儿脉率低于70次/分时需暂停用药，并立即报告医生。洋地黄药物安全治疗窗口狭窄，容易出现过量致中毒反应，所以应用洋地黄制剂时要仔细核对剂量、给药频次，密切观察洋地黄的不良反应。心律失常是洋地黄中毒最常见的症状，此外还可伴有恶心、呕吐等胃肠道症状，当出现以上症状时，应立即停药，并配合医生进行抢救。

（2）利尿剂　尽量在上午或清晨用药，以避免夜间多尿影响患儿休息。观察水肿变化，定时监测体重及尿量。用药期间应进食含钾丰富的食物，以免出现低钾血症而增加洋地黄的毒性作用。当患儿出现四肢软弱无力、腹胀、心音低钝等表现时，应警惕发生了低钾血症。

6. 健康教育　向患儿家长介绍疾病相关知识，疏导家长的焦虑、恐惧情绪。指导家长合理的喂养方法以及出院后患儿的居家康复护理方法。

目标检测

答案解析

一、简答题

1. 简述惊厥典型发作的临床特征。

2. 简述洋地黄类药物用药的注意事项。

3. 简述Ⅰ型呼吸衰竭和Ⅱ型呼吸衰竭的临床特点。

4. 简述心力衰竭的诊断指征。

二、案例分析

患儿，女，10个月。发热8小时，抽搐1次。患儿8小时前出现发热、咳嗽，最高体温40℃，期间抽搐1次，持续约1.5分钟，抽搐停止后意识清楚。查体：T 39.8℃，R 45次/分，神志清楚，咽部充血，前囟平软，无颈抵抗，肌张力正常。

请问：

（1）引起该患儿抽搐的原因最可能是什么？

（2）该患儿存在哪些护理问题？

（3）抽搐时应对患儿采取哪些紧急护理措施？

（刘　莹）

书网融合……

本章小结　　　　　微课1　　　　　微课2　　　　　题库

第十六章 儿科常用护理技术

实训一 儿童生长发育的测量技术

一、体重测量法

【实训目标】

1. 知识目标 掌握不同年龄小儿体重的正常范围和小儿生长发育的规律。

2. 能力目标 能为不同年龄的小儿准确测量体重。

3. 素质目标 具备良好的职业素养，尊重、关爱小儿，能与小儿及家长进行有效沟通。

【实训准备】

1. 环境准备 调节室温（24~26℃）。

2. 用物准备 尿布、衣服或毛毯、记录本、磅秤（婴儿用载重 10~15kg 的盘式杠杆称测量；幼儿用载重 20~30kg 的坐式杠杆测量；3~7 岁用载重 50kg 的站式杠杆测量；7 岁以上用载重 100kg 的站式杠杆测量）。

3. 护士准备 洗手、戴口罩。评估小儿的年龄及身心状况。

【操作步骤】

见表 16-1。

表 16-1 小儿体重测量法

操作程序		具体内容与要求	要点提示
准备过程	素质要求	护士着装规范，修剪指甲	
	评估	评估室温、小儿的年龄及身心状况	室温适宜
	操作前准备	1. 洗手，戴口罩 2. 备齐用物，摆放有序 3. 向小儿及家长解释，取得合作 4. 核对姓名、年龄等信息	测量前，校准体重秤
操作过程	操作步骤	1. 婴儿测量法 （1）把清洁布铺在婴儿磅秤的秤盘上，调节指针到零点 （2）脱去婴儿衣服及尿布，将婴儿轻放于秤盘，观察重量，准确读数至10g （3）天气寒冷时，或体温偏低及病重婴儿，先称出婴儿的衣服、尿布、毛毯的重量，然后给婴儿穿衣，包好毛毯再测量，所测体重减去衣物重量即得婴儿体重 （4）记录测量结果 2. 儿童测量法 （1）年龄较大小儿可用坐式或成人磅秤测量，测量者待小儿坐稳或站稳后，观察重量并记录；1~3 岁坐位测量，准确读数至50g；3 岁以上站立于称量板中央，两手自然下垂，准确读数精确到100g；称前必须校正秤，称量时小儿不可接触其他物体或摇动 （2）不合作者或病重不能站立的患儿，由护理人员或家长抱着小儿一起称重；称后减去患儿衣服、毛毯重量及成人体重即得小儿体重	1. 测量时注意安全及保暖 2. 读数准确
终末过程	操作后护理	1. 帮助患儿穿上衣服及鞋子，注意保暖 2. 洗手，准确记录，记录至小数点后两位	

【注意事项】

1. 测量时间，以晨起空腹排尿后或进食后 2 小时为宜。若需每天测量，最好固定在晨起早餐前进行。

2. 每次测量应在同一体重秤上进行。

3. 住院患儿每周测体重 1 次，新生儿每天测体重，肾病患儿每周测 2 次体重。

二、身长（高）、坐高测量

【实训目标】

1. 知识目标　掌握不同年龄小儿身长（高）的正常范围，坐高占身长（高）的百分比。

2. 能力目标　能正确利用标准量床、身高计、坐高计为小儿测量身长（高）、坐高。

3. 素质目标　具备良好的职业素养，尊重、关爱小儿，能与小儿及家长进行有效沟通。

【实训准备】

1. 环境准备　调节室温（24～26℃）。

2. 用物准备　标准量床、身高计、坐高计、记录本。

3. 护士准备　洗手、戴口罩。评估小儿的年龄及身心状况。

【操作步骤】

见表 16 - 2。

表 16 - 2　小儿身长（高）、坐高测量方法

操作程序		具体内容与要求	要点提示
准备过程	素质要求	护士着装规范，修剪指甲	
	评估	评估室温、小儿的年龄及身心状况	室温适宜
	操作前准备	1. 洗手，戴口罩 2. 备齐用物，摆放有序 3. 向小儿及家长解释，取得合作 4. 核对姓名、年龄等信息	测量前，检查标准量床和身高计、坐高计是否合格
操作过程	操作步骤	1. 协助小儿脱去帽子、鞋子、袜子 2. 测量身长（高） （1）3 岁以内小儿：用标准量床测量身长 ①将小儿仰卧于量板中线上 ②助手将小儿头扶正，头顶接触顶板，面部向上 ③测量者立于小儿右侧，左手按直小儿膝部使两下肢伸直，右手移动滑板使其紧贴小儿两侧足底，足底与滑板相互垂直 ④量床两侧数字相等时读数，精确至 0.1cm （2）3 岁以上小儿：用身高计测量身高 ①要求小儿背靠身高计的立柱，双眼直视前方，耳屏上缘与眼眶下缘的连线应与立柱垂直，挺胸抬头，腹微收，两臂自然下垂，手指并拢，足跟并拢，足尖分开约 60° ②头部保持正中位，使肩胛间、臀部、两足后跟三点同时接触立柱 ③测量者移动身高计头顶板，与小儿头顶接触 ④头顶板与立柱成 90°时，观察被测者姿势是否符合要求，再读立柱上数字，精确至 0.1cm 3. 测量坐高 （1）3 岁以内小儿：用标准量床测量，取卧位测量顶臀长，即为坐高，精确读至 0.1cm （2）3 岁以上小儿：用坐高计测量坐高 ①小儿坐于坐高计上 ②身体先向前倾使骶部紧靠立柱 ③挺身坐直，大腿靠拢紧贴凳面与躯干成直角，膝关节屈曲成直角，两脚平放 ④移下头顶板与头顶接触，精确读至 0.1cm	1. 测量时，选择正确测量方法 2. 读数准确
终末过程	操作后护理	1. 协助小儿穿袜、穿鞋 2. 整理用物 3. 洗手，记录身长（高）、坐高的测量值	

【注意事项】

1. 标准量床适用于 3 岁以内小儿卧位测身长、坐高；身高计、坐高计适用于 3 岁以上小儿测身高、坐高。

2. 测量前应检查测量工具，若标准量床、身高计变形或损坏则不能使用。

3. 3 岁以下小儿测身长需要 2 人配合；注意安全，防止小儿跌落，推动滑板时动作应轻快，并准确读数。

三、体格围度测量

【实训目标】

1. 知识目标　掌握不同年龄小儿头围、胸围、腹围、上臂围的正常值。

2. 能力目标　能正确利用软尺为小儿测量体格围度。

3. 素质目标　具备良好的职业素养，尊重、关爱小儿，能与小儿及家长进行有效沟通。

【实训准备】

1. 环境准备　调节室温（24～26℃）。

2. 用物准备　包括软尺、笔、记录本。

3. 护士准备　洗手、戴口罩，评估小儿的一般状况、配合程度。

【操作步骤】

见表 16-3。

表 16-3　小儿体格围度测量方法

操作程序		具体内容与要求	要点提示
准备过程	素质要求	护士着装规范，修剪指甲	
	评估	评估室温、小儿一般状况、配合程度	室温适宜
	操作前准备	1. 洗手、戴口罩 2. 备齐用物、摆放有序 3. 向小儿及家长解释，取得合作 4. 核对姓名、年龄等信息	测量前，皮尺刻度准确 做好解释工作
操作过程	操作步骤	1. 测量头围 （1）协助小儿取立位或坐位 （2）测量者位于小儿右侧或前方 （3）用左手拇指将软尺"0"点固定于小儿头部右侧眉弓上缘 （4）左手中、示指固定软尺与枕骨粗隆，手掌稳定小儿头部 （5）右手持软尺紧贴头皮绕枕骨结节最高点、左侧眉弓上缘，回至"0"点 （6）准确读出软尺上数字，精确至 0.1cm 2. 测量胸围 （1）测量时 3 岁以下小儿取仰卧位，3 岁以上小儿可取立位，且双手平放于躯干两侧或下垂 （2）测量者立于小儿右侧或前方 （3）测量者左手将软尺"0"点固定于一侧乳头下缘（若乳腺已发育的女孩，以胸骨中线第 4 肋间高度为固定点） （4）右手将软尺紧贴皮肤，经背部两肩胛下角下缘回到"0"点 （5）准确读出软尺上数字，精确至 0.1cm （6）观察其呼气时和吸气时的胸围，取其平均值，即为该小儿的胸围 3. 测量腹围 （1）协助小儿取仰卧位，且双手平放于躯干两侧 （2）检查者立于小儿右侧 （3）拉起衣服至剑突处，暴露腹部，将被盖在下腹部	1. 测量时，避免腹部着凉 2. 确保测量值准确

操作程序		具体内容与要求	要点提示
操作过程	操作步骤	①小婴儿：软尺"0"点固定于剑突与脐连线中点，经同一水平绕腹一周至"0"点，即为该小儿的腹围 ②儿童：软尺"0"点固定于脐，经同一水平绕腹一周回至"0"点，即为该小儿的腹围，准确读出软尺上数字，精确至0.1cm 4. 测量上臂围 （1）小儿取立位、坐位或仰卧位，双手自然平放或下垂 （2）软尺"0"点固定于小儿肩峰与尺骨鹰嘴连线中点 （3）沿该点水平紧贴皮肤绕上臂一周回至"0"点，即为该小儿的上臂围 （4）准确读出软尺上数字，精确至0.1cm	
终末过程	操作后护理	1. 协助小儿穿好衣服 2. 整理用物及床单位 3. 洗手，记录头围、胸围、腹围、上臂围的测量值	

【注意事项】

1. 测量头围要求固定小儿头部，不要让小儿头部摆动，头发过多或梳辫子者应先将头发在软尺经过处向上、下分开，让软尺紧贴头皮，软尺绕头部一圈时，不要过紧，更不能松弛，也不要打折。

2. 测量胸围要避免小儿耸肩、低头、挺胸、驼背等不良姿势，软尺应紧贴胸围皮肤，取平静呼吸的中间读数。

3. 腹围测量前排空大小便，应注意避风，防止受凉，测量时软尺应紧贴腹围皮肤，准确测量腹围。

4. 测量上臂围要找准部位，测量时软尺应紧贴皮肤，准确测量上臂围。

5. 正确读数，记录数值以 cm 为单位，记录到小数点后 1 位，误差 < 0.5cm。

6. 脑积水、急性脑水肿患儿，每天测量头围；腹水患儿，每天测量腹围。

四、皮褶厚度测量

【实训目标】

1. 知识目标　掌握用小儿皮褶厚度测量值推算全身的脂肪含量的方法。

2. 能力目标　能正确利用皮褶卡钳为小儿做皮下脂肪测量。

3. 素质目标　具备良好的职业素养，尊重、关爱小儿，能与小儿及家长进行有效沟通。

【实训准备】

1. 环境准备　调节室温（24~26℃）。

2. 用物准备　皮褶卡钳、记录本。

3. 护士准备　洗手、戴口罩。评估小儿的一般状况、配合程度。

【操作步骤】

见表 16 - 4。

表 16 - 4　小儿皮褶厚度的测量方法

操作程序		具体内容与要求	要点提示
准备过程	素质要求	护士着装规范，修剪指甲	
	评估	评估室温、小儿一般状况、配合程度	室温适宜

操作程序		具体内容与要求	要点提示
准备 过程	操作前准备	1. 洗手，戴口罩 2. 备齐用物，摆放有序 3. 学习皮褶卡钳的使用 右手握钳：左手用拇、示指捏起测量部位的皮肤和皮下脂肪，捏时两指的距离为3cm，用皮褶卡钳测量皮褶厚度，读数 4. 向小儿和家长解释，取得合作 5. 核对姓名、年龄等信息	测量前，学会皮褶卡钳的使用
操作 过程	操作步骤	1. 协助小儿脱去上衣，充分暴露待测部位皮肤 2. 测量肩胛下角部：取左肩胛骨下角稍偏外侧处，皮褶卡钳自下侧至上中方向，与脊柱成45° 3. 测量肱三头肌部：上肢在身体侧面放松下垂，位于肩峰与鹰嘴连线的中点上，皮褶卡钳方向与上臂的长轴平行 4. 测量腹部：锁骨中线上平脐处，皮褶卡钳方向与躯干长轴平行	测量时注意不同部位的测量方法
终末 过程	操作后护理	1. 协助小儿整理好衣服及床单位 2. 把皮褶卡钳放入皮褶卡钳盒中保存 3. 洗手，记录各部位皮褶厚度测量值	读数准确

【注意事项】

1. 卡钳头应是 6mm×15mm 的长方形，所有边角要磨圆。

2. 测量时要使脂肪与下面的肌肉充分离开，把皮肤与皮下组织一起夹提起来。

3. 左手拇指和示指将特定解剖部位的皮肤同皮下组织捏起，右手握卡钳测量距离左手拇指捏起部位 1cm 处的皮褶厚度。

4. 在钳口打开时，钳面的压力要保持稳定，测量时读刻度至 0.5mm。

实训二　儿科常用护理技术

【实训目标】

1. 知识目标　掌握婴儿沐浴技术、更换尿布技术、婴儿抚触技术、全身约束技术、臀红护理技术、脐部护理技术、股静脉采血法、颈外静脉采血法、温箱使用技术、蓝光箱使用技术、儿童心肺复苏技术的操作前准备、操作要点及注意事项。

2. 能力目标　熟练掌握上述儿科常用护理技术，操作准确，动作规范。

3. 素质目标　尊重和爱护儿童，具有高度的社会责任感和同情心。

一、婴儿沐浴技术 微课1

【目的】

保持皮肤清洁，帮助皮肤排泄和散热，促进血液循环；活动肢体和肌肉，促使婴儿舒适；观察婴儿全身情况。

【实训准备】

1. 环境准备　室内安静、整洁，关闭门窗，室温调至 26～28℃。

2. 用物准备

（1）护理盘　内备梳子、指甲刀、75%乙醇、棉签、氧化锌软膏（或鞣酸软膏）、液状石蜡、甘油

（或润肤油）、水温计、弯盘、婴儿洗发液、婴儿沐浴液。

（2）浴盆　准备温水，2/3 满，夏季水温为 37～38℃，冬季为 38～40℃，备水时水温宜高 2～3℃。

（3）另备　清洁衣裤、清洁尿布、面巾、浴巾、毛巾、大毛巾两块、小毛毯。

（4）必要时备　体重秤、床单、枕套等。

3. 护士准备　着装整洁，修剪指甲，洗手。

【操作步骤】

见表 16－5。

表 16－5　婴儿沐浴技术

操作程序		具体内容与要求	要点提示
准备过程	素质要求	仪表端庄，态度和蔼	微笑，动作轻柔
	评估	婴儿的年龄、病情、意识状态、皮肤情况、合作程度及哺乳时间，家长对沐浴的理解和认识	观察婴儿脐部有无感染及臀部皮肤完整性
	操作前准备	洗手，戴口罩，核对婴儿	核对床尾卡、手腕带
操作过程	操作步骤	1. 抱婴儿至沐浴处 2. 脱去小儿衣服，保留尿布（根据需要测体重并记录），用大毛巾包裹婴儿全身 3. 擦洗面部：用面巾由内眦→外眦擦拭眼睛，更换面巾部位，以同法擦另一眼，然后擦耳，最后擦面部（前额 ，面颊 ，下颏），用棉签清洁鼻孔 4. 清洁头部：抱起婴儿，以右手托住婴儿头颈部，腋下夹住躯干，左手拇指和中指分别向前折婴儿耳廓以堵住外耳道口。右手将洗发液滴于手上，洗头、颈、耳后，然后用清水冲洗后吸干。对较大婴儿，可将下半身托于护士腿上，用左手及前臂托住婴儿上身 5. 于盆底部垫一块毛巾，解开婴儿身上包裹的大毛巾及尿布，以左手握住婴儿左肩及腋窝处，使其头颈枕于护士前臂，用右手握住婴儿左腿靠近腹股沟处使其臀部托于护士手掌上，轻放婴儿于水中 6. 清洗身体：左手抓握婴儿左肩及腋窝处，右手拿浴巾淋湿婴儿全身，抹沐浴液，按顺序洗颈下、胸、腹、腋下、臂、手、会阴、腿、脚，随洗随用清水冲洗，右手从婴儿前方握住左肩及腋窝处，使婴儿头颈部俯于护士右前臂，左手抹沐浴液，清洗后颈、背部及臀部 7. 洗毕，按放入水中的办法将婴儿抱出，迅速用大毛巾包裹全身并将水分吸干。对全身各部位从上到下按顺序检查，脐带未脱落者，用 75% 乙醇消毒，必要时在颈部、腋下和腹股沟等处涂抹甘油（或爽身粉）、臀部涂氧化锌软膏（或鞣酸软膏）等 8. 为婴儿更换衣服、尿布，检查指甲及腕带，视情况修剪指甲，裹好小毛毯 9. 送婴儿回病房，核对信息，体位安置妥当，整理床单元	1. 调换至毛巾清洁处，依次擦洗 2. 遮挡双耳防止水流入外耳道 3. 沐浴时，要确保有一只手始终抓握婴儿的左肩及腋窝处，防止婴儿滑入水中，注意观察皮肤情况，洗净皮肤皱褶处，如颈部、腋下、腹股沟、手（足）指（趾）缝等，对女婴用手分开大阴唇，自前向后清洗，男婴要将包皮轻轻往上推，用沐浴露及清水洗净
终末过程	操作后护理	整理用物，洗手，记录	垃圾分类处置

【注意事项】

1. 动作轻稳，确保安全。注意保暖，减少暴露时间。

2. 婴儿沐浴于喂奶前或喂奶后 1 小时进行，以免呕吐和溢奶。

3. 擦洗面部时禁用沐浴液，耳、眼内不得有水或泡沫进入。

4. 不可用力清洗头顶部的皮脂结痂，以免出血。可涂液状石蜡浸润，待次日轻轻梳去痂皮后再予洗净。

5. 注意保护未脱落的脐带残端，避免脐部被水浸泡，可用脐带贴保护脐部。

6. 沐浴过程中，注意观察婴儿面色、呼吸，如有异常，立即停止操作。

二、更换尿布技术

【目的】

保持婴儿臀部皮肤清洁、干燥，促进舒适，预防臀红的发生。

【实训准备】

1. 环境准备 室内安静、整洁，温、湿度适宜，避免对流风。

2. 用物准备 尿布、尿布桶、小毛巾、温水及盆，按臀部皮肤情况准备治疗药物（如氧化锌软膏或鞣酸软膏等）。

3. 护士准备 着装整洁，修剪指甲，洗手。

【操作步骤】

见表 16 – 6。

表 16 – 6 更换尿布技术

操作程序		具体内容与要求	要点提示
准备过程	素质要求	仪表端庄，态度和蔼	微笑，动作轻柔
	评估	婴儿的年龄、病情、意识状态、臀部皮肤及尿布的污湿情况、合作程度及哺乳时间，家长对更换尿布的理解和认识	观察臀部皮肤的完整情况
	操作前准备	洗手，戴口罩，核对婴儿	核对床尾卡、手腕带
操作过程	操作步骤	1. 携用物至床旁，拉下一侧床挡，揭开盖被，解开尿布，用尿布上端两角清洁处擦净会阴部及臀部，将污湿尿布对折垫于臀下 2. 用温水洗净会阴及臀部，轻轻吸干 3. 一手轻轻握住小儿双脚，并以一指夹于双脚中，轻轻提起，使臀部稍抬高，另一手取下污尿布，将污湿部分向内卷折后放于尿布桶中，将清洁的尿布垫于腰下，放下双脚 4. 观察臀部皮肤情况，必要时遵医嘱用药 5. 将尿布底边两角折到腹部，两侧粘带撕开贴在腹部两侧，系好尿布 6. 整理衣服，盖好被子，拉好床挡	1. 尿布上端两角由前向后擦净会阴及臀部 2. 观察大便性质，必要时留取标本送检，尿布两侧边要平整地服贴于婴儿腹股沟部，松紧适宜，过紧导致小儿不适，过松易导致粪便外溢 3. 新生儿脐带未脱落时，可将尿布前部的上部下折，保持脐带残端处于暴露状态
终末过程	操作后护理	整理用物，洗手，记录	垃圾分类处置

【注意事项】

1. 更换尿布时动作应轻、快，尽量减少暴露身体，以免受凉。
2. 尿布应选择质地柔软、透气性好、吸水性强的棉布或一次性尿布，以增进婴儿舒适。
3. 操作过程中，仔细观察婴儿大小便的颜色、性状及臀部皮肤的完整性。
4. 尿布包扎应松紧适宜，防止因过紧影响婴儿活动或擦伤外生殖器，过松造成大小便外溢。

三、婴儿抚触技术 微课2

【目的】

促进婴儿血液循环，提高抵抗力；利于食物的消化和吸收；促进婴儿神经系统的发育；增进母婴情感交流。

【实训准备】

1. 环境准备 室内安静、整洁，调节室温 26 ~ 28℃。

2. 用物准备 润肤油、大毛巾、清洁衣服、尿布。

3. 护士准备 着装整洁，修剪指甲，洗手。

【操作步骤】

见表 16 – 7。

表 16 - 7　婴儿抚触技术

操作程序		具体内容与要求	要点提示
准备过程	素质要求	仪表端庄，态度和蔼	微笑，动作轻柔
	评估	婴儿的年龄、病情、意识状态、皮肤情况，合作程度及哺乳时间，家长对抚触的理解和认识	观察皮肤的完整情况
	操作前准备	洗手，核对婴儿	核对床尾卡，手腕带
操作过程	操作步骤	1. 抱婴儿至抚触处 2. 铺大毛巾于抚触台上，脱去小儿衣服，放置于大毛巾上 3. 取适量润肤油，均匀涂抹于手掌 4. 头面部抚触：将两拇指指腹放于婴儿前额正中眉心位置，从眉心向太阳穴滑动；两拇指指腹放于下颌中央，从下颌中央向耳前方滑动；再将两手掌面从前额发际抚向脑后，停止于两耳乳突 5. 胸部抚触：将双手置于婴儿两侧肋缘，向对侧肩部交叉滑行，双手交替进行 6. 腹部抚触：按右下腹→右上腹→左上腹→左下腹方向在腹部滑行 7. 四肢抚触：两手轮流握住婴儿手臂，自上臂→腕部滑行，分段揉、捏、搓肌肉，再用拇指按摩婴儿手掌心，最后轻轻提拉每一根手指；同法按摩下肢和足部 8. 背部抚触：将婴儿置于俯卧位，头偏向一侧，护士双手放在婴儿脊柱两侧，与脊柱成直角，自中央→两侧滑动，由后颈部滑向臀部；最后按摩脊柱，自头顶抚触至骶部 9. 给婴儿穿衣，整理床单位	1. 到达太阳穴时，轻轻按压，在耳前方轻轻按压片刻，至风池穴轻轻按压片刻 2. 注意避开囟门，胸部抚触注意避开乳头、腹部抚触按顺时针方向，注意避开脐部，背部抚触适用于能俯卧抬头的婴儿 3. 一边按摩一边与婴儿说话，进行情感交流
终末过程	操作后护理	整理用物，洗手，记录	垃圾分类处理

【注意事项】

1. 抚触应选择在婴儿沐浴后、游泳后、换衣服时或晚上临睡前进行。婴儿太饿、太饱、疲劳、烦躁等均不宜操作。

2. 抚触过程中应注意保暖。

3. 抚触时每个动作可重复 5~8 次，每次抚触时间以 15 分钟为宜。

4. 抚触用力要适当，开始时动作宜轻柔，然后逐渐加力，使婴儿逐渐适应。

5. 抚触过程中与婴儿进行交流，同时注意观察婴儿的反应，若出现哭闹、肤色改变等应立即停止抚触。

四、全身约束技术 🔲 微课3

【目的】

限制患儿肢体随意活动，利于诊疗和护理；保护躁动不安或神志不清的患儿，防止发生意外。

【实训准备】

1. 环境准备　室内安静、整洁，温、湿度适宜，光线充足。

2. 用物准备　大毛巾或床单、宽布带。

3. 护士准备　着装整洁，修剪指甲，洗手。

【操作步骤】

见表 16 - 8。

表 16 - 8　全身约束技术

操作程序		具体内容与要求	要点提示
准备过程	素质要求	仪表端庄，态度和蔼	微笑，动作轻柔
	评估	评估患儿的年龄、病情、意识状态及合作程度，家长对约束的理解和认识	向家长说明约束法的意义、操作过程及如何配合，取得家长的同意
	操作前准备	洗手，戴口罩，核对婴儿	核对床尾卡，手腕带
操作过程	操作步骤	方法一： 1. 将大毛巾（或大单）折叠成自患儿肩部至踝部的宽度 2. 将患儿平卧于大毛巾中间，将患儿右侧端大毛巾提起紧裹患儿右侧上肢、躯干和双下肢，经胸、腹部至左侧腋窝处，将剩余的大毛巾整齐地压于患儿背下 3. 将患儿左侧边大毛巾提起，裹住左侧手臂后经胸压于左侧肩、背下面，如小儿活动剧烈，可用宽布带围绕双臂打活结系好 方法二： 1. 将大毛巾（或大单）折叠成自患儿肩部至踝部的宽度 2. 置患儿于大毛巾中间，将患儿右侧端大毛巾提起紧裹患儿右侧上肢，并从腋下经后背到达对侧腋下拉出，再包裹左侧手臂，多余部分整齐地压于患儿背后 3. 大毛巾另一侧端经胸腹包裹小儿，多余的部分压于身下	将大毛巾折叠成长条状，宽度适宜，包裹时松紧度一般以能伸入1~2 指为宜，患儿身后的大毛巾应理整齐
终末过程	操作后护理	整理用物，洗手，记录	垃圾分类处置

【注意事项】

1. 约束操作前应做好解释工作，取得家长同意并签署知情同意书。

2. 包裹时松紧度适宜，避免过紧损伤患儿皮肤及影响血液循环，过松则失去约束意义。

3. 约束期间，随时注意观察患儿约束部位皮肤的颜色、温度，掌握血液循环的情况。若发现肢体苍白、麻木、冰冷时，应立即放松约束带。必要时进行局部按摩，以促进血液循环。

4. 注意保持患儿姿势舒适，定时给予短时的姿势改变，以减轻疲劳感。

5. 完整记录约束具使用观察表，与知情同意书一起交班。

五、臀红护理技术 🅔 微课4

【目的】

保持臀部皮肤清洁、干燥，减轻患儿疼痛，促进受损皮肤康复。

【实训准备】

1. 环境准备　室内安静、整洁，光线充足，关上窗户，保持室内适宜的温度和湿度。

2. 用物准备　脸盆内盛温开水、小毛巾、清洁尿布、尿布桶、棉签、弯盘、药物（3% ~5% 鞣酸软膏、氧化锌软膏、硝酸咪康唑霜等）、红外线灯或鹅颈灯。

3. 护士准备　着装整洁，修剪指甲，洗手。

【操作步骤】

见表 16 - 9。

表 16 - 9 臀红护理技术

操作程序		具体内容与要求	要点提示
准备过程	素质要求	仪表端庄，态度和蔼	微笑，动作轻柔
	评估	患儿的年龄、病情、意识状态、臀部皮肤及尿布的污湿情况、合作程度及哺乳时间，家长对臀红的理解和认识	观察臀部皮肤的完整情况，向家长解释臀红护理的意义、操作过程及如何配合，取得家长的同意
	操作前准备	洗手，戴口罩，核对婴儿	核对床尾卡，手腕带
操作过程	操作步骤	1. 携用物至床旁，拉下一侧床挡，揭开盖被，解开尿布，将污湿尿布对折于臀下 2. 用温水清洁会阴及臀部，并用小毛巾吸干水分，取出污湿尿布，卷折于尿布桶内 3. 取清洁尿布垫于患儿臀下，将臀部暴露于空气或阳光下 10～20 分钟，重度臀红者可用红外线灯或鹅颈灯照射臀部 10～15 分钟，灯泡距臀部患处 30～40cm，每日 3 次 4. 遵医嘱用药，将蘸有油类或药膏的棉签在皮肤上轻轻滚动，均匀涂药 5. 为患儿兜好尿布、穿衣，整理床单位	方法见更换尿布技术。清洁臀部时不能擦拭，以防损伤。暴露时注意保暖，避免受凉。照射时应有护士守护患儿，避免过近引起烫伤，若为男孩，应用尿布遮住会阴部
终末过程	操作后护理	整理用物，洗手，记录	垃圾分类处置

【注意事项】

1. 动作轻稳，注意保暖。

2. 根据臀部皮肤受损程度选择合适药膏或油类：轻度臀红涂鞣酸软膏、紫草油或氧化锌软膏，重Ⅰ、Ⅱ度臀红涂鱼肝油软膏，重Ⅲ度臀红涂鱼肝油或氧化锌软膏，每日 3～4 次；继发细菌或真菌感染时，可用莫匹罗星软膏或硝酸咪康唑霜，每日 2 次。

3. 重度臀红者所用尿布应煮沸、消毒液浸泡或阳光下暴晒，以杀灭细菌。

4. 涂药时，不可在皮肤上反复涂擦，以免加剧疼痛和导致脱皮。

六、脐部护理技术 📱微课 5

【目的】

保持脐部清洁、干燥，预防新生儿脐炎的发生。

【实训准备】

1. 环境准备 环境清洁、光线适宜，调节室温至 24～26℃，湿度 55%～65%。

2. 用物准备 治疗盘、医用/生活垃圾桶、无菌棉签、75% 乙醇、2% 碘酊、3% 过氧化氢、0.2%～0.5% 的碘伏等。

3. 护士准备 着装整洁，修剪指甲，洗手。向新生儿母亲解释脐部护理的目的及过程，以取得合作。

【操作步骤】

见表 16 - 10。

表 16 –10　脐部护理技术

操作程序		具体内容与要求	要点提示
准备过程	素质要求	仪表端庄，态度和蔼	微笑，动作轻柔
	评估	新生儿脐带有无红肿、渗血、脓性分泌物、异常气味等，环境是否安静、清洁，温湿度是否适宜	评估脐部情况
	操作前准备	洗手，戴口罩，核对婴儿	核对床尾卡，手腕带
操作过程	操作步骤	1. 暴露脐部，无脐炎者用 75% 酒精擦拭脐带残端，由内向外环形消毒脐带根部，保持干燥 2. 有脐周红肿者，用 2% 碘酊、75% 酒精（或 0.2%～0.5% 的碘伏）消毒 3. 脐部感染有脓性分泌物时，先用 3% 过氧化氢清洗，再用 2% 碘酊、75% 酒精（或 0.2%～0.5% 的碘伏）擦拭 4. 告知家长脐部消毒正确方法，如发现脐部有异味、脓性分泌物或渗血应及时就诊 5. 为患儿穿衣，整理床单位	1. 观察脐部感染情况 2. 不同的感染选用的消毒溶液不同 3. 消毒方法正确
终末过程	操作后护理	整理用物，洗手，记录	垃圾分类处置

【注意事项】

1. 脐带未脱落前要保护好脐带残端，勿强行脱落。注意保持干燥，使其易于脱落。

2. 使用尿布时，注意勿使其遮盖脐部，以免大、小便污染脐部。

七、股静脉采血法

【目的】

采集静脉血标本，协助诊断。

【实训准备】

1. 环境准备　环境安静、清洁、宽敞明亮，操作前 30 分钟停止扫地及更换床单等。

2. 用物准备　治疗盘内一次性注射器 1～2 副（或真空采血针）、安尔碘溶液、棉签、无菌干棉球、胶布、弯盘、真空采血试管、锐器盒、生活/医疗垃圾桶等。

3. 护士准备　了解患儿病情、年龄、心理情况；根据患儿年龄做好解释工作；操作前洗手、戴口罩。

4. 患儿装备　为小儿清洗会阴部及腹股沟区皮肤，更换尿布，用尿布包裹好会阴部，以免排尿、排便时污染穿刺点。

【操作步骤】

见表 16 –11。

表 16 –11　股静脉采血法

操作程序		具体内容与要求	要点提示
准备过程	素质要求	仪表端庄，态度和蔼	微笑，动作轻柔
	评估	评估患儿及家属心理状况、配合程度；向家属解释目的、方法 评估患儿年龄、病情、意识状态，抽血部位皮肤情况 环境是否安静、清洁，温湿度是否适宜	穿刺部位皮肤的评估
	操作前准备	洗手，戴口罩，核对患儿及申请检验项目	核对床尾卡，手腕带

续表

操作程序		具体内容与要求	要点提示
操作过程	操作步骤	1. 备齐用物，放于操作台上 2. 再次核对患儿、检验项目 3. 助手将患儿取仰卧位，脱去一侧裤腿，臀下垫软枕，充分暴露腹股沟区，用尿布包裹好会阴部，穿刺侧大腿外展45°并屈膝90°成蛙状 4. 操作者站在患儿足端，常规消毒穿刺部位皮肤及操作者左手示指 （1）垂直穿刺法：操作者在患儿腹股沟中、内1/3交界处，以左手示指触及股动脉搏动处，右手持注射器在股动脉内侧0.3～0.5cm处垂直穿刺，边退针边抽回抽回血。见回血后固定针头，抽取所需血量 （2）斜刺法：在腹股沟下1～3cm处，针头与皮肤呈30°～45°向股动脉搏动点内侧处呈向心方向刺入，其余操作同垂直穿刺法 5. 快速拔针，助手用无菌干棉球压迫穿刺点5～10分钟，确认无出血后用敷贴固定 6. 操作者根据检验项目将血液注入相应标本瓶或试管中，再次核对 7. 及时送检血标本	1. 充分暴露腹股沟区 2. 不同穿刺方法穿刺位置及穿刺角度 3. 拔针后按压穿刺点 4. 术后观察有无出血和血肿 5. 血标本防止溶血
终末过程	操作后护理	安置患儿，整理用物，洗手，记录	垃圾分类处置

【注意事项】

1. 严格无菌操作，防止感染。

2. 熟练掌握股三角的解剖位置，股动脉内侧是股静脉，外侧是股神经。

3. 穿刺过程中注意观察患儿反应，如穿刺失败，不宜在同侧反复穿刺，防止形成血肿。

4. 小婴儿要注意用尿布保护好会阴部，防止尿液、粪便污染穿刺部位。

5. 若抽出鲜红色血液，系误入股动脉，应立即拔针，按压局部5～10分钟至不出血为止，必要时加压包扎。

八、颈外静脉采血法

【目的】

采集静脉血标本，协助诊断。

【实训准备】

1. 环境准备 环境安静、清洁、宽敞明亮，操作前30分钟停止扫地及更换床单等。

2. 用物准备 治疗盘内皮肤消毒液、棉签、手消毒液、一次性注射器1～2副（或真空采血针）、真空采血管，大单或大毛巾、锐器盒、生活/医疗垃圾桶等。

3. 护士准备 了解患儿病情、年龄、心理情况；根据患儿年龄做好解释工作；操作前洗手、戴口罩。

4. 患儿准备 不宜穿过厚、过多的衣服或包过厚的包被。

【操作步骤】

见表16－12。

表16－12 颈外静脉采血法

操作程序		具体内容与要求	要点提示
准备过程	素质要求	仪表端庄，态度和蔼	微笑，动作轻柔
	评估	1. 患儿及家属心理状况、配合程度；向家属解释目的、方法 2. 评估患儿年龄、病情、意识状态，抽血部位皮肤情况 3. 环境是否安静、清洁，温湿度是否适宜	穿刺部位皮肤评估
	操作前准备	洗手，戴口罩，核对患儿及申请检验项目	核对床尾卡，手腕带

续表

操作程序		具体内容与要求	要点提示
操作过程	操作步骤	1. 备齐用物，放于操作台上 2. 再次核对患儿、检验项目 3. 按全身约束法包裹患儿，患儿肩部垫软枕，头部下垂 4. 助手站在患儿足端，固定患儿头部转向穿刺点对侧，露出颈外静脉 5. 操作者消毒穿刺部位皮肤，待消毒液干后左手拇指捏紧静脉上端皮肤，右手持注射器呈 30°～40°向心方向斜刺入皮肤，有回血进针入少许（1～3mm），固定注射器，左手回抽活塞抽取所需血量 6. 快速拔针，助手用无菌干棉球压迫穿刺点 5～10 分钟，确认无出血后用敷贴固定，同时协助患儿坐起 7. 操作者根据检验项目将血液注入相应标本瓶或试管中，再次核对 8. 及时送检血标本	1. 患儿穿刺时体位 2. 穿刺方向及穿刺角度 3. 拔针后按压穿刺点 4. 术后观察有无出血和血肿 5. 血标本防止溶血
终末过程	操作后护理	安置患儿，整理用物，洗手，记录	垃圾分类处置

【注意事项】

1. 有严重心、肺功能不良及病情危重患儿禁用。

2. 操作时观察患儿面色、呼吸，如有异常立即停止操作。

3. 操作应稳、准、轻、快，避免患儿头部下垂时间过长而影响头部血液循环。

4. 颈部软组织、血管较丰富，如穿刺失败，应加压止血后，再从另一侧颈外静脉穿刺采血。

九、温箱使用技术 📱微课6

【目的】

为体重在 2000g 以下的早产儿或体温不升、新生儿寒冷损伤综合征等新生儿提供温湿度适宜的、安全的隔离环境，以保持患儿体温稳定。

【实训准备】

1. 环境准备 调节室温（早产儿 24～26℃，足月儿 22～24℃），湿度 55%～65%，以减少辐射散热的损失。

2. 用物准备 清洁消毒的温箱、蒸馏水、体温计、尿布等。

3. 护士准备 评估患儿，了解其孕周、出生体重、日龄、生命体征、有无并发症；修剪指甲，洗手，戴口罩。

【操作步骤】

见表 16－13。

表 16－13　温箱使用技术

操作程序		具体内容与要求	要点提示
准备过程	素质要求	服装规范，动作轻柔，关爱患儿，与患儿家长沟通良好	关爱、安全
	评估	1. 评估新生儿胎龄、体重、体温、精神反应及皮肤情况 2. 暖箱性能是否正常 3. 告知患儿家长使用温箱的目的及必要性	1. 知情同意权 2. 掌握入温箱的条件
	操作前准备	洗手，戴口罩，核对婴儿	核对床尾卡、手腕带

续表

操作程序		具体内容与要求	要点提示
操作过程	操作步骤	1. 入箱前 （1）检查温箱性能，铺好箱内婴儿床 （2）水槽内加蒸馏水至水位线，接通电源 （3）预热温箱：根据患儿体重及日龄设置温箱温度（见第五章第二节），设置湿度55～65%，若为新生儿硬肿症必须遵循逐渐复温原则	掌握中性温度的设置
		2. 入箱后 （1）温箱达预定温度，婴儿去除包被，穿单衣，裹尿布入温箱，记录入箱时间和体温 （2）密切观察患儿面色、呼吸、心率、体温变化，随体温变化调节温箱温度。每隔30～60分钟监测患儿体温1次，体温稳定后1～4小时测量1次，并保持在36～37℃ （3）各种操作集中进行，动作要轻柔、熟练、准确 （4）交接班时各班应交接温箱使用情况 （5）患儿需要暂时出温箱接受治疗、检查时要注意保暖 （6）保持温箱清洁 （7）箱内用物均需经过消毒后使用	1. 病情观察 2. 温箱维护
		3. 出温箱 （1）出温箱条件 ①体重达2000g左右或以上，体温正常者 ②在不加热的温箱内，室温维持在24～26℃时，患儿体温能保持正常者 ③患儿在温箱中生活1个月以上，体重虽不到2000g，但一般情况良好者 （2）患儿包好衣被，注意保暖，监测体温	1. 掌握出温箱的条件 2. 出温箱后注意保暖 3. 监测体温
终末过程	操作后护理	1. 关电源，整理用物，分类处理用物 2. 洗手，记录	温箱的终末消毒

【注意事项】

1. 掌握温箱性能，严格执行操作规程，定期检查有无故障，保证绝对安全。

2. 一切护理操作尽量在箱内进行，动作要轻柔、熟练、准确，尽量少开箱门，以免影响箱内温度。

3. 保持箱内温度稳定，严禁骤然提高箱内温度，以免患儿体温上升造成不良后果。温箱避免放置在阳光直射、有对流风或取暖设备附近，以免影响箱内温度控制。

4. 工作人员入箱操作、检查、接触患儿前，必须洗手，防止交叉感染。

5. 保持温箱的清洁。使用期间每天用消毒液（禁止用乙醚、乙醇、丙酮等挥发性物质清洁保温箱的塑胶部分，以免溶解）及清水擦试温箱内外，并更换水槽内蒸馏水；每周更换1次温箱，以便彻底清洁、消毒；定期进行细菌监测。

十、远红外线辐射保暖床使用技术

【目的】

适用于短时间保暖或特殊情况不能采用温箱保暖的的新生儿。

【实训准备】

1. 环境准备　调节室温（早产儿24～26℃，足月儿22～24℃），湿度55%～65%，以减少辐射散热的损失。

2. 用物准备　清洁消毒的辐射保暖床、胶布等。

3. 护士准备　评估患儿，了解其孕周、出生体重、日龄、生命体征、有无并发症；修剪指甲，洗手，戴口罩。

【操作步骤】

见表16-14。

表16-14 远红外线辐射保暖床使用技术

操作程序		具体内容与要求	要点提示
准备过程	素质要求	服装规范,动作轻柔,关爱患儿,与患儿家长沟通良好	关爱、安全
	评估	1. 评估新生儿胎龄、体重、体温、精神反应及皮肤情况 2. 辐射保暖床性能是否正常 3. 告知患儿家长使用辐射保暖床的目的及必要性	1. 知情同意权 2. 掌握辐射保暖床使用的条件
	操作前准备	洗手、戴口罩、核对婴儿	核对床尾卡、手腕带
操作过程	操作步骤	1. 检查辐射保暖床性能,铺好辐射台上婴儿床 2. 接通电源,打开控制仪电源开关,控制仪自动进入预热模式,将肤温传感器插入肤温传感器插座,将肤温传感器的末端置于婴儿床的中央,金属面向下,设置台温36.5～37℃ 3. 预热辐射保暖床 4. 将婴儿穿好衣服、纸尿裤,置于辐射保暖床上进行护理、治疗 5. 如需长时间使用,可以将婴儿床头抬高15°～30°,肤温传感器的末端置于婴儿胸部皮肤之上,与婴儿皮肤紧贴并用胶布固定,以不遮盖探头又方便护理为宜 6. 将辐射台台挡板拉起、固定,覆盖保鲜膜 7. 辐射保暖床使用结束,将婴儿移至预热好的温箱内或婴儿床上	1. 病情观察 2. 使用肤温模式时,系统默认的设置温度值是36℃。一般调至为32～34℃,若要改变设置值时,在设置状态下(设置温度窗的数值闪烁),通过按加键或减键对温度值进行调整
终末过程	操作后护理	1. 关电源,整理用物,分类处理用物 2. 洗手,记录	辐射保暖床的终末消毒

【注意事项】

1. 仪器必须接地,放置在环境干燥、无风的地方使用。
2. 严禁遮盖肤温传感器探头。
3. 在使用过程中,勿遮盖辐射台上的散热孔。
4. 注意观察台温及体温的变化,出现报警及时查找原因。

十一、蓝光箱使用技术

【目的】

降低血清胆红素浓度,辅助治疗各种原因引起的新生儿高胆红素血症。

【实训准备】

1. 环境准备 室内温湿度适宜,关闭门窗,无对流风。
2. 用物准备 光疗箱、患儿遮光眼罩、尿布、光疗记录卡、工作人员用的墨镜等。
3. 护士准备 评估患儿日龄、体重、黄疸的范围和程度、胆红素检查结果、生命体征、精神反应等;修剪指甲,洗手,戴口罩。

【操作步骤】

见表16-15。

表16-15 蓝光箱使用技术

操作程序		具体内容与要求	要点提示
准备过程	素质要求	着装规范,动作轻柔,关爱患儿,与患儿家长沟通良好	关爱、安全
	评估	评估患儿日龄、体重、血清胆红素值,光疗箱、灯管性能是否正常 告知患儿家长实施光照疗法的目的及必要性	1. 掌握蓝光治疗的指征 2. 家长知情同意权
	操作前准备	洗手,戴口罩,核对信息	核对床尾卡、手腕带

续表

操作程序		具体内容与要求	要点提示
操作过程	操作步骤	1. 入箱前 （1）护士操作前戴墨镜 （2）清洁光疗箱，箱内湿化器水槽内加水至水位指示线；接通电源，检查灯管亮度，并使箱温升至患儿适中温度（30～32℃），相对湿度达55%～65% （3）患儿行皮肤清洁，剪指甲，防止抓破皮肤	1. 环境安全 2. 患儿安全
		2. 入箱光疗 （1）患儿入箱戴遮光眼罩，脱衣裤，暴露全身皮肤，用尿布遮盖会阴部，男婴注意保护阴囊。记录光照开始时间 （2）监测体温，使体温保持在36.5～37.2℃。如体温超过37.8℃或低于35℃，要暂停光疗，体温恢复正常后再继续光疗 （3）保持皮肤均匀受光，如为单面光疗箱，每2小时翻身1次，可以仰卧、侧卧、俯卧等体位交替更换，俯卧位时应防止口鼻受压影响呼吸 （4）定时监测病情，按需哺乳，两次喂奶之间喂水，保证水分及营养供应	1. 保护会阴和眼睛 2. 注意翻身 3. 观察黄疸变化，预防胆红素脑病的发生 4. 防止意外发生
		3. 出箱 （1）当血清胆红素低于171μmol/L（10mg/dl）时可停止光疗 （2）关闭灯管，摘掉护眼罩，检查皮肤，给患儿穿好衣服，抱回病床	掌握停止光疗的指征
终末过程	操作后护理	1. 关电源开关，整理用物，分类处理用物 2. 洗手，做记录	蓝光箱做终末处理

【注意事项】

1. 光疗过程中加强巡视，观察患儿精神、反应、呼吸、脉搏、黄疸程度、大小便颜色与性状等的变化。及时清除新生儿的呕吐物、汗水、大小便，保持玻璃的透明度。

2. 光疗过程中患儿出现烦躁、嗜睡、高热、皮疹、呕吐、拒奶、腹泻及脱水等症状时，及时汇报医生，并做好交接班。

3. 高结合胆红素血症和胆汁淤积患儿接受光照疗法后可出现皮肤、尿液、泪液呈青铜色，称为青铜症。可能与胆汁淤积、胆红素化学反应产物经胆管排泄障碍有关。应立即停止光疗，可在2～3周内逐渐消退。同时积极治疗原发病，密切观察肝功能变化。

4. 光疗超过24小时，应在光疗同时或光疗后补充维生素B_2，防止体内维生素B_2缺乏导致继发性红细胞谷胱甘肽还原酶活性降低而致溶血。

5. 保持灯管及反射板清洁，灯管使用300小时后其灯光能量输出减弱20%，900小时后减弱35%，因此灯管使用1000小时后应更换。

十二、儿童心肺复苏技术

【目的】

使心跳、呼吸骤停的儿童在短期内建立有效的呼吸、循环，生命得以维持。

【实训准备】

1. 环境准备　温湿度适宜，宽敞、明亮、安全。

2. 用物准备　纱布2块、听诊器、血压计、手电筒、复苏囊1套、面罩、必要的抢救药品。

3. 护士准备　护士着装整齐。

【操作步骤】

见表16－16。

表 16-16 儿童心肺复苏术

操作程序		具体内容与要求	要点提示
准备过程	素质要求	仪表端庄，动作敏捷	
	评估	1. 评估环境安全无危险 2. 判断意识，5 秒钟内完成 3. 同时判断呼吸、大动脉搏动，5～10 秒钟完成 4. 患儿无反应后立即呼叫	
操作过程	操作步骤	1. 安置体位 （1）将患儿安置于硬板床，取仰卧位 （2）去枕，患儿头、颈、躯干在同一轴线上 （3）双手放于两侧，身体无扭曲 2. 心脏按压（C） （1）抢救者立于患者右侧 （2）解开衣领、腰带，暴露患者胸腹部 （3）按压部位：胸骨中下段 （4）按压方法 ①单手按压：适用于儿童。急救者一手固定患儿头部，以利通气，另一手掌根部按压患儿胸骨平乳头水平处 ②双手按压法：适用于年长儿。两手掌根部重叠，手指翘起不接触胸壁，上半身前倾，两臂伸直垂直向下用力 （5）按压幅度：按压深度为胸廓前后径的1/3，胸骨下陷（婴儿约4cm，儿童约5cm，青春期至少5cm，但不超过6cm） （6）按压频率：100～120 次/分 3. 开放气道（A） （1）检查颈部有无损伤 （2）检查口腔，清除口腔异物 （3）根据患儿情况采取合适方法开放气道 ①仰头抬颏法：急救者一手掌小鱼际部位置于患儿前额，另一手示指和中指将下颌骨上提，使下颌角和耳垂的连线与地面垂直 ②托颌法：适用于疑有颈椎损伤者，急救者双手置于患儿头部两侧，握住下颌角向上托下颌，使头部后仰，下颌角和耳垂连线与地面呈60°（儿童）、30°（婴儿） 4. 人工呼吸（B） （1）捏住患者鼻孔，吸一口气，包紧患者口唇，吹气；有条件者复苏气囊面罩通气 （2）吹气时观察胸廓抬起情况，然后放开鼻孔，使肺内气体自然排出，吹气与排气的时间比为1：2 （3）连续2次有效的人工呼吸 （4）胸外按压与人工呼吸之比：单人施救：30：2；双人施救15：2，连续5个循环 5. 判断复苏效果 （1）颈动脉搏动恢复 （2）自主呼吸恢复 （3）散大的瞳孔缩小，对光反射恢复 （4）面色、口唇、甲床和皮肤色泽转红 （5）肌张力增强	1. 头、颈、躯干在同一轴线上 2. 新生儿心脏骤停主要为呼吸因素所致，其基础生命支持程序为 A-B-C 3. 双指按压法和双手环抱拇指按压法：适用于新生儿和婴儿。①双指按压法：急救者一手示指和中指置于患儿两乳头连线中点下方按压胸骨；②双手环抱拇指按压法：急救者双手环抱患儿胸廓，两拇指重叠或并列放置于胸骨下1/3处垂直按压，其余四指托住患儿背部起支撑作用 4. 每次按压后让胸廓完全回弹，以保障心脏血流的充盈 5. 注意手指勿压颏下软组织，以免阻塞气道
终末过程	操作后护理	1. 整理用物，分类放置，洗手 2. 记录患儿病情变化和抢救情况 3. 给患儿进一步的生命支持	终末处理

【注意事项】

1. 呼吸、心跳骤停一经确定，应分秒必争积极抢救，因心脏搏动、呼吸停止4～6分钟，大脑即发生不可逆转的损害。

2. 胸外心脏按压时部位准确，力度适中，以防发生骨折或心肺损伤。按压放松时掌根不离开胸壁皮肤，避免反复定位而延误抢救时间。按压中应保持连续性，中断时间不得超过5～10秒钟。

3. 人工呼吸时，吹气应均匀，不可用力过猛，以免肺泡破裂。观察患儿的胸廓起伏情况，以了解通气效果，如胸廓无抬起或抬起不明显，应考虑气道不通畅。

（朱　娟）

书网融合……

微课 1　　　　　微课 2　　　　　微课 3

微课 4　　　　　微课 5　　　　　微课 6

参考文献

[1] 崔焱，仰曙芬. 儿科护理学［M].6版. 北京：人民卫生出版社，2017.

[2] 王卫平，孙锟，常立文. 儿科学［M].9版. 北京：人民卫生出版社，2018.

[3] 马宁生，周良燕. 儿科护理学［M]. 北京：中国医药科技出版社，2018.

[4] 张玉兰，王玉香. 儿科护理学［M].4版. 北京：人民卫生出版社，2018.

[5] 王苏平，张敏. 儿科护理［M].2版. 北京：人民卫生出版社，2020.

[6] 徐利云，王苏平. 儿科护理学［M].3版. 南京：江苏凤凰科学技术出版社，2018.

[7] 杜清，邱平. 儿科护理学［M].3版. 北京：科学出版社，2020.

[8] 张梅珍. 儿科护理学笔记［M].4版. 北京：科学出版社，2018.

[9] 张玉兰，卢敏芳. 儿科护理［M].2版. 北京：人民卫生出版社，2020.